JN227306

事例で学ぶ
生活行為向上マネジメント

Management Tool for Daily Life Performance

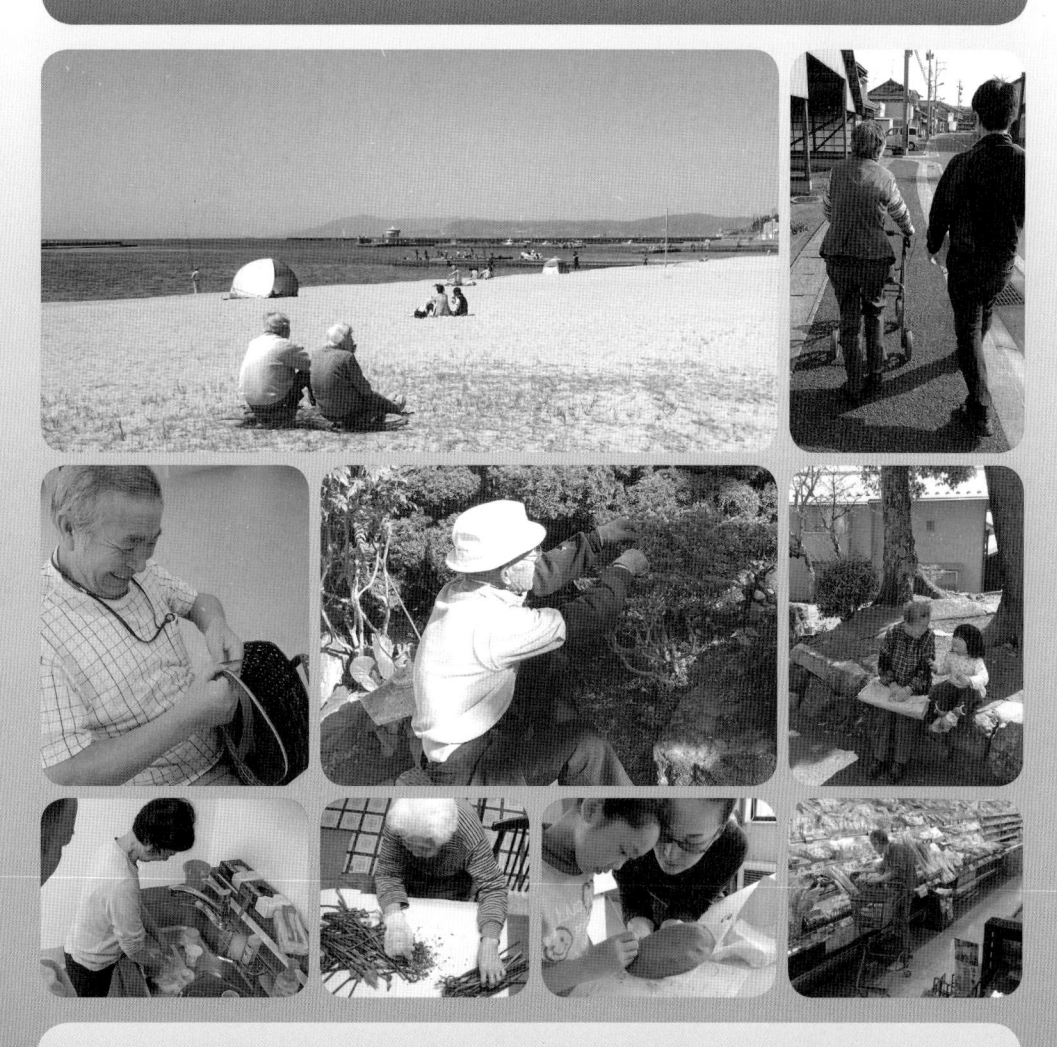

一般社団法人 日本作業療法士協会 編著

医歯薬出版株式会社

<編著者>
一般社団法人日本作業療法士協会

<編集協力者>
石川　隆志	秋田大学医学部保健学科作業療法学専攻
大庭　潤平	神戸学院大学総合リハビリテーション学部作業療法学科
小林　隆司	首都大学東京健康福祉学部作業療法学科
竹内さをり	甲南女子大学看護リハビリテーション学部理学療法学科
土井　勝幸	東北福祉会介護老人保健施設せんだんの丘
村井　千賀	厚生労働省老健局老人保健課

（五十音順）

<執筆協力者>
石井　利幸	介護老人保健施設ひもろぎの園リハビリテーション科
磯野　秀樹	株式会社日立製作所日立総合病院リハビリテーション科
北岡　裕也	介護老人保健施設白寿苑
紅野　勉	池端病院地域包括ケア推進室
小林　央	大田市立病院リハビリテーション技術科
小林　隆司	首都大学東京健康福祉学部作業療法学科
小山　智彦	介護老人保健施設サンクス米山リハビリテーション部
斉喜　真代	特別養護老人ホームベルライブ
塩田　繁人	石川県立高松病院作業療法科
柴田　梓	志村大宮病院茨城北西総合リハビリテーションセンター
柴田八衣子	兵庫県立リハビリテーション中央病院リハビリ療法部
下村　美穂	みなみの風診療所
髙橋　啓吾	リハビリテーション天草病院リハビリテーション部
竹内さをり	甲南女子大学看護リハビリテーション学部理学療法学科
谷川　真澄	有限会社なるざ
宮内　順子	介護老人保健施設ぺあれんとリハビリテーションセンター
宮本　香織	光となごみアクティブ応援館かめsun
宗像沙千子	刈谷豊田総合病院リハビリテーション科
宗像　暁美	太田綜合病院附属太田西ノ内病院作業療法科
村木　敏子	貞松病院リハビリテーション科
茂木有希子	株式会社ハート＆アート リハビリ＆デイサービスダイアリー
吉川ひろみ	県立広島大学保健福祉学部

（五十音順）

This book was originally published in Japanese
under the title of :

JIREI DE MANABU SEIKATSUKOUIKOUJYOU MANEJIMENTO
(Management Tool for Daily Life Performance to learn in case)

Editor :

Japanese Association of Occupational Therapists

© 2015　1st ed.

Japanese Association of Occupational Therapists

序　文

　本書の前身となる『作業の捉え方と評価・支援技術』は2011年9月に発刊され，すでに4年半の時が過ぎようとしている．この間好評を得て増刷を重ねてきたが，一般社団法人日本作業療法士協会が2008年から2013年まで取り組んできた研究事業（厚生労働省老人保健健康増進等事業）の試行錯誤の経過のなかで発刊された経緯があった．その後，一つのツールとして完成した「生活行為向上マネジメント」を，作業療法士が活用するだけではなく，多くの他職種やご家族など，対象者本人を取り巻くすべての方々とともに取り組めるものとして，誰にでもわかりやすく伝える機会が必要となってきた．その理由は"マネジメント"と表現されているように，生活行為に課題をもつ方々への支援は，誰かが単独で取り組むものではなく，本人の意思を前提としたうえで，多くの方の連携を必要とし，本人も含めた主体的な取り組みにより初めて「本人が望む作業」が実現できるものだからである．その際，最もわかりやすく伝えるためには，実際に支援をした事実を丁寧に表現することが重要であると考え，本書の表題である『事例で学ぶ生活行為向上マネジメント』として発刊するに至ったのである．

　本書の構成は，「生活行為向上マネジメント」の概略，ツールの活用の仕方やコツ，そして作業と生活行為についてわかりやすく紹介し，18の事例を取り上げている．急性期から回復期医療での実践，退院後の地域生活を支えるさまざまな居宅事業や老健や特養などの施設での対応，また，事例は少ないながらも精神科領域での取り組みなど，確実に生活行為向上マネジメントの活用の裾野が拡がっていることを理解することができる．私たちの生活は，その人にとって「意味のある作業」の連続から成り立っている．その人にとって「意味のある作業」を続け，その作業の結果から満足感や充実感をえることで，私たちは健康であることを実感できるという事実が，多くの事例から伝わってくる．

　本協会では「人は作業をすることで元気になれる」というシンプルなスローガンを掲げて取り組んできたが，今後は，生活行為に課題のあるすべての対象者の支援へと拡大し，年齢や性別の違い，行為障害の有無や程度，疾病の種別にかかわらず支援できるマネジメントツールであることを実践から学び，さらに成長させていく必要がある．

　「生活行為向上マネジメント」って何？と問われた際には，本書をお勧めいただければと思う．生活行為向上マネジメントについて誰にでも理解できるテキストとなっている．

　連携を前提としている「生活行為向上マネジメント」であるからこそ，多くの方々に本書を紐解いてもらい「人は作業することで元気になれる」という事実を国民に認識してもらい一つのきっかけとなることを願うとともに，本書がよりよい「本人の望む作業」を支援するために，広く活用されることを期待している．

2015年6月

編集協力者を代表して
一般社団法人日本作業療法士協会常務理事　土井勝幸
（生活行為向上マネジメント推進プロジェクト担当理事）

発刊に寄せて

　『事例で学ぶ生活行為向上マネジメント』の発刊をうれしく思う．2008年度から取り組んできた「生活行為向上マネジメント」は，第1章に紹介されているように，事業名を変えながら，一貫して老人保健健康推進等事業で「国民の健康に寄与する」という目標で取り組まれてきた．その背景には，「作業療法の見える化」と「作業療法の質の担保」がある．また，「人は作業をすることで元気になれる」というキャッチフレーズは，本マネジメントと対を成すイメージ戦略であり，作業療法の見える化の一つとして発信したところである．

　本マネジメントによる作業療法は，特に目新しい実践ではない．本ツールは先輩諸氏の作業療法の思考過程をたどりながら，「活動」「参加」に焦点をあてた作業療法の実践をガイドするものである．また，介護報酬の改定作業のなかで，本ツールによる成果を報告した関係で，高齢者を対象にしたツールのように思われる節があるが決してそうではない．利用者とともに行う，目標設定，アセスメント，プランニング，モニタリングは，領域に関係なく用いられる作業療法の過程であり一般化されたツールだと認識している．そのような意味では，今後，本書を参考にさまざまな領域での実践が広まることを切に願っている．

　一方，昨今の「作業療法の現場」をみると，ニーズの多様化と医療構造の変化により，さまざまな取り組みがなされ，その是非を一様に語ることはできない．しかし，「心身機能に偏った実践ではないか」「目標が漫然としていないか」「利用者のやる気，気概を促進しているのか」等々の意見があがっているのも事実である．

　2015年4月の介護報酬改定では，それらを是正するためにリハビリテーションの在り方について大きく取り上げられた．それはICFの「心身機能・構造」「活動」「参加」にバランスのとれたリハビリテーションサービスの推進，利用者主体，具体的な目標設定，連携と協業，プロセス評価等々を推進するための新たな書式の導入など仕事の在りようが問われている．しかし，生活行為向上マネジメントによる作業療法を実践している作業療法士は，何ら不安がることはない．それは，これらの書式のさまざまな部分に，協会が取り組んできた成果が盛り込まれているからである．

　本書はそのような意味で二重の意味がある．一つは，介護報酬改定のテーマである「活動」「参加」を具現化するための手法を提示したことである．二つ目は，作業療法のより見える化を一層推進できたことである．多くの医療関係者に活用され，ますます国民の健康の維持，向上に寄与できたら幸いである．最後に執筆にあたられた作業療法士の方々，出版の機会をいただいた医歯薬出版の編集担当者に心より感謝を申し上げる．

一般社団法人日本作業療法士協会会長
中村春基

目次

序文 ……………………………………………………………………………………………… iii
発刊に寄せて …………………………………………………………………………………… iv

1 生活行為向上マネジメント

1――はじめに ………………………………………………………………………………… 2
2――生活行為向上マネジメントの概念 …………………………………………………… 2
3――生活行為と生活行為の障害 …………………………………………………………… 6
4――評価指標 ………………………………………………………………………………… 8
5――効果検証 ………………………………………………………………………………… 10
6――2013年度の研究事業を踏まえた最近の展開 ……………………………………… 12
7――未来に向けて …………………………………………………………………………… 14

2. 生活行為向上マネジメントの使い方

1――生活行為向上マネジメントについて ………………………………………………… 18
2――実践事例の紹介 ………………………………………………………………………… 29
3――演習事例 ………………………………………………………………………………… 35

3. 生活行為向上マネジメントによる連携のコツ

1――はじめに～生活行為向上マネジメントを理解してもらうために ………………… 46
2――コツ①：あなたの連携力は大丈夫？～コミュニケーションは連携強化への第一歩 … 46
3――コツ②：具体的な生活行為向上のキーマンになれるか～リハビリテーションにおける
　　　　　　連携 ………………………………………………………………………………… 46
4――コツ③：ミクロ連携とマクロ連携を使いこなせ～効果的な連携の仕方 ………… 48
5――コツ④：生活行為向上マネジメントによる連携体制の構築 ……………………… 55
6――コツ⑤：新たな連携：行政や地域とのコラボレーション～地域包括ケアの推進に
　　　　　　向けて ……………………………………………………………………………… 57
7――おわりに ………………………………………………………………………………… 59

4. 事例編

Case 1　医療・急性期
　　　　料理を一緒に行うことで活動性が向上したAさん ……………………………… 63
Case 2　医療・回復期
　　　　「俳句をつくりたい」を目標に生活行為が向上したBさん …………………… 71

Case 3　介護・介護老人保健施設
　畑での野菜づくりを通して，閉じこもりの生活から主体的な人生を取り戻した
　Cさん 79

Case 4　介護・介護老人保健施設
　生きるための作業「陶芸」に没頭するDさん 88

Case 5　介護・通所リハビリ
　脳卒中後，活動性の低い生活から継続的な外出機会をもったEさん 95

Case 6　介護・通所介護
　「バスに乗って外出したい」を目標に自信がつき，外出可能となったFさん 101

Case 7　医療・急性期
　書道ができるを目標にADLが拡大したGさん 109

Case 8　医療・回復期
　仕事復帰に向けて通勤，調理，事務作業のリハビリに取り組んだHさん 116

Case 9　医療・回復期
　「一人暮らしに戻りたい」を目標にすることで自宅復帰ができたIさん 124

Case 10　医療・回復期
　「公園での散歩」を目標として整容・更衣ができたJさん 133

Case 11　医療・回復期
　調理活動から退院後の生活を具体的にイメージできたKさん 141

Case 12　医療・精神科病院
　「嫁さんに座布団をつくってあげたい」を目標に生活行為が向上し，嫁さんに
　感謝を伝えることができたLさん 149

Case 13　介護・介護老人保健施設
　入所前の実態調査から家事と排泄動作に焦点を当てて自宅に退所できた
　Mさん 157

Case 14　介護・通所介護
　好きな料理活動で日常的に麻痺側を使用することができたNさん 165

Case 15　介護・通所介護
　片麻痺になったことを第二の人生と位置付け，会社社長として再出発した
　Oさん 171

Case 16　介護・訪問リハビリ
　「お風呂に入りたい」が実現し，友人に会いに行けるようになったPさん 179

Case 17　介護・訪問リハビリ
　住み替えを機に家族に支えられて15年ぶりに掃除の習慣化に至った
　Qさん 187

Case 18　介護・特別養護老人ホーム
好きだった裁縫を通して家族と自宅への短時間帰宅ができるようになった
Rさん……………………………………………………………………………… 195

5　作業と生活行為

1――作業が治療になる理由 …………………………………………………… 204
2――作業と人の健康 …………………………………………………………… 206
3――作業と生活行為 …………………………………………………………… 208
4――未来のビジョン …………………………………………………………… 213

6. 資料

資料1　生活行為聞き取りシート ……………………………………………… 222
資料2　興味・関心チェックシート …………………………………………… 223
資料3　生活行為アセスメント演習シート …………………………………… 224
資料4　生活行為向上プラン演習シート ……………………………………… 225
資料5　生活行為向上マネジメントシート …………………………………… 226
資料6　生活行為申し送り表 …………………………………………………… 227
資料7　生活行為課題分析シート ……………………………………………… 228
資料8　生活行為確認表 ………………………………………………………… 229

関係者一覧 ………………………………………………………………………… 231
索引 ………………………………………………………………………………… 232

1

生活行為向上マネジメント

1──はじめに

作業療法を説明するのが難しいと感じたことはないだろうか？

　一般社団法人日本作業療法士協会（OT協会）は，2008年度から，厚生労働省老健局老人保健健康増進等事業（以下研究事業）の研究補助金を基盤に，国民にわかりやすく作業療法を伝えるために，基準となる一つの作業療法の枠組みづくりをはじめた．その枠組みを「作業療法の30 cmのものさし」と表現することがあるが，これは，たいていの人がもっていて，誰でも同じ長さが測れ（共通の評価），誰でも同じ線が引ける（共通のパフォーマンス）ことを保証する道具（ツール）の喩えである．

　本枠組みの開発と検証は，2013年度まで研究事業として実施され，2014年度からはOT協会の事業として継続されている．**表1**に開始から2013年度までの研究事業の経緯を示す[1-8]．表1をみるとわかるように，自立支援に資する包括マネジメント方法として生まれた本枠組みは，通所，入所，医療などのさまざまな場所で効果が検証され，また，OTと介護支援専門員，OTと訪問介護などのさまざまな連携場面で有効性が検討されてきた．そして近年では，本枠組みによってもたらされるマネジメントの質の向上を目的に事例の審査・登録システムが開発されたり，介護予防に資する本枠組みの利用方法が模索されたりもしている．

　こうして発展を遂げてきた枠組みを，われわれは「生活行為向上マネジメント」とよんでいる．

2──生活行為向上マネジメントの概念

1. 生活行為向上マネジメントの定義

　生活行為とは，OT協会の編纂した『作業療法関連用語集改訂第2版』[9]によると，「人が生きていく上で営まれる生活全般の行為」と定義されている．また生活全般の行為とは，「セルフケアを維持していくための日常生活活動（ADL）の他，生活を維持する手段的日常生活活動（IADL），仕事や趣味，余暇活動などの行為すべてを含む」とされている．また，『作業療法ガイドライン実践指針2013年度版』[10]（OT協会）によると，生活行為向上マネジメントとは，「日常生活活動（ADL）や手段的日常生活活動（IADL）など，人が生活を営むうえで必要な生活全般の行為を向上させるために，その行為の遂行に必要となる要素を分析し，計画を立て，それを実行する一連の手続きであり，支援の手法を指す」となっている．なお，厚生労働省の定義によると，「生活行為」とは，個人の活動として行う，排泄，入浴，調理，買い物，趣味活動などの行為をいう[11]．

　さらに，生活行為向上マネジメントの英語表記は，『作業療法マニュアル57　生活行為

1. 生活行為向上マネジメント

表1 生活行為向上マネジメントに関連した厚生労働省老健局老人健康増進等事業

年度	事業名	成果概要
2008	高齢者の持てる能力を引き出す地域包括支援のあり方研究	「作業をすることで人は健康になれる」という作業療法の信念に基づいて，高齢者が生活をするうえで「意味のある作業」をみつけだすため作業聞き取りシートを開発した．また，高齢者の作業参加を阻害する要因を，人と作業，環境の視点でアセスメントし，自立に向けたプログラムを立案するするプロセスを示す包括マネジメント方法を検討した．これの試行により，高齢者が主体的・積極的な活動を展開するようになるという効果を得た．
2009	自立支援に向けた包括マネジメントによる総合的なサービスモデルの調査研究	上記の包括マネジメントを医療機関から地域包括支援センターなど，通所リハビリテーション実施施設で実践，その効果を検証した．結果，包括マネジメントは高齢者が生活行為や余暇活動など包括的な作業に主体的・積極的に展開するようになるという効果を得た．また，医療から介護，在宅へ継続した包括的支援ツールとしてもそれが活用でき，健康関連QOLの成果指標に影響を与えることがわかった．
2010	包括マネジメントを活用した総合サービスモデルのあり方研究	作業に焦点をあてた包括マネジメント（この年から生活行為向上マネジメントと呼称）を，入所系サービスや急性期医療も含めたより広い領域で実施した．結果，入所サービスでは介入群が比較群よりもADLの自立度とQOLが有意に高かった．通所サービスでは介入群がIADLの自立度とQOLが有意に高かった．また，訪問介護との連携のモデルを提示した．そして，介護職向けのテキストを作成し，講習会を開催した．
2011	生活行為向上マネジメントの普及啓発と成果測定研究	生活行為向上マネジメントを脳卒中急性期病院で実施したところ，発症1週目から介入可能であった．介護支援専門員との連携として，退院時に「作業をすることで元気になれる申し送り表」を使用することは効果的であった．福祉職にも使いやすいように生活行為向上マネジメントを修正し，通所介護での活用を検討した結果，十分に使えることがわかった．一般住民向けの啓発パンフレットを作成し，配布した．
2012①	生活行為向上の支援における介護支援専門員と作業療法士との連携効果の検証	ケアプラン作成時点における介護支援専門員とOTとの効果的な連携のあり方を明らかにすることを目的とした．その結果，介護支援専門員とOTとの連携の効果として，脳卒中・廃用・認知症の3つのモデルに共通して，（特にADL/IADLの改善見通しや環境因子に関する）アセスメントの質の向上，利用者・家族の合意形成の促進，個別サービスの質の向上が認められた．
2012②	生活行為向上支援としての居宅療養管理指導事業あり方検討	生活行為向上マネジメントの用いた支援の在り方と効果を，急性期医療機関，回復期リハビリテーション，介護老人保健施設，通所介護，通所リハビリテーションなどの場で検証した．その結果，本方法が「その人が望む作業」を具体化するためのツールとして有効活用できることを明らかにした．そして，国民が本方法の恩恵を享受するための仕組みとしての居宅療養管理指導のあり方を提案した．
2013	医療から介護保険まで一貫した生活行為の自立支援に向けたリハビリテーションの効果と質に関する評価研究	生活行為向上マネジメントの質の向上を念頭に，マネジメントプロセスの評価方法を検討した．結果，「課題分析モニタリング表」とそれに基づいた「生活行為向上マネジメント事例審査表」が作成された．また，生活行為支援モデル事業では，「生活行為確認表」と「興味・関心チェックリスト表」が住民の生活行為のニーズを把握するツールとして有用であることが示された．生活行為のニーズから生活のヒント集や生活行為向上体操を提案した．

(日本作業療法士協会，2013)[8]

向上マネジメント』[8]（OT協会）では，Management Tool for Daily Life Performance；MTDLPと記載されている．daily life performanceの訳語には，生活行為が単に人の行う生活全般の行為を表すだけではなく，それが常に個人の意味づけを含んだものであるこ

表 2　PDCA の説明

P	Plan	計画	目標を達成するための実行計画
D	Do	実行	計画を実行に移す
C	Check	評価	実行した効果を評価・分析する
A	Action	改善	改善点を見出す

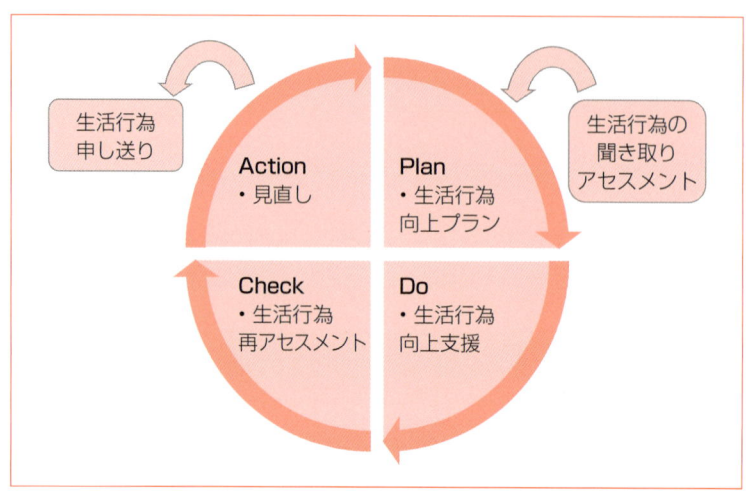

図 1　生活行為向上マネジメントのサイクル（概要）

とを表明したいとの意図があると筆者は考えている．また，management tool の訳語は，専門職の一連の臨床思考プロセスの一つを「見える化」し，パッケージ化された書式ツールを使用することを意味している．次からの項で MTDLP がマネジメントである点，ツールである点についてさらに解説を加える．

2. マネジメントである意味

　マネジメントとは，目標や目的を達成するために必要な課題を分析し，それらの解決のために手を打ち，組織に成果をあげさせることである．この組織を動かしていくという視点をもつことがプログラムやセラピー，アプローチではなくマネジメントたる所以である．
　MTDLP は，マネジメントプロセスを促進させる手法の一つである PDCA を採用している．このスパイラルプロセスを循環させることで，継続的な支援内容の改善が可能となる．PDCA のそれぞれの内容を**表 2** に示すとともに，**図 1** に MTDLP サイクルの概要を示す．なお，シート構成を含めた詳細なプロセスは，第 2 章を参照されたい．このようなマネジメントサイクルは，個人の実践に関係するセルフマネジメントから，職場における多職種マネジメント，地域における多施設マネジメントのレベルまで階層的に連動している．この連動性は，ケースの実践を地域づくりにまでつなげる視点として重要である．
　なお，マネジメントを管理だと考え，MTDLP を他職種にまで指示を出すツールである

1. 生活行為向上マネジメント

表3　生活行為向上マネジメントの関連シート

シート名称	概要
生活行為聞き取りシート（第6章資料1）	対象者や家族の困っていることや改善したいことを聞き取るもの　アセスメントの後には合意した目標を記載し，実行度，満足度，達成可能性を記載する
興味・関心チェックシート（第6章資料2）	生活行為聞き取りシートによる再生ではうまく対象者や家族の意向が聞き出せない場合，本シートの項目の再認により，それを明らかにする
生活行為アセスメント演習シート（第6章資料3）	対象者や家族の生活行為の問題を引き起こしている要因をICFの視点からアセスメントし，向上の可能性を予測する．また，それにより専門的な観点からの目標を設定し，対象者や家族と調整や合意を図る
生活行為向上プラン演習シート（第6章資料4）	合意目標にあがった生活行為を工程分析し，具体的な支援計画を基本的，応用的，社会適応プログラムに分けて立案する．支援に際して，いつ，どこで，誰が支援するのか明記する
生活行為向上マネジメントシート（第6章資料5）	生活行為聞き取りシート，生活行為アセスメント演習シート，生活行為向上プラン演習シートを一枚のシートにまとめたもの．事例報告用のシートでは結果が書き込めるようになっている．生活行為工程分析が省略されている点に留意し，慣れるまでは別記すべきである
生活行為申し送り表（第6章資料6）	切れ目のない生活行為に関する支援が行われるように，対象者・家族の意向や継続するとよいプログラムなどの情報を記載する
生活行為課題分析シート（第6章資料7）	対象者や家族の表明した生活行為の問題点だけではなく，ADLやIADLの向上可能な問題を見逃さないように設計されている．また，チームの目標との整合性を検証したり，介入後の変化を書きこむことができる．事例報告時に必要となる
生活行為確認表（第6章資料8）	生活行為の障害をいち早く発見し，予防するために，IADLを中心とした生活行為の不自由感の有無を回答させるもの．Ver.1とVer.2がある

とするのは曲解であろう．MTDLPは連携を促進するツールである．ただし，高度な連携を実現するためには，強いサッカーのチームがそうであるように，チームの全員の動きをメンバー一人ひとりが把握する必要があるし，メンバーそれぞれが自立して判断することができなければならない．

3. ツールである意味

　MTDLPがパッケージ化された書式ツールであることを前に述べた．MTDLPのシートシステムは2015年1月時点で**表3**のようになっている．個別のシートは第6章（222～230頁）に示した．これらのシートを利用することで，マネジメントプロセスをスムーズに実践できると思われる．ただし，シートについては，絶えず改良が加えられているので，最新のものはOT協会のホームページ（http://www.jaot.or.jp/）から入手するようにしてもらいたい．

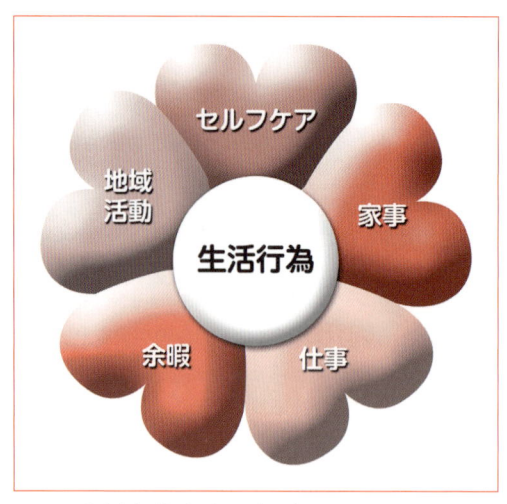

図2 生活行為向上マネジメントのシンボルマーク

表4 生活行為の分類と内容

分類	内容
日常生活活動（ADL）	トイレ，風呂，更衣，歯磨き，整容，睡眠など
手段的日常生活活動（IADL）	掃除，料理，買い物，家や庭の手入れ，洗濯，自転車，車の運転，公共交通機関利用，子どもの世話，動物の世話など
生産的な生活行為	賃金を伴う仕事，畑など
余暇行為	趣味，読書，俳句，書道，絵を書く，パソコン，写真，観劇，演奏会，お茶，お花，歌，囲碁，散歩，スポーツ，競馬，手工芸，旅行など
社会参加	老人会，町内会，お参り，ボランティアなど

(日本作業療法士協会，2013)[8]

3──生活行為と生活行為の障害

1．人の生活は生活行為の連続で成り立っている

　MTDLPのシンボルマーク（**図2**）にみられるように，生活行為は，セルフケア，家事，仕事，余暇，地域活動にわたる生活全般の行為である．具体的な内容については**表4**の，①セルフケアを維持していくためのいわゆる日常生活活動（ADL），②家事や公共交通機関の利用など日常の生活を維持するための手段的日常生活活動（IADL），③収入のある仕事や畑などの生産的な生活行為，④趣味などの余暇行為，⑤地域の地区組織への参加やボランティアなどの社会参加などである[8]．

　われわれの生活はその人にとって意味のある生活行為の連続から成り立っていて，その

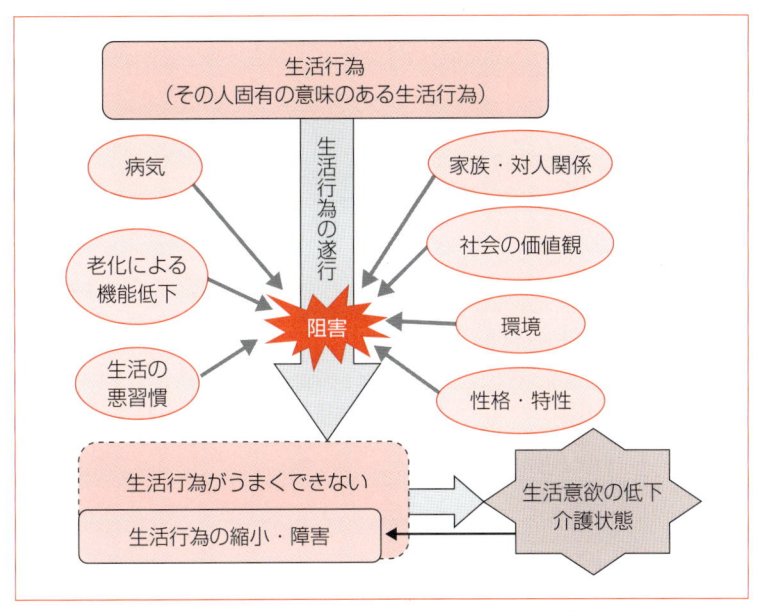

図3 生活行為の障害構造 (日本作業療法士協会, 2013)[8]

結果から満足感や充実感を得て、健康であると実感している。この当たり前の人の生活行為を理解し、支援していくことが生活行為向上マネジメントの基本的な考え方となる。

2. 生活行為の障害

人の生活を成り立たせている生活行為の遂行が、図3のように、病気や老化による機能低下、生活の悪習慣、家族・対人関係、社会の価値観、環境、性格・特性などの原因によって、阻害されることがある[8]。その結果、生活行為がうまくできなくなったり、縮小・障害したりする。そういった状態が継続すると、生活の意欲が低下し、介護が必要な状態に陥ってしまう。MTDLPでは、24時間365日の生活行為を遂行するうえでの障害を、生活行為の障害とよぶ。

3. 生活行為の障害への介入

2008年度の研究事業では、通所リハビリおよび地域包括支援センターに勤務するOTの協力を得て、OTが実際に支援した事例と、ベテランOTの思考過程（リーズニング）を分析した。その結果、作業療法の支援プロセスには、図4に示す手続きが含まれることが明らかとなった[1]。この分析によると、OTはまず、対象者が大切にしている、対象者にとって意味のある生活行為を工程分析し、どの過程で支障をきたすのかを明らかにしていた。その過程とは、①「いつ・どこで・どのように・何を用意して・誰と」という企画と準備の過程、②実行の過程、③「間違えずに終了したか・うまくできたか」という検証と終了の過程である。

次いで、心身機能の健康状態などの「人の分析」、活動や参加などの「作業の分析」、人

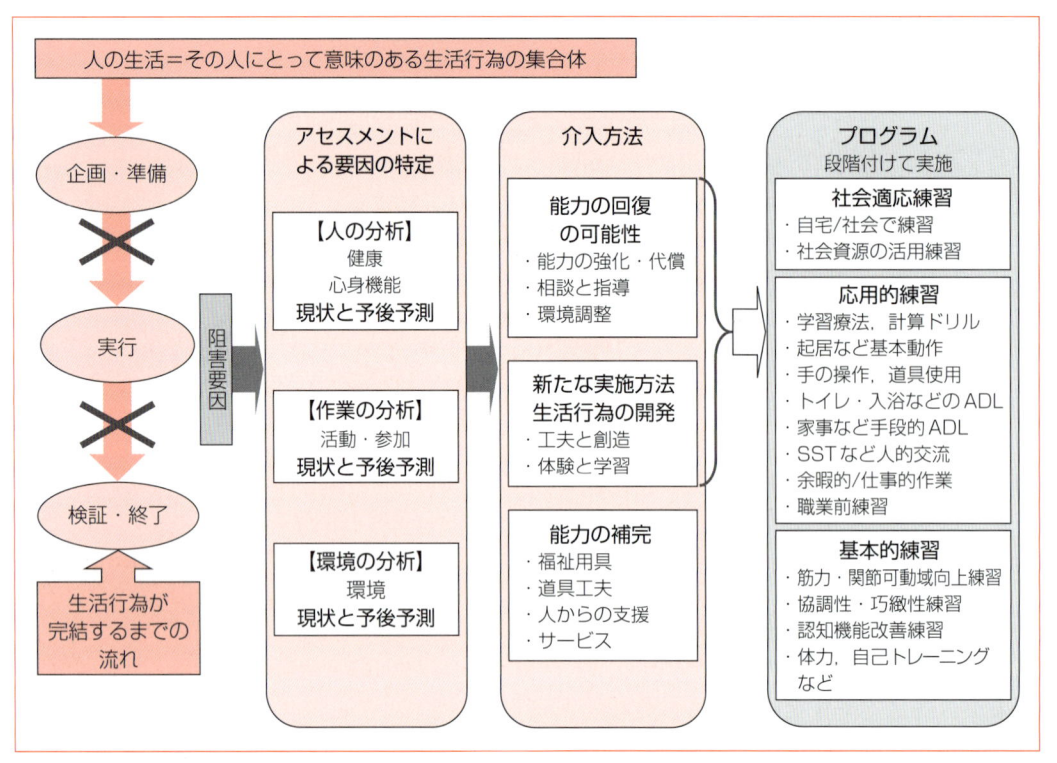

図 4　専門職の臨床思考過程（日本作業療法士協会）[1]

的・物理的・社会的な「環境の分析」から，生活行為の遂行に支障をきたしている要因を現状と予後予測を踏まえてアセスメントしていた．これらの視点は国際生活機能分類（ICF）の視点とも一致し，生活行為のアセスメントに ICF が活用できることがわかった．

そして介入方法では，生活行為を遂行する能力を回復させる，回復が困難な場合は新たな生活行為の実施方法を開発する，または能力の補完として道具や環境，サービスの調整などを組み合わせ，生活行為が再びできるよう介入していた．また，具体的なプログラムとして，能力の回復や新たな生活行為の獲得については心身機能にアプローチする基本的練習，生活行為そのものを模擬的に反復練習する応用的練習，実際に生活の場で実践する社会適応練習と，プログラムを段階づけて計画し，実施していた．

こうした知見を基に，「生活行為聞き取りシート」「生活行為アセスメント演習シート」「生活行為向上プラン演習シート」の原型が開発されたのである．

4 ── 評価指標

1. 生活行為アセスメントのアウトカムとして有効性の高い評価指標

過去の研究事業で MTDLP の効果判定に用いられ，その有効性が認められた評価指標

に Barthel Index（BI）と改訂版 Frenchay Activities Index（改訂版 FAI），老研式活動能力指標がある．MTDLP と同時に，これらの標準化された評価指標を使用することが推奨される．これらの評価結果は，まず，生活行為アセスメントで，生活行為の目標を吟味するときに活用できる．これらの情報を加味して問題点と強みを評価することによって，目標の設定が ADL や IADL の状況を踏まえたものになることが期待される．そしてまた，介入期間が終了した時点でこれらの評価を再度実施することで，介入の効果を数値として表すことができる．以下にこれらを簡単に説明する．

2. Barthel Index

Mahoney と Barthel[12] が発表した ADL の評価指標である．日本国内では Functional Independence Measure（FIM）と並んで，最も汎用されている ADL 指標である．食事や更衣，歩行など 10 項目について評価し，経験的に重みづけられた順序尺度によって項目ごとに採点する．採点では基本的に「できる ADL」を評価し，満点は 100 点となる．得点の大雑把な目安は，100 点は自立，80 点はほぼ自立，60 点は部分的介助，40 点以下は大部分介助である．

3. 改訂版 Frenchay Activities Index

Frenchay Activities Index は，Holbrook ら[13] によって最初に報告された日常生活における応用的な活動や社会生活に関する 15 項目（食事の用意，食事の片付け，洗濯，掃除や整頓，力仕事，買い物，外出，屋外歩行，趣味，交通手段の利用，旅行，庭仕事，家や車の手入れ，読書，仕事）の評価スケールである．実践頻度により評価項目ごとに 0〜3 点の評価点をつけ，合計点は 0〜45 の範囲になる．これを日本語に翻訳したうえで，疫学調査で欠損値が出ないように，判定対象期間や選択肢を簡素化する部分的な改訂を加えたものが改訂版 Frenchay Activities Index[14] である．自己評価としての再現性に優れ，FAI 原法との妥当性もある．実施に際して，質問文を読みあげたり回答を代筆したりすることは可能だが，質問があっても設問の解釈や説明をしてはいけない．

4. 老研式活動能力指標

東京都老人総合研究所が開発した IADL の評価指標である[15]．手段的自立（設問 1〜5），知的能動性（設問 6〜9），社会的役割（設問 10〜13）からなる 13 項目を「はい」か「いいえ」で回答するもので，満点は 13 点となる．基準値は設けられていないが，10 点以上で生活機能がほぼ自立していると考えられ，2 点以上の変動は測定誤差とは言い難い変化であると考えられる．また，地域在住高齢者では満点者が 3〜4 割になるので，高い機能を有している高齢者では天井効果が認められる．原則として，「〜できますか」という質問は能力を問う設問で，「〜していますか」という設問は実行状況を問うものである．

図5　病院と介護支援専門員との連携効果（日本作業療法士協会）[5)]

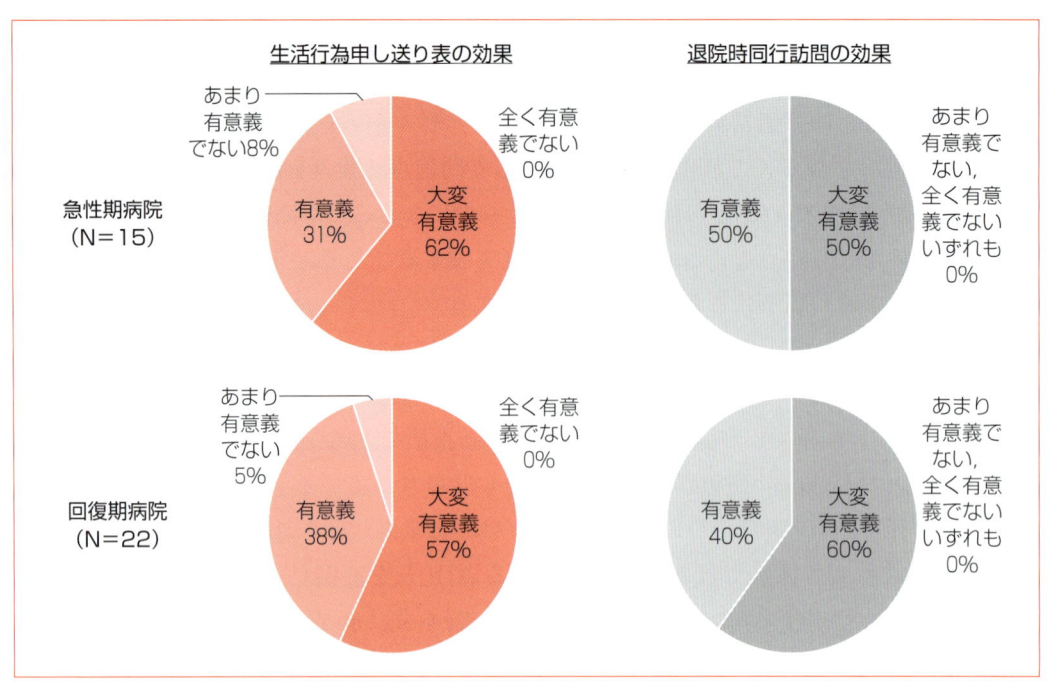

5──効果検証

　MTDLPの効果検証は，これまで研究事業を通じて行われてきた．その結果，エビデンスも多く蓄積されてきている．詳しくは報告書[1-7)]を参照してもらいたいが，ここでは，OT協会が2014年9月に，第108回社会保障審議会介護給付費分科会に資料として提出した成果を紹介する．

1. 病院と介護支援専門員との連携効果[5)]

　脳卒中を発症した対象者（急性期病院15名，回復期病院22名）に，入院中の作業療法において，MTDLPに基づいた作業療法介入を行った．そして，対象者が自宅へ退院するにあたり，OTは介護支援専門員に対して，「生活行為申し送り表の作成と送付」および「退院前の利用者自宅への同行訪問」を実施した．その後，OTとの連携効果について介護支援専門員にアンケートをした．その結果が図5である．急性期，回復期病院のどちらも生活行為申し送り表の活用は90%以上，退院時同行訪問は全員が有意義と回答した．

2. 訪問介護との連携効果[3)]

　訪問介護利用者で家事援助を受けている者を対象とした（介入群19名，対照群19名）．介入群にはMTDLPによるアセスメントとプランを実施し，訪問介護職員に「作業をすることで元気になる申し送り表」を用いて，利用者の能力のアセスメント結果や実施する

1. 生活行為向上マネジメント

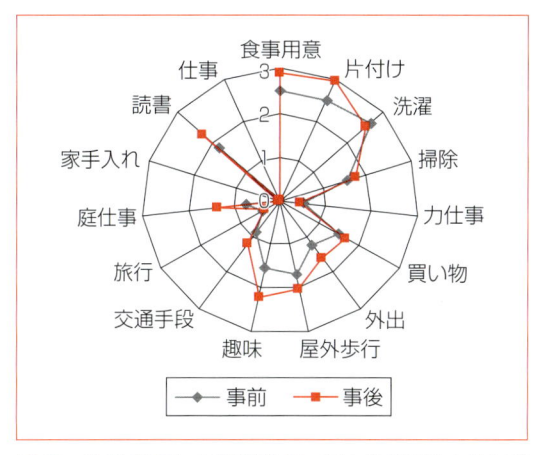

図6 訪問介護との連携効果（日本作業療法士協会）[3]

表5 通所介護との連携効果

生活行為向上マネジメントによるプランと通所介護事業所のプランとの比較（一例）		
生活行為目標	OTの立てた生活行為向上プラン	通所介護事業所プラン
縫い物	腰痛に合わせた環境調整⇒小物手芸実施⇒大きな物作成⇒自宅環境調整し自宅で実施	無理のない範囲で体を使った運動を続ける．活動に参加する
友人とお茶を楽しむ	階段昇降⇒身近な場所での散歩⇒友人宅訪問⇒話題づくりの物の準備・提供	好きなプログラムに参加し一日を楽しく過ごす
買い物散歩	痛みの自己管理⇒買い物動作練習⇒散歩⇒友人と買い物に行く	デイサービスへ定期的に通える

（日本作業療法士協会）[6]

とよいプログラムを申し送った．訪問介護職員はそれに基づく介入を週1回，訪問介護サービス実施時に15分間，3カ月間実施した．

介入群の介入前後での改訂版FAI[14]による評価結果をまとめたのが**図6**である．特に，家事に関する項目（食事の用意，片づけ，買い物），外出に関する項目（外出，屋外歩行，交通手段），余暇に関する項目（趣味，庭仕事，読書）で改善がみられた．

3. 通所介護との連携効果[6]

通所介護利用者を対象（介入群33名，対照群29名）とした．介入群では，MTDLPに基づいて，OTが生活行為向上プランを立案し，介入方法を福祉職に伝達し，通所介護で3カ月間実践してもらった．結果としてアウトカム評価に有意な差はなかった．伝達から介入期間までが短期間であったため，十分な介入が施設全体で図られなかった可能性も考えられた．各対象者に対して，MTDLPを活用してOTが立てたプランの内容とMTDLP導入前に事業所で立てられた通所介護事業所プランの一部を**表5**に示す．

通所介護事業所プランでは，体力の維持や転倒予防，生活リズムをつける，他者との交流，外出機会など通所介護事業所に通い活動などを実施することにより得られる事項を目

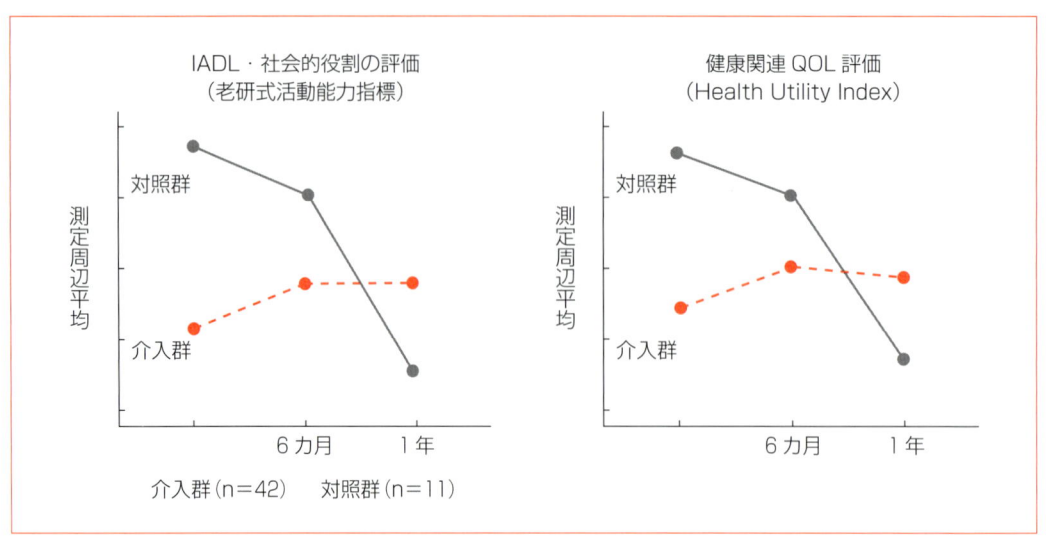

図7　通所リハビリテーションでの効果（日本作業療法士協会）[3]

標としていたが，OTの立てたプランは本人が望む生活行為を基に，通所介護事業所内で実施するプランに加え，自宅での実施につなぐプランや環境整備を行うなどのプランを立案していた．また，通所介護事業所で行うOTのプランでは，通所介護事業所を活動の場として活用し，実生活での生活行為の維持，向上へつなぐプランを立案していた．

4. 通所リハビリテーションでの効果[3]

通所リハビリ利用者を対象（介入群42名，対照群11名）とした．介入群には，MTDLPによるプランに基づいて介入を実施した．MTDLPによるプラン実施後，6カ月，1年の老研式活動能力指標[15]とHealth Utilities Index（HUI）[16]の結果が**図7**である．IADL・社会的役割・健康関連QOLは，対照群が有意に低下したのに対し，介入群は有意に維持され，介入による効果を認めた．

6 ── 2013年度の研究事業を踏まえた最近の展開

2013年度の研究事業である「医療から介護保険まで一貫した生活行為の自立支援に向けたリハビリテーションの効果と質に関する評価研究事業」の下位事業のなかから，MTDLPの最近の動向について概説する．

1. 生活行為向上マネジメントの質の評価方法の開発と質の向上の在り方検討事業

本事業では，各都道府県からの研究協力者77名，自費参加者5名，研究員19名から計199名のMTDLP介入事例が集積された．この199事例の審査を通じて，以下のような問

1. 生活行為向上マネジメント

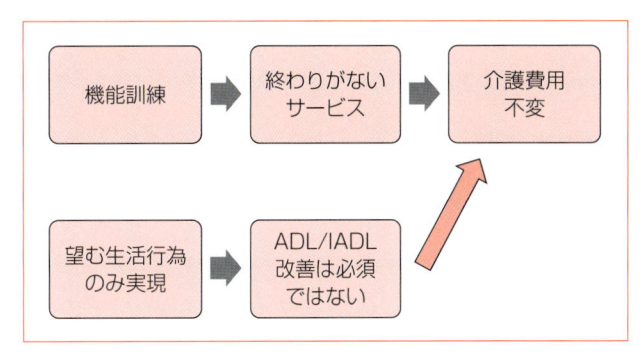

図8 介護保険に資する介入とは

題点があがった．
① 対象者のしたい生活行為（真のニーズ）の把握がなされていない．
② 24時間365日の生活に焦点があたらず，対象者が提示した生活目標のみに焦点が当たっている．
③ 生活全体のプランではなく，対象者のしたい生活行為のみに焦点を当てたプランとなっている．
④ 改善の見込みのあるADL・IADLが課題としてあげられていない．
⑤ 結果として介護度やサービス量の軽減に寄与していない事例があった．

　本事業を通じてわかったことは，MTDLPは，機能訓練のように介護費用の削減に寄与しない終わりなきサービスとは一線を画すものであると考えられていたが，MTDLPの使用も，対象者の24時間の生活行為を顧みず，対象者の望む生活行為にのみ特化してサービスを展開した場合，要介護状態は不変であり，介護保険への貢献が制限されることであった（図8）．

　そこで，アセスメントにおいて，対象者の望む生活行為に関係した要因のみに目を向けるのではなく，改善の余地のあるADLやIADLも見落とさないように誘導するツールがマネジメントの質の向上には必要と考え，生活行為課題分析表が開発された．現在は，事例報告登録に際してのみその提出を義務付けているが，今後は通常の臨床でも広く使用されるべきシートであると考える．

　以上の知見を含めた，MTDLPの質の向上に寄与する視点が報告書[7]に記載されているので，以下に引用する．
① 個々人の「したい」「望む」生活行為を把握できているか．生活行為とは生活動作の完結までの一連の流れである．
② 意味のある生活行為の実現のために，24時間365日の生活を客観的に把握，優先順位をつけるとともにその予後予測を適切に課題分析しているか．
③ プランに，人生・在宅生活をイメージした計画まで段取りをつけながら，記載されているか．

④ 他職種との役割分担と協働方法についても記載されているか.
⑤ 適切なマネジメントサイクルの中で①〜④までを実行しているか.

2. 生活行為支援モデル事業

生活行為の障害は，社会参加→IADL→ADLの順に生じると言われている．生活行為の低下を予防するためには，できなくなる手前の「不自由を感じている段階」でアプローチする必要がある．そこで，本事業では，生活行為確認表および興味・関心チェックシートによる調査を行い，生活行為の不自由の実態把握と支援のあり方を検討した．

その結果，生活行為確認表では以下の知見を得た．
① 生活行為の不自由さは，年齢とともに増加し，女性のほうが男性よりも不自由を感じている．
② 要支援では，ほとんどの人が1項目以上の不自由さを感じていた．
③ 50歳代の就労年齢でも4割の人が1項目以上の不自由さを感じていた．
④ 生活行為確認表は，している生活行為の不自由さを特定高齢者になる前の早い段階で把握できることがわかった．

以上の結果から，生活行為確認表は介護予防に生かせると考えられ，それぞれの項目に対応した「生活のヒント集」が作成された．

また，興味・関心チェックシートでは，以下の知見を得た．
① 地域の特性や歴史によって，地域の住民の「してみたい・興味のある」活動に違いがみられた．
② 地域の高齢者にマッチした活動ニーズを把握するうえで有用性があった．
③ 地域特性に合わせた活動の場や社会資源の開発につなげることができるのではないか．

以上の結果から，興味・関心チェックシートは，地域住民のニーズを踏まえたプログラムづくりに寄与すると考えられた．

7──未来に向けて

MTDLPが対象者の自立支援に資するツールであることを今まで述べてきた．しかし，介護予防などの現場では，必ずしも医師の指示が必要とならないことから，MTDLPが専門職の自立支援にも寄与するのではないかと考えている．ただしそのためには，生活行為の診断技術をさらに高めていかなければならない．試案として，ICFに基づいた，生活行為の障害レベル分類（**表6**）を作成した．将来的には，適切な評価に基づいて，正確にこのような障害レベルが同定されなければならない．また，根拠をもって，現状の障害レベルから，どのような期間でどのような予後がもたらされるのかを高い精度で予測できなければならない．そして，最も効果的な介入方法で生活行為向上が図れるように，豊富な量的かつ質的なエビデンスが集積されなければならない．

表6 生活行為の障害レベル分類

レベル	状態像
0	生活行為の遂行に不自由や制限・制約が認められない
1	生活行為の遂行に何らかの不自由か軽度の制限・制約がある
2	生活行為の遂行に中等度の制限・制約があり部分的な人的介護を受けている
3	生活行為の遂行に重度の制限・制約があり，全面的な人的介護を受けている
4	生活行為は禁止の場合を含み全く遂行されていない

文献

1) 一般社団法人日本作業療法士協会：平成20年度老人保健健康増進等事業「高齢者の持てる能力を引き出す地域包括支援のあり方研究」報告書．http://www.jaot.or.jp/science/rokenjigyo.html（2015年1月18日アクセス）
2) 一般社団法人日本作業療法士協会：平成21年度老人保健健康増進等事業「自立支援に向けた包括マネジメントによる総合的なサービスモデルの調査研究」報告書．http://www.jaot.or.jp/science/rokenjigyo.html（2015年1月18日アクセス）
3) 一般社団法人日本作業療法士協会：平成22年度老人保健健康増進等事業「包括マネジメントを活用した総合サービスモデルのあり方研究」報告書．http://www.jaot.or.jp/science/rokenjigyo.html（2015年1月18日アクセス）
4) 一般社団法人日本作業療法士協会：平成23年度老人保健健康増進等事業「生活行為向上マネジメントの普及啓発と成果測定研究事業」報告書．http://www.jaot.or.jp/science/rokenjigyo.html（2015年1月18日アクセス）
5) 一般社団法人日本作業療法士協会：平成24年度老人保健健康増進等事業「生活行為向上の支援における介護支援専門員と作業療法士との連携効果の検証」報告書．http://www.jaot.or.jp/science/rokenjigyo.html（2015年1月18日アクセス）
6) 一般社団法人日本作業療法士協会：平成24年度老人保健健康増進等事業「生活行為向上支援としての居宅療養管理指導事業あり方検討」報告書．http://www.jaot.or.jp/science/rokenjigyo.html（2015年1月18日アクセス）
7) 一般社団法人日本作業療法士協会：平成25年度老人保健健康増進等事業「医療から介護保険まで一貫した生活行為の自立支援に向けたリハビリテーションの効果と質に関する評価研究」報告書．http://www.jaot.or.jp/science/rokenjigyo.html（2015年1月18日アクセス）
8) 一般社団法人日本作業療法士協会：作業療法マニュアル57 生活行為向上マネジメント，一般社団法人日本作業療法士協会，2013．
9) 一般社団法人日本作業療法士協会：作業療法関連用語集改訂第2版．http://www.jaot.or.jp/science/gakujutsu.html（2015年1月18日アクセス）
10) 一般社団法人日本作業療法士協会：作業療法ガイドライン実践指針2013年度版，一般社団法人日本作業療法士協会，2013．
11) 厚生労働省：「指定居宅サービスに要する費用の額の算定に関する基準（訪問通所サービス，居宅療養管理指導及び福祉用具貸与に係る部分）及び指定居宅介護支援に要する費用の額の算定に関する基準の制定に伴う実施上の留意事項について」等の一部改正について，平成27年3月27日老介発0327第1号・老高発0327第1号・老振発0327第1号・老老発0327第2号厚生労働省老健局介護保険計画課長・高齢者支援課長・振興課長・老人保健課長連名通知．
12) Mahoney FI, Barthel D：Functional evaluation: the Barthel Index. *Md State Med J* **14**：56-61, 1965.
13) Halbrook M, Skilbeck CE：An activities index for use with stroke patients. *Age Aging* **12**：166-170, 1983.
14) 末永英文，宮永敬市・他：改訂版Frenchay Activities Index 自己評価表の再現性と妥当性．日職災医会誌 **48**：55-60, 2000.
15) 古谷野 亘，柴田 博・他：地域老人における活動能力の測定；老研式活動能力指標の開発．日公衛誌 **34**：109-114, 1987.
16) Torrance GW, Furlong W, Feeny D：Multi-attribute preference functions. Health Utilities Index. *Pharmacoeconomics* **7**：503-520, 1995.

2

生活行為向上マネジメントの使い方

1 ── 生活行為向上マネジメントについて

　生活行為向上マネジメント（以下 MTDLP）を初めて学び練習する場合，基本ツールとして**生活行為聞き取りシート，生活行為アセスメント演習シート，生活行為向上プラン演習シート**の 3 種類のシートを用いて行う．この 3 つのシートを用い，マネジメントのプロセスを習得する．

　日々の臨床などでの利用には，基本ツールの 3 種類のシートに記載する内容を 1 枚にまとめた**生活行為向上マネジメントシート**を活用する．

　さらに，サブシートとして，大切な生活行為が思いつかない，またはうまく表現できない対象者に用いる**興味・関心チェックシート**がある．また，退院後も生活行為が継続されるよう，対象者，家族，他機関の支援スタッフに対する申し送りに**生活行為申し送り表**を活用する．

　MTDLP のプロセスを**図 1** に示す．

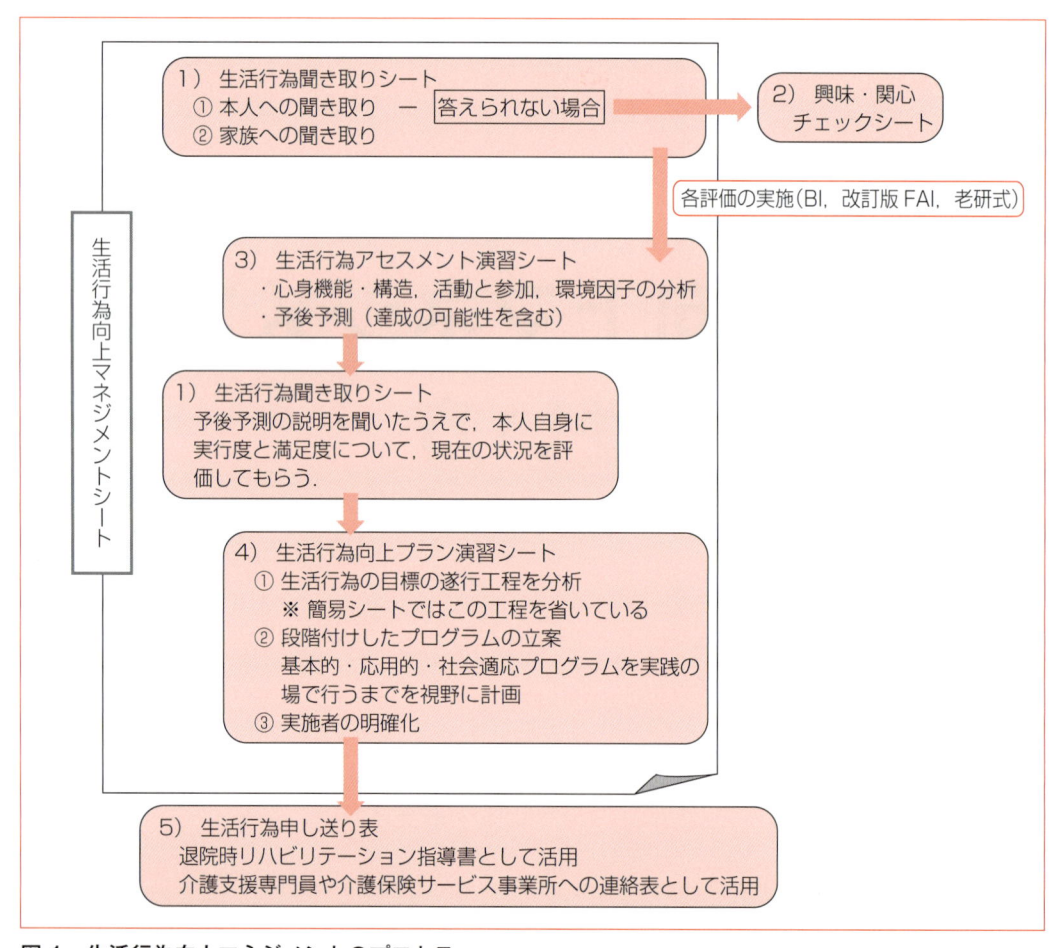

```
┌─────────────────────────────────────────────┐
│  1) 生活行為聞き取りシート                              │
│     ① 本人への聞き取り  ─ 答えられない場合 ──→ 2) 興味・関心  │
│     ② 家族への聞き取り                           チェックシート │
│                                             │
│                         各評価の実施（BI，改訂版 FAI，老研式） │
│                                             │
│  3) 生活行為アセスメント演習シート                        │
│     ・心身機能・構造，活動と参加，環境因子の分析             │
│     ・予後予測（達成の可能性を含む）                     │
│                                             │
│  1) 生活行為聞き取りシート                              │
│     予後予測の説明を聞いたうえで，本人自身に               │
│     実行度と満足度について，現在の状況を評               │
│     価してもらう．                                │
│                                             │
│  4) 生活行為向上プラン演習シート                         │
│     ① 生活行為の目標の遂行工程を分析                    │
│        ※ 簡易シートではこの工程を省いている              │
│     ② 段階付けしたプログラムの立案                      │
│        基本的・応用的・社会適応プログラムを実践の          │
│        場で行うまでを視野に計画                         │
│     ③ 実施者の明確化                              │
└─────────────────────────────────────────────┘
  5) 生活行為申し送り表
     退院時リハビリテーション指導書として活用
     介護支援専門員や介護保険サービス事業所への連絡表として活用
```

図 1　生活行為向上マネジメントのプロセス

1. 生活行為聞き取りシート（第6章・資料1参照）

　生活行為聞き取りシートは，対象者が困っていると感じている問題や改善したいと思っていることを聞き取り，生活行為の目標を明らかにするもので，MTDLPの根幹となるシートである．シートには，初めて使用する人にも使えるように聞き取りの例文が示されている．認知症のある方や長期間の寝たきり，生活意欲の低下などがある対象者では，具体的な生活目標を言語化できない場合も多い．具体的な生活目標を思いつかない場合には，ヒントを得るためにサブシートとなる興味・関心チェックシートを使用する．

●**方　法**

　本人のしたいまたは望む生活行為を具体的に聞き取り，シートに記入する．記入の方法は，個別で聞き取り記入する，複数人に同時に説明して対象者が各自で記入するなど対象者の状態に応じて行う．

① 聞き取りの前に，対象者の家族構成，家庭での役割，職歴やこれまでの趣味，楽しみにしていたことなど，対象者がこれまでどのような生活を送っていたのかを確認しておくと，その方がしたいと思う生活行為をイメージしやすい．また，あらかじめ情報を入手したうえで生活行為の聞き取りを行うことで，スムーズな面接が行える．

② 例文を参考に，良くなりたい，改善したいことを質問する．

●**聞き取り方の例文**

> 　認知症や寝たきりを予防するためには，家事や社会活動などの生活行為を維持し，参加していることが重要です．
> 　そこで，あなたが困っているまたは問題を感じている（もっとうまくできるようになりたい，あるいは，うまくできるようになる必要があると思う）事柄で，良くなりたい，改善したいと思う事柄がありましたら，2つほど教えてください．

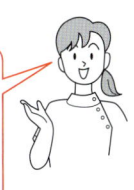

③ 最初の聞き取りでは，対象者は本音を話さない場合や「話してもどうせできはしない」と思っている場合もある．対象者が返答に戸惑う場合には，「元気になったら何がしたいと思いますか」など，質問の仕方を工夫することで，対象者がしたいと思っている生活行為を聞き出せることがある．できるだけ具体的な希望や困りごとを聞き出せるように心掛けることが大切である．

●**面接でのやり取りの例**

> 例1　**対象者**　元どおりの元気な体になりたい．
> 　　　**聞き手**　元気になったら，具体的にどんなことをしたいと思いますか．
> 　　　**対象者**　畑仕事かな．

例2	対象者	麻痺のある手足が動くようになりたい．
	聞き手	手足が動くようになったら何をしたいですか．
	対象者	料理でおいしいものをつくりたい．

例3	対象者	歩けるようになりたい．
	聞き手	歩けるようになったらしたいことは何ですか．
	対象者	歩けるようになったら，また温泉旅行に行きたい．

④　対象者が目標とする生活行為を思いつかない場合や，生活行為の目標に気持ちが向かない場合，認知症で答えられない場合は，2．で示す興味・関心チェックシートを活用する．興味・関心チェックシートを用いて，対象者が「してみたい」「興味がある」とした項目のなかから，対象者の意向を確認して，目標となる生活行為を決める．

⑤　生活行為聞き取りシートは，対象者のみでなく，家族が対象者に「できるようになってほしい」「できればうれしい」と思う生活行為についても具体的に確認する．

　　※家族の意向を確認することで，必要となるADLやIADLの状況が確認できる場合もある．また，対象者と家族の意向に差がある場合には，そのことを把握して，後から検討する生活行為アセスメント演習シートの予後予測（いつまでに，どこまで達成できるか）について対象者に確認する際に調整を図り目標の共有に努める．

◎聞き取りのヒント

　最初の面接では十分に聞き取りができず，1回で終わらないこともある．しかし，対象者の生活行為を聞き取ろうとするその行為そのものが対象者と支援者間の信頼関係の構築につながり，次の生活行為の聞き取りや支援がスムーズになる．

　そのため，この聞き取りは最も重要な段階とも言える．対象者のこれまでの生活にも目を向け，対象者の理解に努めながら聞き取る姿勢が大切である．

　一般社団法人日本作業療法士協会が老人保健健康増進等事業において医療機関や介護保険領域の通所リハビリテーション事業所（以下通所リハビリ）などで生活行為の聞き取りを行った際に，対象者が目標とした生活行為を**表1**に示す[1]．

2. 興味・関心チェックシート（第6章・資料2参照）

　興味・関心チェックシートは，老人福祉センターを利用している高齢者に対して行った活動のニーズを把握するアンケート結果を分析し，項目を整理したものを基に作成されている[2]．生活行為に関する46の項目があげられており，生活行為聞き取りシートで「何

2. 生活行為向上マネジメントの使い方

表1 生活行為聞き取りシートで確認した目標の例[1]

サービス機関	ADL・セルフケア	家事などIADL	趣味活動	社会参加
医療	ADL自立 歩行の安定 バランスの向上	料理, 仏壇の掃除 ミシンかけ アイロンかけ コタツの火入れ 書字 自動車の運転 バスや電車の利用	スロット 家庭菜園 ゴルフ 仲間との山登り 定期的な外出 温泉, 旅行	結婚式への参加 母親の面会 ボランティア・老人会参加 孫との文通 友人とお茶を飲む 復職, 畑での機械操作
施設	トイレ動作 車椅子自操 靴下を履く	掃除, 洗濯 会話, 電話に出る 買い物, 外出 犬や猫の世話 車の乗り降り 自転車に乗る 庭の手入れ 畑仕事	歌・民謡・詩吟・踊り 音楽鑑賞, 楽器演奏 書道, 塗り絵, 絵画 鉛筆画, 映画鑑賞 編み物・裁縫・手工芸 パズル・数学の問題 生け花, 読書, 木工 ウインドウショッピング 古民家見学	手紙・年賀状を書く 墓参り イベント・同窓会の参加 他者との交流 食事会 講演を聞く 友達へのプレゼントづくり 個展を開く
通所	信号を渡る 坂道などの屋外歩行 階段昇降 立ちしゃがみ動作 更衣, 爪切り, 整容 普通の食事を食べる 浴槽の出入り, 洗体動作 うまく話す 物を押さえる	単独での病院受診 友人宅の訪問 2階の窓の開閉	詩吟, カラオケ コーラス, 写真を撮る パソコン操作, 園芸 盆栽, 茶道, 刻字 野球, 水泳 バドミントン, 卓球 ゴルフ, グランドゴルフ 釣り, そばうち 手を使った仕事	孫へのプレゼント作成 理容室でひげを剃る 外食・ラーメン屋に行く
訪問介護	洗顔	風呂掃除 洗濯たたみ	詩をつくる 新たな趣味	

*重複項目は除外して記載（医療と重複した項目は施設, 通所, 訪問介護では記載していない. また, 医療, 施設と重複した項目は通所, 訪問介護では記載していない）.

(日本作業療法士協会, 2014)[1]

もやりたいことはない」と述べられた対象者でも, このなかから1つは生活行為の目標につながる項目がある. また, シートの下方には空欄があり, 各地域特有の生活行為や趣味活動など, 使用する場に応じて追記できるようになっている.

● 方 法

各項目について, 次の①〜④の確認をしていく. 記入の方法は, 個別で聞き取りながら記入, 説明後各自で記入, 複数人を同時に確認しながら記入するなど対象者の状態に応じて行う.

① 現在している生活行為には, その頻度に関係なく「している」のマスに○を記入する.

② していない場合には, してみたいかどうかを確認する. してみたいものには「してみたい」のマスに○を記入する.

③ 興味の有無についても確認する. する, しない, できる, できないにかかわらず「興

味がある」場合は，そのマスに○を記入する．
④ ①～③のいずれにも該当しない場合は，「している」のマスに×をつける．
⑤ 「してみたい」「興味がある」とした項目に対して，どのような点をしてみたい，興味があるとしたのかなど，本人の意向を確認する．確認を行うなかで，生活行為の聞き取りでは思いつかなかったが，やってみたいと思う目標となる生活行為を見出していく．目標が複数ある場合には，どれが最もやりたいか，やれそうかを尋ね，優先順位をつけて決定する．

3. 生活行為アセスメント演習シート （第6章・資料3参照）

生活行為アセスメント演習シートを記入する前に，本人のしている ADL や IADL などの生活状態を客観的に評価するために，既存の評価尺度を用いるとよい．具体的には，ADL を測定するには Barthel Index（BI），IADL を測定するには改訂版 Franchy Activities Index（改訂版 FAI）または老研式活動能力指標などを用いる．老研式活動能力指標は社会参加の測定にも活用できる．これらの評価は，一般社団法人日本作業療法士協会が老人保健健康増進等事業で行った MTDLP の研究事業において，比較的感度のよかったものである．

こうした客観的評価を使用して，対象者のしたい生活行為がなぜうまくできないのか，どこに支障があるのかを ICF の心身機能・身体構造，活動，参加，環境因子，個人因子の側面から考える．その結果から，自立の可能性の有無や程度を予測するために生活行為アセスメント演習シートを使用する．

生活行為聞き取りシートで複数の生活行為の目標が上がった場合は，対象者と相談して緊急度，重要度が高いと思われる目標を選びアセスメントを行う．また，複数の目標を同時にアセスメントできる場合は，一緒にアセスメントを行ってもよい．病院などで急性期の場合には，対象者の望む生活行為よりも，「リスク管理」「身体機能の回復」などが緊急度の高い項目となることが想定される．その場合には，「現在の状態が安定すれば，対象者はどの生活行為を一番にできるようになりたいと思うか」を考えると優先順位やプランの立案がしやすい．

生活行為アセスメント演習シートは，目標とする生活行為の課題を分析する過程を表に書き込み，わかりやすく記すことに意味がある．この過程を対象者と共有することで，対象者自身がうまくできない理由を理解し，一方的に評価され支援されるのではなく，ともに取り組む意識にもつながる．さらに，他職種に対しても，マネジメント立案者が対象者の生活行為をどのように捉え，何を問題とし，どのように支援の課題を取り上げたのか，その過程を分かりやすく説明するうえで役立つ．

● 方　法

シートの記入は，マネジメント立案者が行う．一人で考えることが難しい場合は，複数の職種で対象者の情報を持ち寄り，相談して決定してもよい．

① 生活行為聞き取りシートで聞き取った生活行為の目標をシートの左上「生活行為目標」に記入する.
② 対象者の客観的評価から,対象者がしたいと思っている生活行為を妨げている(できなくしている)要因を考え,ICFの「心身機能・身体構造(精神機能,痛み・感覚,神経筋骨格・運動など)」「活動と参加(運動・移動能力,セルフケア能力など)」「環境因子(用具,環境変化,支援と関係など)」に分けて,アセスメント項目の1段目に記入する.
③ 生活行為を妨げている(できなくしている)要因だけでなく,その要因を軽減するまたは補強している,できている現状の能力(強み)についても考え,ICFの「心身機能・身体構造(精神機能,痛み・感覚,神経筋骨格・運動など)」「活動と参加(運動・移動能力,セルフケア能力など)」「環境因子(用具,環境変化,支援と関係など)」に分けて,アセスメント項目の2段目に記入する.
④ ②と③の結果から,対象者のしたい生活行為がどのようにすればうまくできるようになるのかの見立て(可能性)を考える.その際「心身機能・身体構造」「活動と参加」「環境因子」それぞれについて「いつまでに,どこまで達成できるか」を考え,アセスメント項目の3段目「予後予測」の欄に記入する.ただし,「心身機能・身体構造」「活動と参加」「環境因子」の内容が同様になる場合は,まとめて記載してもよい.

　この予後予測の欄は,アセスメントをまとめるイメージで記入するとよい.
⑤ ④の結果を対象者,家族に確認し,退院や退所などの期間やおおよそ3カ月程度で達成できると考えられる目標を一緒に立て,右上の「合意した目標」に記入する.
⑥ 対象者,家族が合意し,目標とする具体的な生活行為が決まったら,再度生活行為聞き取りシートに戻り,聞き取り時にそのもととなった生活行為の目標の記入欄の下方にある「合意目標」にも記入する.

　次いで,その「合意目標」となる生活行為に対して対象者が思う「実行度」と「満足度」を確認する.確認できた点数は生活行為聞き取りシートの自己評価の初回に記入する.

・**実行度**:「合意した目標」に対して現在どの程度実行できている(頻度)かを指す.十分実行できている場合は10点,全くできていない場合は1点となる.
・**満足度**:「合意した目標」に対して現在どのくらい満足している(内容・充実感)かを指す.十分満足している場合は10点,全く満足していない場合は1点となる.

※1点から10点と言葉で伝えても,対象者は表現しにくい場合がある.その場合は,スケールなどを用いて1〜10点までを示し,どのくらいと感じるかを指で示してもらうとよい.

⑦ 最後に「合意した目標」について,対象者が達成できると思うかどうかを確認し,回答結果を生活行為聞き取りシートの「達成の可能性」の有・無のいずれかにチェックする.

◎**アセスメントのヒント**

　実務経験が浅い場合や経験があっても初めて経験する事例では，予後を予測することが難しい場合がある．そのような時は，すでに報告されている事例を参考にすることや，先輩や他職種に意見を求めることも大切である．

　具体的な期間設定をすることで，情報収集や計画の修正の工程につながる．そのため，予測の精度よりも，設定すること自体に意味があると考え行う．また，あくまでも現時点でのアセスメントであることを認識し，経過途中で変更したり，加筆修正していくとよい．

4. 生活行為向上プラン演習シート（第6章・資料4参照）

　3. のアセスメントに基づき，具体的な支援のプランを立てる．プランを立てるときには，対象者の退院後や自宅での生活など，実際に生活行為を行う場での実践をイメージすることが大切である．病院内や施設内，マネジメント立案者や現在かかわる職種だけが行うプランではなく，地域のなかで対象者がいかに生活行為を営むかを想定して，地域全体の資源を活用したプランを立案するよう心掛ける．

　また，プログラムの際には，身体機能や実際の動作そのものの練習に加えて，実際に目標とする生活行為を行う場での練習も含めた内容を考える．たとえば，テニスがうまくなるためには，テニスに必要な腕の力や足の力なども必要ではあるが，素振りなどのフォームの練習や，対象者に適したラケットを選ぶことや，実際に対戦を行う試合経験の積み重ねなども重要である．

　生活行為も同様に，対象者の身体の機能回復だけでなく，新たな方法で生活行為を行うための動作方法の練習や，福祉用具の利用などの環境調整，実際に行う場所での練習も含めて全体的に必要な練習や支援の検討を行う（**図2**）．

　また，生活行為向上プランでは，福祉用具だけでなく，生活全般に用いる生活用具の活用にも目を向けて考える．調理や掃除などに使う自助具はもちろんのこと，家電製品や家具などの活用にも適切な選定と適用を心がけて行う．

●**方　法**

　シートの記入は，マネジメント立案者が行う．一人で考えることが難しい場合は，複数の職種で対象者の情報を持ち寄り，相談して決定してもよい．

① 合意した生活行為の目標を左端の「合意した目標」の欄に記入する．
② 目標とした生活行為を実際に行うために必要になる条件を，「企画・準備力（PLAN）」「実行力（DO）」「検証・完了力（SEE）」に分けて考える．

　・**企画・準備力**：生活行為を行うには，「いつ，誰と，どこで，どのような方法で，何の準備が必要か」を事前に考える能力．
　・**実行力**：実際に実施するうえで必要となる能力．

2. 生活行為向上マネジメントの使い方

テニスがうまくできるには

自分にあったラケット

基本的能力
・筋力　・瞬発力
・柔軟性　・バランス
・判断力　・上肢リーチ力　など

応用的能力
・素振りのフォーム
・ボール打ち
など

適応能力
・プレーをする
・試合をする
など

うまくできる

専門的なコーチの指導
(素人の繰り返し練習ではなかなかうまくならない)

個別にあった専門的指導を行うことで，生活行為の向上が図れる．

トイレがうまくできるようになるには

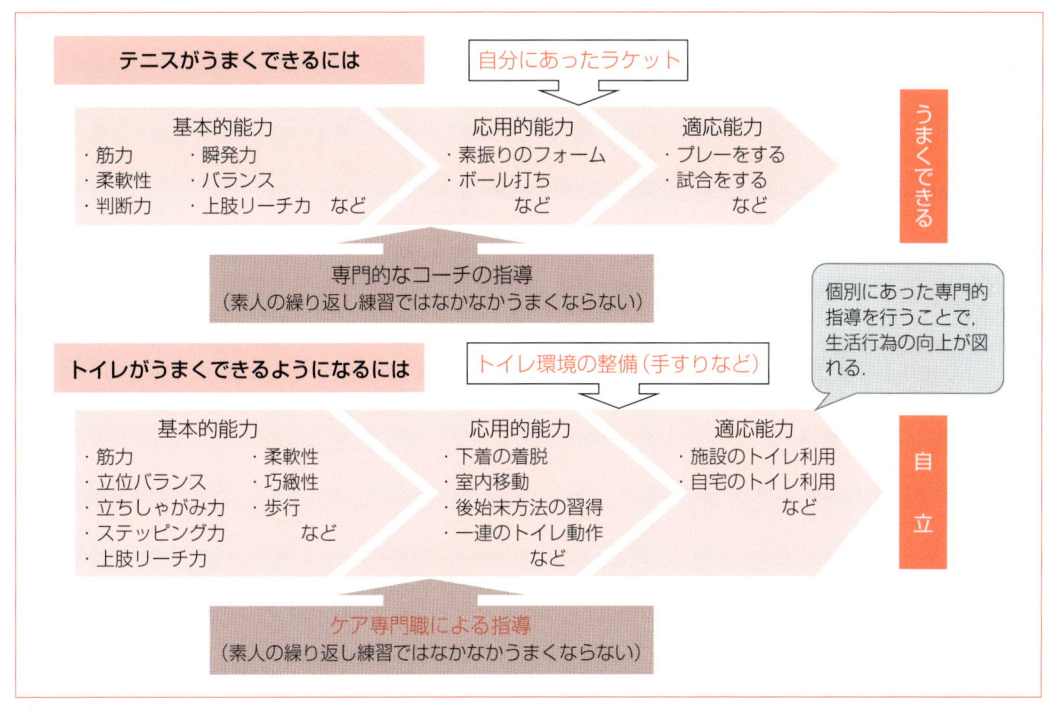

トイレ環境の整備(手すりなど)

基本的能力
・筋力　　・柔軟性
・立位バランス　・巧緻性
・立ちしゃがみ力　・歩行
・ステッピング力　　など
・上肢リーチ力

応用的能力
・下着の着脱
・室内移動
・後始末方法の習得
・一連のトイレ動作
など

適応能力
・施設のトイレ利用
・自宅のトイレ利用
など

自立

ケア専門職による指導
(素人の繰り返し練習ではなかなかうまくならない)

図2　筋力はあってもテニスはうまくなれない（日本作業療法士協会，2014）[1]

・**検証・完了力**：生活行為を行いながら，うまく進んでいるかを検証し，間違いやよりよいやり方に途中で気付いて修正する能力．また，しっかり完了できたことを確認し，次の実施につなげることができる能力．

例："朝ごはんに目玉焼きをつくりたい"場合

企画・準備力：①朝ごはんに間に合うように起きる時間を考える，②必要な材料（卵，調味料）を考える，③必要な道具（フライパン，蓋，フライ返し，皿）を考える．

実行力：①道具，材料を揃える，②火を着ける，③油を敷く，④卵を割り，水を入れる，④蓋をする，⑤できた目玉焼きをフライ返しですくって器に盛る，⑥立位で①〜⑤の動作を行う

検証・完了力：①予定していた時間で実施できたかどうか考える，②おいしく，好みの固さに焼けたか確認する，③うまくできなかった所は次にどうするか考える

　考えた各力を「生活行為行程分析」の欄に記入する．

　「生活行為行程分析」に記した内容を，対象者が現段階で"できるもの"と"できない"ものに分ける．目標とする生活行為を行うためには，「生活行為行程分析」で記した内容のうち「できない」とした内容ができるようになるためのアプローチを考えていく．

表2 生活行為向上プログラムの例

基本的プログラム	応用的プログラム	社会適応プログラム
・意識を覚醒させるような刺激 ・全般的な心理社会的機能を高めるソーシャルスキルトレーニング ・活力と欲動機能を改善する各種運動 ・日中の生活活動を組み立て睡眠リズムを整える ・意識・注意・思考機能を改善する作業活動 ・精神運動機能を改善するリラクセーション・ストレッチなど ・知覚の障害を理解し対処方法を習得 ・思考機能を改善する認知行動療法 ・記憶・言語機能を改善する代償手段 ・痛みの緩和・気分転換に向けた作業活動 ・循環・呼吸機能を改善する各種運動・スポーツ・レクリエーションなど ・関節可動域を改善するROM向上練習・モビライゼーションなど ・筋機能を改善するリラクセーション・筋力向上練習 ・随意運動(上肢・姿勢)の制御と協調性の改善 ・摂食機能の改善	・生活行為を通した感覚的経験 ・生活行為の基礎的学習 ・知識の応用練習 ・日課を含む課題遂行能力の改善 ・ストレスコーピング ・コミュニケーション能力の向上 ・起居・移乗・物の運搬 ・細かな手の使用 ・手や腕を使い道具を操作する ・屋外や階段,さまざまな環境での移動 ・車椅子や歩行車を使った移動 ・バスや電車など公共交通機関の利用 ・洗体・洗髪,排泄などのセルフケア ・生活必需品の入手 ・調理,掃除,洗濯などの家事 ・家や庭の手入れ,ペットの世話 ・問題解決に向けたソーシャルスキルトレーニング ・教育的活動への参加と技能獲得 ・就労への参加とその技能獲得 ・社会資源利用とその技能獲得 ・趣味活動などのレジャーへの参加とその技能獲得 ・地域活動への参加とその技能獲得	・日常の生活用具や道具に関する情報提供と選択支援・調整 ・住環境の評価と適応指導・調整 ・スーパーなどの利用方法の評価と適応指導,環境への助言 ・図書館,カルチャー教室利用など情報提供,必要に応じ適応練習と周囲の人々への働きかけ ・サービス・制度利用に向けた調整と周囲の人々への働きかけ ・学校・職場訪問を通した適応練習・指導 ・家族などに対する情報提供と助言・指導 ・ケア会議や申し送り,同行訪問などサービス提供者に対する情報提供と助言・指導 ・ケア会議や申し送り,同行訪問など医療保険専門職との連携支援

(日本作業療法士協会,2014)[1]

※生活行為向上マネジメントシートでは,この分析の段階が省略されているが,目標とする生活行為に対してどの部分にアプローチすればよいのかを考えるうえで,この分析は大切である.

③ ②で「できない」とした内容ができるようになるためのアプローチを考える.アプローチの内容は,「基本的プログラム」「応用的プログラム」「社会適応プログラム」に分けて考えていく.プログラムの具体例を**表2**に示す.

- **基本的プログラム**:ICFの心身機能を維持,改善するための練習,生活行為に必要な動作や生活行為を要素(たとえば腕を上げる,握力をつけるなど)に分けた練習.
- **応用的プログラム**:具体的生活行為のシミュレーションを伴う活動と参加に関する練習,実際の生活場面を模した,もしくは生活行為そのものの練習.

  対象者が実際にしたいと望む環境以外の場所で行う練習はすべてここに含まれる(例:病院や施設内で行うもの).
- **社会適応プログラム**:環境因子によって影響を受ける生活行為をその環境で適応できるように働きかける練習,または環境因子そのものに対するアプローチ.

  社会適応プログラムを立てるためには,地域の社会資源の情報が必要となる.市町

村のホームページや地域包括支援センター，介護支援専門員などに尋ねるなどして，積極的に情報収集を行ったうえで，地域全体の資源を活用したプランを立てるよう努力する．

④ ③であげた各プログラムについて，対象者が取り組むことは「本人」の欄に，家族が行うことは「家族」の欄に，支援にあたる専門職が行うことは「支援者」の欄に記入する．

目標とした生活行為ができるようになるためには，24時間365日連続する他の多くの生活行為を視野に入れてプランを立てる必要がある．一職種がかかわる時間は対象者の生活のなかのほんの一部に過ぎない．そのことを十分に理解したうえで，対象者が取り組む課題はもちろんであるが，支援について"いつ"，"どこで"，"誰が"，"どのようにして"取り組む（支援する）のかを具体的に記すことが大切である．そうすることで，対象者，家族，各職種が生活行為の目標達成のために自らのやるべきことを認識し，具体的に実行できる．

※生活行為向上マネジメントシートでは，家族と支援者が「家族・支援者」として統合されている．

> ◎プラン立案のヒント
> 病院に入院している対象者にアプローチを行う場合，なかなか社会適応プログラムの実施にまで到達することが難しい場合がある．できないからプログラムを立てないのではなく，入院期間ではすべてできないことでも，実際の実施環境での実行を目指し，退院後の実施につないでいく視点をもって，社会適応プログラムまで立案する．そして，できない部分は他機関に委ねる．そうすることで，早期医療から地域への切れ目のない支援につながる．

⑤ プランを立案できれば，対象者，家族，他職種とその内容を確認し，具体的に取り組む．

⑥ プランの終結と変更

生活行為向上プランは，目標が達成された場合，または病院を退院，施設を退所した場合などには一旦終わることになる．目標が達成された場合，プラン表の下部にある「達成」の項目にチェックをして，支援の結果をサマリーにまとめて終了する．

設定していた期間に目標が達成されなかった場合は「未達成」にチェックし，その理由を検討する．検討による振り返りを行うことで，支援者自身が今後プランをつくるときの参考となる．

当初の目標が達成された場合やケアプランの変更があった場合など，支援経過のなかで変更が生じる場合もある．プランの大幅な修正があった場合は，新たにプランを立て，プラン表の上に実施期間を記載しておく．また，併せてプラン表の下にある達成欄

の「変更達成」にチェックをして，変更理由を記載する．小さな変更の場合は，プラン表にその内容を追記していくとよい．

さらにアセスメント立案後に合意した目標を確認した際に評価した，実行度と満足度についても終了時に尋ねる．対象者が感じる実行度と満足度の変化が，今回のマネジメントの効果評価として活用できる．

5. 生活行為申し送り表（第6章・資料6参照）

対象者が病院から退院した後，施設から退所した後も，在宅での生活行為の向上に向け継続した支援が受けられるよう生活行為申し送り表を活用する．MTDLPを用いた支援を継続していくために，積極的にこの生活行為申し送り表を活用し連携を図る．

生活行為申し送り表は，これまでの支援の内容，対象者の希望する生活行為，現在の生活状況（ADLやIADL），アセスメントのまとめと解決すべき課題，継続するとよい支援プログラムなどの情報が含まれる．

● 方　法

シートの記入は，マネジメント立案者などMTDLPの介入経過を理解した者が行う．

① 「元気な時の生活状態」の欄には，対象者の病前の生活状況や仕事，趣味などの内容を記入する．

② 「今回入院きっかけ」の欄には，今回MTDLPを行うきっかけとなった内容を記載する．

③ 「ご本人の困っている・できるようになりたいこと」には，生活行為聞き取りシートで聞き取った目標を記載する．

④ 「現在の生活状況」には，記載されているADL，IADLについて，実際にしているものは"している"，現在していないができるものは"していないができる"に，現在はできないが今後改善の見込みがあるものは"改善見込み有"に，今後も支援が必要と考えられるものは"支援が必要"にチェックする．また，各内容に対して実施の条件（福祉用具の利用や支援の程度など）がある場合には，「特記事項」に記載する．

⑤ 「リハビリテーション治療における作業療法の目的と内容」には，これまで実施してきたアプローチの目的や内容について，経過を含めて記載する．

⑥ 「日常生活の主な過ごし方」には，申し送り記載時のADLやIADLについて，具体的な過ごし方を含めて記載する．

⑦ 「アセスメントまとめと解決すべき課題，継続するとよい支援内容またはプログラム」には，申し送り記載時の対象者の心身機能・構造面，活動と参加，環境の状態や，今後引き継いでいく生活行為の目標に対して解決するべきと考えられる課題を記載する．また，実施してきたプログラムの内容やこれから過ごす環境で実施できると考えるプログラムについても具体的に記載する．

2 ── 実践事例の紹介

MTDLPの活用方法について，事例をもとに紹介する．以下，通所リハビリにおいてMTDLPを実施した事例を示す．

> **事例**
> 64歳の女性．脳梗塞による左片麻痺（中等度）．夫との2人暮らし．杖歩行（近距離自立），立位での作業が困難である．ADLは自立しており，1人で留守番も可能な状態であったが，家事動作などの経験はなかった．脳梗塞発症後，退院1週間を経て，活動性の向上と日常でできることを増やすことを目的に通所リハビリを利用することになりマネジメントを実施した．

①生活行為聞き取りシート（表3）

対象者に，生活行為聞き取りシートを用いて，今思っているしたいことについて尋ねると「料理をしてみたい」との回答があった．現在の実施状況などを聞くと，入院時には包丁を使ってリンゴを切るなど経験したが，退院前であまり時間がなく，途中で終わってしまった．夫は何でもできる人で，料理やその他の家事も手際よくしてくれるが，「手伝いたい」と言うと「危ないから」とさせてもらえないとのことであった．

夫にも同様に尋ねると，「今はまだ退院して間もないので，自分の身の回りのことができればよい．できるようになるなら，ゆくゆくは家事なども一緒にできればうれしいと

表3 生活行為聞き取りシート

生活行為聞き取りシート

生活行為の目標	自己評価	初回	最終
☑A（具体的に生活行為の目標が言える） 目標1： 　**料理をしてみたい．** 合意目標： 　**家で短時間で簡単に調理できるものをつくれるようになる．**	実行度	1/10	/10
	満足度	1/10	/10
	達成の 可能性	☑ 有 ☐ 無	

ご家族の方へ

利用者のことについて，もっとうまくできるようになってほしい．あるいは，うまくできるようになる必要があると思う生活行為がありましたら，教えてください．

今はまだ退院して間もないので，自分の身の回りのことができればよい．できるようになるなら，ゆくゆくは家事なども一緒にできればうれしい．

表4 生活行為アセスメント演習シート

生活行為アセスメント演習シート

| 生活行為目標
(聞き取り表から転記) | 料理をしてみたい | | 合意した目標
(聞き取り表へ) | 家で短時間で簡単に調理できるものをつくれるようになる |

アセスメント項目		心身機能・構造の分析 (精神機能,痛み・感覚,神経筋骨格・運動)	活動と参加の分析 (運動・移動能力,セルフケア能力)	環境因子の分析 (用具,環境変化,支援と関係)
生活行為を妨げている要因		中等度の左片麻痺(上肢,下肢ともに) 体力低下	立位での作業時のバランス不良 左手での物の固定が不十分である	家族に危ないと止められている 自宅で調理を行う機会がない
生活行為目標達成可能な理由と根拠	現状能力(強み)	左片麻痺はあるが中等度である 知的理解力が良好で意欲あり 高次脳機能障害なし	移動は屋内杖歩行にて自立 ADL自立 座位で安定して調理器具などの使用ができる 右手で日常のことはできている	自宅の調理環境は整っている 発症後,調理の練習をした経験がない 通所リハビリに調理の練習機会がある 夫は本人の能力向上に対して意欲的
	予後予測	右手でできる簡単なことは十分できる 生活に慣れれば,体力も日中を通して作業できる程度に向上する	短時間で工程が簡単な調理ならできる 座位での作業は良好にできる 簡単な調理から獲得し,複雑なものも時間をかけて練習すれば獲得できる	自宅台所に椅子を配置すれば座位で調理が可能 できることを示すことで夫の理解を得ることができる

思っている」との回答があった.

②**生活行為アセスメント演習シート**(表4)

　生活行為聞き取りシートで聞き取った目標の「料理をしてみたい」に対して,生活行為を妨げている要因(心身機能・構造,活動と参加,環境因子)について考えた.

　事例の有する左片麻痺は中等度で,左手を調理の固定に用いることは難しい状態であった.一方,日常生活は自立しており,屋内歩行は杖を使って一人で可能であった.また,利き手である右手で何でも器用にこなしており,片手での調理は可能であると考えた.立位での作業はバランスがうまく取れず,立位姿勢での調理動作は現状では難しいと思われた.入院時には,ADLの自立に向けたアプローチを中心に受けており,ADLの自立とともに即退院となったため,調理動作についての練習経験も十分になかった.そのため調理動作の方法を練習にて獲得し,具体的にできることを示すことで,家での調理も可能になると判断した.また,通所リハビリには調理の練習を行う環境や機会もあるため,まずはOTとともに簡単な調理から手順を追って練習する.その後,徐々に複雑な調理へと練習することで片手にて調理する能力も獲得できると考えた.

　これらの結果を本人と家族に説明し,3カ月で達成できる"合意した目標"は「家で短時間で簡単に調理できるものをつくれるようになる」に決定した.

　この合意した目標に対する現在の実行度を聞くと,「全くできていないので,実行度は

1点」，満足度については「全くできないので，満足もしていないから1点」とのことであった．

③生活行為向上プラン演習シート

合意目標で立てた「家で短時間で簡単に調理できるものをつくれるようになる」という生活行為に必要な生活行為工程分析を検討し，現状で困難な内容について考えた．

事例にとって，メニューを考える，材料や道具を考えるといった「企画・準備力（PLAN）」は，手がかりや見本があればできるレベルであった．また，道具，材料を準備し，下ごしらえ，煮る，炒める，味付けするなどの「実行力（DO）」と，うまくできたか確認する，後片付けをするなどの「検証・完了力（SEE）」は，練習により方法を習得すれば可能なレベルであると判断した．

事例に困難な各力を向上させ，目標とする生活行為を目指して作成したプランを表5に示す．

基本的プログラムとしては，日中を通して座位で活動を行える全身の体力向上を目指すために，通所リハビリでの集団体操や座位で行う活動に参加することとした．導入はOTが行うが，日々の実施は通所リハビリのケアワーカーとともに行うこととした．また，片手でできる活動をOTが選択，提示し，対象者が興味のもてる活動を中心に実施することとした．さらに，活動の準備や後片付けは事例が座位で行えるように環境を整備し，方法を説明したのち，練習し，習慣化することとした．

応用的プログラムとしては，具体的に調理が行えることを目標に，メニューづくりや片手での包丁操作，調理動作を行う．また，調理練習時の様子は写真に撮影し，連絡ノートなどを活用して夫や介護支援専門員に伝えることとした．

練習を重ねて1人で簡単な料理がつくれるようになった後，社会適応プログラムとして，通所リハビリのOTが自宅に訪問し，座位での調理環境を確認するとともに，できるようになったメニューを夫の前でつくることとする．その後，通所リハビリでうまくできるようになった新たなメニューは本人や送迎時にスタッフが夫へ伝えるなどして，家での実現に結びつくよう支援することとした．

生活行為聞き取りシート，生活行為アセスメント演習シート，生活行為向上プラン演習シートに記載した内容を生活行為向上マネジメントシートにまとめたものを表6に示す．

④生活行為申し送り表

MTDLPを用いて決定した内容を，通所リハビリにてしばらく行い，現状の取り組みと今後の方針について担当の介護支援専門員に伝えた内容を表7に示す．

⑤最終結果

MTDLPによる3カ月の介入後，夫の協力のもと目標とした簡単な料理をつくることが自宅で可能となった．また，通所リハビリ内でもおやつづくりや昼食の準備などの場面に主体的に参加されている．

生活行為聞き取りシートの実行度，満足度について，3カ月後の状況を確認すると，実

表5　生活行為向上プラン演習シート

生活行為向上プラン演習シート

合意した目標	生活行為工程分析		基本的プログラム		応用的プログラム	社会適応プログラム
家で短時間で簡単に調理できるものをつくれるようになる	企画・準備力 PLAN	①メニューを考える ②必要な材料を考える ③必要な道具を考える	達成のためのプログラム	①全身持久力向上練習（集団体操） ②座位での片手動作練習 ③物の運搬練習	①メニューを考える ②①で考えた料理の材料や道具を考え，メモする ③材料や道具を準備する ④片手で皮むき練習（りんご・じゃがいも） ⑤片手で切る練習（りんご・じゃがいも） ⑥炒める ⑦味付けする ⑧味見する ⑨器に盛る ⑩食べる ⑪感想を述べる ⑫簡単な調理練習	①通所でつくったものを家でもつくる ②環境整備（休憩用椅子の設置，自助具の導入）
	実行力 DO	①道具を準備する ②材料を準備する ③下ごしらえする（野菜の皮むき，切るなど） ④煮る，炒める，ゆでる ⑤味付けする ⑥味見する ⑦器に盛り付ける	いつ・どこで・誰が支援して行うか	本人	①通所リハビリでケアワーカー（CW）や他利用者と一緒に行う ②③初めは通所リハビリでOTと一緒に行い，慣れてきたらCWとも行い，自主練習へ	①〜⑨通所リハビリにてOTと一緒→一人で実施 ⑪本人がOTやCWに伝え，家族へ伝える ⑫OTと実施し，昼食準備時に味噌汁などを他利用者と一緒につくる	①自宅にてOT訪問時に一緒に行う→通所リハビリで自信ができたものから自宅でもつくっていく（家族と一緒に→一人で）
				家族		取り組みについて知る（OTやCW，介護支援専門員から） 取り組み結果について知る（CWや本人から）	①通所リハビリでつくったものを本人と一緒につくる
	検証完了力 SEE	①うまくできたか確認する ②後片付けする ③他者に食べてもらう ④次はどうすればよいかを考える		支援者	①集団体操に誘う（CW） ②③通所リハビリにてともに行い自主練習へ（OT→CW）	取り組みについて家族，介護支援専門員に伝える（OT） ①〜⑨は通所リハビリにてOTと一緒に始め，一人で行えるよう支援する ⑪本人からOTやCWが聞き，家族へ伝える ⑫OTと実施し，次いで昼食準備時に味噌汁などをつくる	①通所リハビリのOTが自宅を訪問し，本人と一緒に行う→通所リハビリで自信のあるものから自宅でもつくっていくよう声かけをする（本人，夫へ） ②OTが訪問し実施
	達　成				□達成　　□変更達成　　□未達成（理由：　　　　　　　）　　□中止 【結果サマリー】		

行度は初回1点が10点に，満足度は1点が9点に向上した．その理由について本人は「毎日，夫とともに料理をしており十分できていると感じているが，もっと複雑なメニューをつくれるようになりたいと思っているので，満足度は9点とした」と述べた．

　生活行為向上プラン演習シートの達成の評価は，夫とともに簡単な調理が自宅でもできるようになったということで，「達成」と評価した．

2. 生活行為向上マネジメントの使い方

表6　生活行為向上マネジメントシート

生活行為向上マネジメントシート

生活行為アセスメント	生活行為の目標	本人	料理をしてみたい		
		キーパーソン	今は自分の身の回りのことをゆくゆくは家事などもできればうれしい		
	アセスメント項目		心身機能・構造の分析 (精神機能, 感覚, 神経筋骨格, 運動)	活動と参加の分析 (移動能力, セルフケア能力)	環境因子の分析 (用具, 環境変化, 支援と関係)
	生活行為を妨げている要因		中等度の左片麻痺(上肢, 下肢ともに) 体力低下	立位での作業時のバランス不良 左手での物の固定が不十分である	家族に危ないと止められている 自宅で調理を行う機会がない
	現状能力(強み)		左片麻痺はあるが中等度である 知的理解力が良好で意欲あり 高次脳機能障害なし	移動は屋内杖歩行にて自立 ADL自立 座位で安定して調理器具などの使用ができる 右手で日常のことはできている	自宅の調理環境は整っている 発症後, 調理の練習をした経験がない 通所リハビリに調理の練習機会がある 夫は本人の能力向上に対して意欲的
	予後予測(いつまでに, どこまで達成できるか)		右手でできる簡単なことは十分できる 生活に慣れれば, 体力も日中を通して作業できる程度に向上する	短時間で工程が簡単な調理ならできる 座位での作業は良好にできる 簡単な調理から獲得し, 複雑なものも時間をかけて練習すれば獲得できる	自宅台所に椅子を配置すれば座位で調理が可能 できることを示すことで夫の理解を得ることができる
	合意した目標(具体的な生活行為)		家で短時間で簡単に調理できるものをつくれるようになる		
	自己評価*	初期	実行度 1/10　満足度 1/10	最終	実行度　/10　満足度　/10

*自己評価では, 本人の実行度(頻度などの量的評価)と満足度(質的な評価)を1から10の数字で答えてもらう

生活行為向上プラン	実施・支援内容		基本的プログラム	応用的プログラム	社会適応的プログラム
	達成のためのプログラム		①全身持久力向上練習(集団体操) ②座位での片手動作練習 ③物の運搬練習	①メニューを考える ②①で考えた料理の材料や道具を考え, メモする ③材料や道具を準備する ④片手で皮むき練習 ⑤片手で切る練習 ⑥炒める ⑦味付けする ⑧味見する ⑨器に盛る ⑩食べる ⑪感想を述べる ⑫簡単な調理練習	①通所リハビリでつくったものを家でもつくる ②環境整備(休憩用椅子の設置, 自助具の導入)
	いつ・どこで・誰が実施	本人	①通所リハビリでケアワーカー(CW)や他利用者と一緒に行う ②③初めは通所リハビリでOTと一緒に→CWと行い, 自主練習へ	①〜⑨通所リハビリOTと一緒→一人で実施 ⑪本人から支援者や家族へ伝える ⑫OTと実施し, 昼食準備時に味噌汁などを他利用者と一緒につくる	①自宅にてOT訪問時に一緒に行う→通所リハビリで自信ができたものから自宅でもつくっていく(家族と一緒に→一人で)
		家族や支援者	①集団体操に誘う(CW) ②③通所リハビリにてともに行い自主練習へ(OT→CW)	取り組みについて家族が知る(OTより) ①〜⑨は通所リハビリにてOTと一緒に始め, 一人で行えるよう支援する ⑫OTと実施し, 次いで昼食準備時に味噌汁などをつくる	①家族：通所リハビリでつくったものを本人と一緒につくる ①OT：自宅を訪問し, 本人と一緒に行う→自信のあるものから自宅でもつくっていくよう声かけをする ②OTが訪問し実施
	達成		☐達成　☐変更達成　☐未達成(理由：　　　　　　　　　　　　　　　　)　☐中止		

表7　生活行為申し送り表

生活行為申し送り表

【元気な時の生活状態】 夫と2人暮らしであり，主婦として家事全般をこなしていた．	【今回入院きっかけ】 ☐ 徐々に生活機能が低下 ☑ 発症（脳梗塞など） ☐ その他（　　　　）	【ご本人の困っている・できるようになりたいこと】 ・料理をしてみたい． ・台所にもっと長い時間いて，夫の手伝いがしたい．

【現在の生活状況】（本人の能力を記載する）　※該当箇所にレをつける							【リハビリテーション治療における作業療法の目的と内容】 ・通所リハビリにて段階を追って調理練習を行うことで，簡単な調理を自宅でも実施できると思われる．メニューを考えたり，切る，皮むきなどを片手でもできるよう練習し，自宅でも実施につなげていく． ・家族は本人が調理をできるかどうかを知らないため，通所リハビリでできたことを伝え，自宅に訪問して実施状況を示すことで，理解してもらえると考える．
ADL項目	している	していないができる	改善見込み有	支援が必要	特記事項	
食べる・飲む	☑	☐	☐	☐		
移乗	☐	☑	☐	☐		
整容	☑	☐	☐	☐	爪切りは自助具を使用	
トイレ行為	☑	☐	☐	☐	要手すり，座位で下着を上下	
入浴	☑	☐	☐	☐	自宅はシャワー浴 通所2回/週	
平地歩行	☑	☐	☐	☐	杖あり	
階段昇降	☐	☐	☑	☐	手すりあれば	
更衣	☑	☐	☐	☐	時間はかかるが自立	
屋内移動	☑	☐	☐	☐	杖あり	
屋外移動	☐	☐	☐	☑		【日常生活の主な過ごし方】 　現在自宅では居間のソファで座っていることが多い．家事は夫がすべて行ってくれる． 　週に2回利用している通所リハビリでは，他利用者とともに座ってできる活動に集中して取り組めている．
交通機関利用	☐	☐	☐	☑		
買い物	☐	☐	☐	☑		
食事の準備	☐	☐	☑	☐	夫がしている	
掃除	☐	☐	☐	☑		
洗濯	☐	☐	☑	☐	部分的にできる見込みあり	
整理・ゴミだし	☐	☐	☑	☐	簡単な整理なら座ってできる	
お金の管理	☑	☐	☐	☐		
電話をかける	☑	☐	☐	☐		
服薬管理	☑	☐	☐	☐		

【アセスメントまとめと解決すべき課題】
　脳梗塞による左片麻痺により，立位での作業が難しい状態である．また，屋内であれば杖歩行は自立しているが，物をもっての移動ができない．また，左手の麻痺は料理時の補助として利用できる状態ではなく，片手での方法を再獲得する必要がある．病院での料理動作の練習は退院間際の短期間の実施であり，十分に修得できていなかったため，退院後の現在も自宅では料理を実施できていない．さらに，家族もどのようにすればよいかがわからず，危ないからと止めている．
　ご本人は意欲もあり，方法などがわかれば十分に片手での料理方法を修得できると思われる．立っての作業は難しいが，椅子を用意して座位での料理方法を身につければ自宅でも料理が可能と考える．自宅の台所には椅子を置いて料理ができるスペースもある．
　通所リハビリ利用時に片手での料理方法を練習し，少しずつできるメニューを増やしていき，できるようになったものを自宅でも実施することで，簡単な料理は可能となると思われる．夫にも実施状況を伝え，自宅に訪問して方法を示すことで実行につなげていくことができると考える．

【継続するとよい支援内容またはプログラム】
　本人がもっている「料理をしたい」という気持ちに対して，通所リハビリにおいて簡単な調理を目標に練習している．現在，味噌汁や酢の物などのつくり方を記入し，必要な材料，道具を考えるといった机上の練習から行っている．
　本日，調理道具や材料はスタッフが揃え，本人は座った状態でキュウリをスライサーでスライスする，ワカメを戻す，味をつけるといった行程を実施し，スムーズに酢の物をつくることができた．今後，できる料理の幅を広げ，そのことを夫に伝えることで，自宅でも夫とともに調理を行うことを考えている．ある程度のメニューの作成が可能になったら，一度，家でも調理動作を確認したいと考えている．

3 ── 演習事例

生活行為聞き取りシート，生活行為アセスメント演習シートおよび生活行為向上プラン演習シートを用いて次の事例に対するアセスメント，プランを立案してみよう．

事 例

◆**年齢**：73歳　◆**性別**：女性　◆**疾患名**：脳梗塞　◆**障害名**：右片麻痺
◆**介護度**：要介護2
◆**経過**：1年前に脳梗塞発症．急性期病院を経て，リハビリ病院にて理学療法および作業療法を施行し発症半年後に自宅退院．退院時はADL自立レベル，歩行も可能であったが，右片麻痺と軽度の注意力障害があり，火を使っての家事は困難とされ，近隣に住む長男夫婦の支援を受けながら，一人暮らしを続けてきた．

　現在は，かかりつけ医（個人クリニック）を月2回（第2,4火曜日）受診．介護サービスは，活動能力の向上を目的に通所リハビリを週1回（水），他者とのかかわり，入浴を目的に通所介護を週2回（月・金）利用．今回，MTDLPを用い，プランを立案することとなる．

◆**家族構成**：独居．夫は20年前に死別．長男家族（長男47歳，妻45歳，孫：長男中学3年，次男小学6年）は車で10分程度の所に住んでいる．長男は週末に来訪し，買い物や外食などへ連れて行ってくれる．長男の妻も2日に1回訪問し，掃除や食事の支度をしてくれる．長女（45歳）は車で30分程度の所に住んでおり，週に2回惣菜などを届けてくれるが，子どもが小さいため，短時間で帰宅してしまう．

◆**生活歴**：30年前に現在の住まいへ転居．夫死別後65歳までスーパーのレジ打ちなどをして生活．退職後は，地区の公民館活動にも婦人会のお世話役として積極的に参加していた．脳梗塞発症後は，近隣との付き合いも少なく，家族が来る日と通所サービス利用日以外はテレビをみたり自宅裏の庭で1時間程花の世話をして過ごす．

◆**性格**：負けず嫌いなところがあるが，社交的で誰とでもすぐに仲良くなるタイプ．
◆**趣味・嗜好**：病前は出歩くことが好きで，婦人会の仲間と旅行や買い物などをよくしていた．現在の楽しみは園芸で長男と一緒に苗や種を買いに行き花を育てている．

　寿司が好きで，家族の支援がないときは自宅裏のスーパーへ行き，巻き寿司を買って食べることが多い．

◆**家屋環境**：2階建て持ち家．主に1階で生活．2階には子どもから危ないと止められているため行っていない．洋式トイレ（手すりあり）．浴室は広く浴槽が深い（65 cm）．手すりなし．

◆**サービス利用状況**：退院直後から現在のサービスを利用．退院直後には訪問介護の利用も進めたが，対象者と家族で家事はできるという理由から導入せず現在に至っている．

- 身体機能

    右片麻痺：軽度（Brunnstrom Stage：上肢Ⅵ，手指Ⅴ，下肢Ⅴ：退院後から変化なし）．右手で物をもつことは可能も実用的な使用は難しい．日常は何でも左手で器用にこなしている．

    筋力：右上下肢軽度筋力低下あり．左上下肢は問題なし．感覚障害：なし．

    関節可動域：問題なし．痛み：右変形性膝関節症があり，長く歩くと痛む．

    高次脳機能障害：退院直後は注意力障害があったが現在は日常生活上に問題なし．

    記憶力低下：軽度認められるが一人暮らしをするうえで問題はない．

    コミュニケーション能力良好．

- ADL

    歩行：自宅内は独歩にて自立．通所利用時，屋外歩行はT字杖利用．2日に1回はスーパー（100m程度）へ出かけている．歩行は安定しているが，重い荷物をもつと不安定になる．以前，通所リハビリ利用時にPTから荷物をもっての移動や長距離移動によいと歩行補助車の利用を勧められたが，当時は必要性を感じなかったため，利用に至らず．現在の歩行距離は300m程度で，それ以上は疲労感や膝の痛みが出る．

    通院はクリニックまで娘に車で送迎してもらい受診している．

    階段昇降：手すりがあれば昇降可能．

    　　　　　自宅の階段には手すりがなく，急なため実施経験なし．

    起居動作：自立（自宅ではベッド利用）

    　　　　　椅子からの立ち上がり，しゃがみ動作自立

    　　　　　床からの立ち上がり，しゃがみ動作は台があれば自立．

    食事：自立（左手で箸を利用して）　　　更衣：自立

    整容：自立（爪切りは自助具利用）　　　排泄：洋式トイレにて自立．

    入浴：通所では手すり利用して浴槽出入り可能．洗体動作も自立．自宅は浴槽が深く危ないと子どもから言われており，本人も一人では怖いという理由で脳梗塞発症以降入ったことがない．

- IADL

    調理：左手での包丁使用経験なし（発症後1度も使ったことがない）．米を炊くこともしたことがなく，長男の妻が炊いて冷凍したものを電子レンジで温めて食べることはしている．

    後片付け：皿洗いは可能．毎食後の洗いものは自分でしている．

    掃除：生活範囲は長男の妻が掃除機かけなどを行っている．テーブル拭きなどできることはしているが，退院後には掃除機の使用経験はない．

    洗濯：全自動洗濯機を利用して毎日実施．家の縁側に干場をつくってもらっており，屋内で干せる．

> 金銭管理：年金と長男からの援助を受けており，月々のやりくりは自分でできている．銀行へは長女が付き添って行っている．

1. 生活行為向上マネジメントの活用

① 生活行為聞き取りシートを用い，対象者が希望する作業について聞き取ると次の回答があった．

> 衣裳部屋の掃除がしたい．
> 居間の隣に衣裳部屋として使っていた部屋があるが，病気になってから一度も片付けていない．嫁がたまに掃除機をかけてくれる程度．

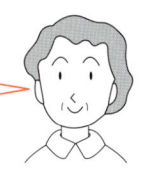

② 対象者が述べた生活行為聞き取りシートの目標に対して，さらに詳しく聞くと次の回答があった．

> 一人でできるかとなると大変そう．できるかどうかわからない．誰かが手伝ってくれたらできるかもしれない．息子たちにはいろいろと世話になっているから頼みにくい．自分では今は何もできていない．今は3枚ほど決まったシャツを交互に洗濯して着ているが，いろいろな服を着られるようになったら，近所の顔馴染みの所にも出かけて行こうと思う．

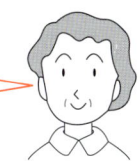

③ 家族への聞き取り結果：担当の介護支援専門員に依頼し，長男の妻が来ているときに，事例の今後の生活行為の目標について確認した．
　長男の妻は「いつも夫とも話をしているが，お義母さんが元気で過ごしてくれればよい．身の回りのことは自分でしてくれているので助かる．食事の買い物など，できることを続けてやってくれるとうれしい」と回答した．

④ その他情報

> 以前，公民館活動を一緒にしていた同年代の人が家から500 mの所に住んでいる．病気になってからもたまに家を訪ねてくれるが，私が何のもてなしもできないので，相手のお宅にも行きにくい．
> 今も公民館でお年寄りの方が集まってお茶会などをされているようで，たまに誘ってもらうが，何もできないからと遠慮があって行けない．

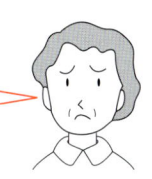

・衣裳部屋について
　衣裳部屋は，普段過ごしている居間（ソファとテレビなどがある）の隣の部屋（和室6畳）である．タンス（引き出し）とハンガーかけがある．ハンガーかけには以前着ていた服が無造作に山積みの状態でかけてある．また，タンスの前にも以前着ていたと思われる衣類が紙袋数個に入って置かれている．衣類の保存状態は良好．

・周辺の環境について
　家の周辺は坂もなく，車の通りも少ない．バスなどの公共交通機関はない．裏のスーパーは小さな店舗だが，日用品や食料は一通り揃う．店舗内はカートを押して移動できる．

　公民館は地区内にあり，自宅から1km程度の場所にある．地域の高齢者数の増加に伴い，公民館を3年前に改築した．入り口には緩やかなスロープがあり，上りかまちには椅子や手すりも設置されている．トイレは洋式で手すりあり．集会場所は1階にあり，椅子で過ごすこともできる．高齢者が集まってのお茶会は週1回（木曜日）の午後から開催されている．

演習1　事例の情報と生活行為の聞き取り結果を基に，生活行為アセスメント演習シートを記入してみよう．

演習2　アセスメント結果と事例の情報を基に，生活行為向上プラン演習シートを記入してみよう．

2．演習回答例

①生活行為聞き取りシート（表8）

　対象者のあげた生活行為の目標は「衣裳部屋の掃除がしたい．片付けができたら，いろいろな服を着て外出したい」である．対象者の述べている言葉から，病前にはいろいろとおしゃれをして出かけていた様子が伺われる．家には衣裳部屋があるが，退院後の掃除は長男の妻が行っており，対象者には掃除の経験がなく，衣類は着たものを上へ上へと重ねている様子である．また，現在は決まった服を数枚，洗い替えして着ている．おしゃれができるようになれば，近隣の顔なじみの所にも出かけたいと述べており，意欲もあると考えられる．

　家族への聞き取り結果は，「元気で過ごしてくれればよい」ということに加え，「買い物など，できることを続けてほしい」とある．現在，2日に1回程度は裏のスーパーへ行っているが，重い荷物をもっての移動が難しく，沢山の買い物はできない．対象者の望むおしゃれや家族も望む買い物を生活行為の目標として，アセスメントを行うこととした．

②生活行為アセスメント演習シート（表9）

　①で述べられた生活行為の目標を妨げている要因として，事例の情報から「心身機能・構造」では，軽度の右片麻痺，右上下肢の筋力低下，右膝関節の痛みが考えられる．ま

表8 演習回答例「生活行為聞き取りシート」

生活行為聞き取りシート

生活行為の目標	自己評価	初回	最終
□A（具体的に生活行為の目標が言える） 目標1： 　衣裳部屋の掃除がしたい． 合意目標： 　片付けができたら，いろいろな服を着て外出したい．	実行度	1/10	/10
	満足度	1/10	/10
	達成の可能性	☑ 有 □ 無	

ご家族の方へ

利用者のことについて，もっとうまくできるようになってほしい．あるいは，うまくできるようになる必要があると思う生活行為がありましたら，教えてください．

元気で過ごしてくれればよい．食事の買い物など，できることを続けてやってくれるとうれしい．

た，現在の日常生活には影響はないが，退院時に認められた注意力障害が生活行為を妨げている要因として関連していると考えられる．「活動と参加」では，屋内は何ももたずに歩行できるが，屋外はT字杖をついて300m程度の歩行が可能で，それ以上になると疲れや膝の痛みが出てくること，家事では洗濯はできているが，料理や掃除などは退院後に行った経験がなくできていない．また，重い荷物をもって歩くことが困難なことがあげられる．「環境因子」では，危ないことは家族から禁止されていること，退院時に認められた注意力障害により調理や掃除などを禁止されたこと，歩行補助車の提案を以前に受けたが，その当時は対象者自身に必要性が感じられず導入することができなかったことがあげられる．

対象者が希望する生活行為を行ううえで，現状能力（強み）となる「心身機能・構造」として，右片麻痺はあるが軽度であること，左上下肢の筋力は問題ないこと，左手を器用に使っていること，注意力障害も今は日常で問題がなく改善していること，意欲もあり，自宅で園芸を行う体力もあることがある．「活動と参加」としては，ADLはほぼ自立しており，衣服の整理に必要となる床への立ちしゃがみ動作も台があればできること，台拭きなどの掃除，洗濯もしており，裏のスーパーへも必要に応じて出かけていることがある．「環境因子」としては，支援してくれる家族がいること，現在，通所系サービスを利用しており練習できる環境もあること，対象者が希望している外出先として近隣に顔なじみの知人がおり，公民館活動も定期的に行われていること，公民館の環境も整っていることがある．

これらの結果から，「心身機能・構造」の予後予測では，掃除や衣服の整理整頓を遂行できる身体機能や知的能力はあると考えられる．また，痛みや疲れに配慮しながらできる

表9 演習回答例「生活行為アセスメント演習シート」

生活行為アセスメント演習シート

生活行為目標 (聞き取り表から転記)	衣裳部屋の掃除がしたい．片付けができたら，いろいろな服を着て外出したい	合意した目標 (聞き取り表へ)	衣服の整理整頓を経験して，衣裳部屋を片付ける．着たい服をみつけ，まずは通所利用時や買い物の時などに着て出かける

アセスメント項目		心身機能・構造の分析 (精神機能，痛み・感覚，神経筋骨格・運動)	活動と参加の分析 (運動・移動能力，セルフケア能力)	環境因子の分析 (用具，環境変化，支援と関係)
生活行為を妨げている要因		右片麻痺（軽度） 右上下肢筋力低下 記憶力低下 長距離歩行で右膝に痛み出現 退院時には注意力障害が軽度あり ※危ないこと（一人での浴槽の出入り）に恐怖心がある	屋外T字杖歩行300mで疲れる 退院時の注意障害により掃除や調理など実施する経験がなかった	危ないことは家族から禁止されている 以前，歩行補助車を導入することができなかった ※浴槽が深い
生活行為目標達成可能な理由と根拠	現状能力（強み）	麻痺は軽度，左上下肢の筋力問題なし，左手を器用に使える コミュニケーション能力良好 注意力障害も日常で問題なし 掃除や外出に対する意欲あり 園芸活動を行う体力もある	ADLほぼ自立，床への立ちしゃがみ動作も台があれば可能，簡単な掃除，洗濯，買い物も可能 以前，歩行補助車の利用が可能との評価を受けている 園芸活動など好きなことは継続して実施している 今までも気持ちはあったが実行できる機会がなかった．今回，機会を得ることができた	支援してくれる家族がいる 現在，通所リハビリ，介護を利用している 近隣（500m）に顔なじみの知人がいる 公民館（1km）活動のお茶会が週1回ある 公民館の環境（入り口段差，屋内環境，トイレ）も整っている
	予後予測	掃除や衣服の整理整頓を経験，習得するだけの能力はある 痛みや疲れに配慮しながらできる活動を増やすことで，公民館へ行き，お茶会で過ごして帰宅するだけの体力をつけることはできる	服の整理整頓もできる能力はある（必要に迫られなかったため，経験不足によりできなかった） 歩行補助車を利用して歩行距離を伸ばすことができる 体力もつけば，ゆくゆくは友人宅や公民館まで歩いて行くことができる	通所リハビリからの訪問を利用して，掃除，整理整頓能力や歩行補助車利用による歩行能力評価を行い，通所介護でもできたことを継続して練習する できることを家族に伝え，訪問介護の導入により本人も少しずつ実施することで，衣裳部屋の掃除ができ，近隣の友人宅へ出かける公民館活動にも参加できるようになる

活動を増やすことで，公民館へ行き，お茶会に参加して帰宅するだけの体力をつけることはできると考えた．さらに「活動と参加」の予後予測では，服の整理整頓，掃除については，これまでは必要に迫られなかったため，経験不足によりできなかったがその能力はあると考えた．さらに，歩行補助車を利用することで，歩行距離を伸ばすことができ，荷物の運搬量も増やすことができる．痛みの管理能力や体力がつけば，ゆくゆくは友人宅や公民館まで歩いて行くことができると考えられた．また，「環境因子」では，通所リハビリで，掃除，整理整頓能力や歩行補助車利用による歩行能力評価を行い，通所介護でも通所リハビリでできたことを継続して練習する．できることを家族に伝え，対象者も少しずつ実施することで，衣裳部屋の掃除ができ，近隣の友人宅へ出かけ，公民館活動にも参加で

きるようになると考えた．

　以上の内容を事例に説明し，事例の希望する「衣裳部屋の掃除がしたい．片付けができたら，いろいろな服を着て外出したい」に対して3カ月程度で到達できる目標として，「衣服の整理整頓を経験して，衣裳部屋を片付ける．着たい服をみつけ，まずは通所利用時や買い物の時などに着て出かける」に設定した．

　併せて本人に実行度と満足度を確認すると，整理整頓も好きな服も着れていないので，実行度も満足度も1点と回答した．達成の可能性については，今はできていないが，退院から半年が経ち，家での暮らしへの不安も減ってきたので，少しずつならできるかもしれないと答えた．

③生活行為向上プラン演習シート

　事例と合意した目標「衣服の整理整頓を経験して，衣裳部屋を片付ける．着たい服をみつけ，まずは通所利用時や買い物の時などに着て出かける」に対する生活行為工程分析は，**表10**のとおりである．今回立てた目標には2つの要素が含まれているため，生活行為工程分析も2つに分けて記載している．演習として取り組む際に，どちらか片方の目標に絞った場合などは，1つの目標に対する工程分析を行うことになる．今回は，まず「衣服の整理整頓，衣裳部屋の片付けを行い，着る服を決定する」ために必要な力を上段に記載した．下段（太字）には，「買い物などに出かける」うえで必要な力を記載した．

　各力のうち事例にとって現状で困難，支援が必要と思われる内容について，基本的プログラム，応用的プログラム，社会適応プログラムを立てた．

　生活行為工程分析の上段に記載した，「衣服の整理整頓，衣裳部屋の片付けを行い，着る服を決定する」に対する基本的プログラムでは，発症から1年を経て，麻痺の改善も見込まれていないことから今後も大きな改善はみられないと考え，掃除や移動に必要な上下肢筋力や体力の向上をあげた．また，膝関節の痛みがみられることから悪化を予防するための下肢筋力練習や，運動量に対する疲労度と痛みの程度を確認，把握して自己調整できるよう練習することとした．まずは通所リハビリにてPTの指導のもと練習し，慣れてくれば自主練習や，通所介護での実施にもつなげていくプランとした．応用的プログラムでは，衣類の整理や掃除に必要な能力を備えるため，通所リハビリや通所介護内で片付けの機会に参加し，衣類の整頓に必要な畳み動作を行うこととした．通所リハビリや通所介護でできたことは，訪問介護を導入して訪問介護時に一緒に自宅でも行っていくこととした．また，掃除に必要なほうきや掃除機の利用については，通所リハビリにて評価，練習し，できたことを通所介護や訪問介護にも情報提供し，行う機会を増やす．社会適応プログラムでは，通所リハビリからの訪問を行い，自宅の片付ける場所や実施する順，衣類の収納場所を決定し，整理整頓や通所などで練習しできるようになったほうきや掃除機の使用を行う．自宅での実施方法を訪問介護に情報提供し，訪問介護で少しずつできることを増やしていくこととした．ある程度の整理ができれば，着る服と着ていく場所を決めて，通所系サービス利用時や買い物時，家族との外出時などにおしゃれをして外出すること

表10 演習回答例「生活行為向上プラン演習シート」

生活行為向上プラン演習シート

達成可能なニーズ	生活行為工程分析		達成のためのプログラム	基本的プログラム		応用的プログラム	社会適応プログラム
衣服の整理整頓を経験して，衣裳部屋を片付ける．着たい服を見つけ，まずは通所利用時や買い物時などに着て出かける．	企画・準備力 PLAN	①どこから片付けるかを考える ②どんな種類に分けるか考える ③どこにどうやって収納するか考える	達成のためのプログラム	①右上下肢筋力増強 ②体力向上 ③膝の痛みや疲れ具合を知る	いつ・どこで・誰が支援して行うか	①片付ける場所の決定 ②収納場所の決定 ③整理整頓（畳む） ④ほうき利用練習 ⑤掃除機の利用練習	①片付ける場所の決定 ②収納場所の決定 ③整理整頓（畳む，吊るす） ④ほうきや掃除機の利用 ⑤着て行く場所の決定
		①どこまで出かけるか考える ②何をもっていくか考える ③知人や公民館活動担当者へ連絡する				歩行補助車を利用して ①屋内歩行練習 ②屋外歩行練習（徐々に距離を伸ばしていく） ③物の運搬練習（お茶やお菓子を運ぶ）	①歩行補助車導入 ②家周辺での歩行補助車を活用した歩行 ③物の運搬練習 ④②③ができれば知人宅訪問 ⑤公民館への歩行 ⑥⑤できれば公民館活動へ参加
	実行力 DO	①衣類を種類，必要度別に分類する ②畳む ③ハンガーにかけて吊るす ④不要なものは捨てる ⑤着たい服を選ぶ ⑥部屋の塵，ゴミを掃除する		通所リハビリにて ①②適切な実施方法を学ぶ→自主練習→自宅でも実施 通所介護にて ①集団体操にて実施 ②③散歩などに積極的に参加し，歩く機会を少しずつ増やし確認する	本人	通所リハビリ，通所介護：①②物品を片付ける機会に積極的に参加する，③タオルや衣類などを畳む ④，⑤は通所リハビリで実施し，できたことを通所介護や訪問介護でも実施 ①②③：通所リハビリで評価，できたことを通所介護でも実施	①②③④通所リハビリ訪問に一緒に自宅で実施→訪問介護と一人で実施，⑤訪問介護員と相談し，通所介護，買い物時に実施→いろいろな場所へ自ら決定して行う ①通所リハビリ，介護支援専門員と相談して選択，購入またはレンタル ②③④⑤⑥通所リハビリ訪問時に一緒に→（必要に応じて訪問リハビリ導入）→一人で実施
		①歩行補助車を利用して屋外を歩く ②近くの目的の場所まで行く ③友人と話をしたりお茶をする ④自宅へ戻ってくる ⑤②～④ができたら少しずつ距離を伸ばし，公民館まで行く			家族	③④⑤①②③通所リハビリや通所介護できたことを知る	④嫁の訪問時にほうき使用を勧め，一緒に実施． ⑤外出時に着て行くように勧める． ①利用について知る（介護支援専門員から），購入またはレンタル支援
	検証完了力 SEE	①次はどこを片付けるか考える ②着たい服をいつどこに着ていくか考える ③着たい服を着て出かける		通所リハビリ：本人に合った①②を検討し通所介護にも伝達する 通所介護スタッフ：通所リハビリより情報収集，①実施，②に誘い③は本人の様子を伺いフィードバックする	支援者	通所リハビリ・介護：①②③機会に誘う 訪問介護：③今着ている衣類の整頓 ④，⑤通所リハビリ→できたことを通所介護，訪問介護でも実施 ①②③：通所リハビリで評価，できたことを通所介護でも実施	①②③④通所リハビリ：訪問で実施→訪問介護と→一人で実施 ⑤通所介護：着てくることを勧める，訪問介護：着ていく服を一緒に選ぶ ①通所リハビリ，介護支援専門員：導入提案，導入 ②③④⑤⑥通所リハビリ訪問→（必要に応じて訪問リハビリ導入）→一人で実施
		①歩行補助車をうまく使えたか振り返る ②疲れの度合いを知り，次に行く場所を考える ③友人や会に参加した結果を家族に伝える					

した.

　「買い物などに出かける」ためのプログラム(太字)として,基本的プログラムは同じとし,応用的プログラムについては,事例の心身機能や歩行能力に配慮し安定した長距離歩行を行うために,歩行補助車の利用を再提案することとした.さらに歩行補助車を活用することで,疲れたときに腰をかけて休めることや荷物を積めるといった利点もある.まずは通所リハビリにて歩行補助車を用いた屋内,屋外歩行,荷物の運搬を練習する.うまく活用でき,対象者にも利用の意識が高まった時点で,通所介護でも利用する.同時に事例や使用環境に適した歩行補助車を選定し,社会適応プログラムとして,自宅で活用できるよう介護支援専門員や家族と相談し,購入(またはレンタル)する.通所リハビリからの訪問にて,自宅状況の確認を行い,近隣の歩行を経験する.さらに必要に応じて訪問リハビリを導入し,自宅周辺から知人宅,公民館活動まで活動範囲が広がるようにアプローチを行っていくこととした.

文献
1) 一般社団法人日本作業療法士協会：作業療法マニュアル57　生活行為向上マネジメント,2014.
2) 村井千賀：作業活動が及ぼす高齢者の活動性への影響に関する研究.金沢大学大学院修士論文,2005.

3

生活行為向上マネジメントによる連携のコツ

1──はじめに〜生活行為向上マネジメントを理解してもらうために

　生活行為向上マネジメント（以下MTDLP）は，対象者を中心におき，その「望む暮らし」を獲得するための「作業」に焦点をあてた支援ツールであり，アセスメントからプランニングの過程にマネジメントの要素を盛り込んでいる．つまり，対象者を支援する際に医療・介護・福祉の専門職や家族も含めたあらゆる支援者にも理解と協力を得られるようにプランを立案していくような仕組みとなっている．そして，このツールを用いた支援計画が実行性のあるものになるためには，作業療法士（OT）が提供する個別援助に加えて，「連携」の部分についてもアクションを起こす必要があり，本章では，連携に焦点をあてて解説していく．

2──コツ①：あなたの連携力は大丈夫？〜コミュニケーションは連携強化への第一歩

　連携の基本はコミュニケーションであるが，コミュニケーションを取りやすい「人間関係を築く」ことに尽きるといっても過言ではない．話しやすい雰囲気づくり，話を聞いてもらえる関係づくり，話をしてくれる関係づくりである．

　そして，専門職の間において連携強化の第一歩は，互いの役割（職能）を理解し，信頼することが大変重要になってくる．信頼を得るためには，常日頃のさまざまな業務に対して真摯に取り組む姿勢を示すことが最も大切である．

　OTは対象者の生活の自立を支援する援助者であり，支援チームのなかで多職種・多方面から協力を得られるために必要な関係づくりを意識し，また信頼を得るための努力を必要とする．そして，互いの専門性が何であるかを明確に捉えてこそ，より効果的な連携が図られる．地域の事業所やそこに務める人たちの特性を理解することによって，効果的なサービス提供，支援体制の構築につながる．

3──コツ②：具体的な生活行為向上のキーマンになれるか〜リハビリテーションにおける連携

　連携とは，「同じ目標に向けて互いに協力して物事を進めること」である．リハビリはチームで推進していくべきものであり，連携なくしてその目標達成は難しい．

　たとえば，急性発症した脳卒中や転倒・骨折などのリハビリの過程では，病院・施設から地域・在宅に復帰するためにそれぞれの時期においてさまざまなサービスが提供されている．いわゆる医学的リハビリの段階においては心身機能や活動面の評価を基にリハビリ実施計画書を作成し，対象者が失った心身機能の回復や残存能力の向上，作業遂行や住環

3. 生活行為向上マネジメントによる連携のコツ

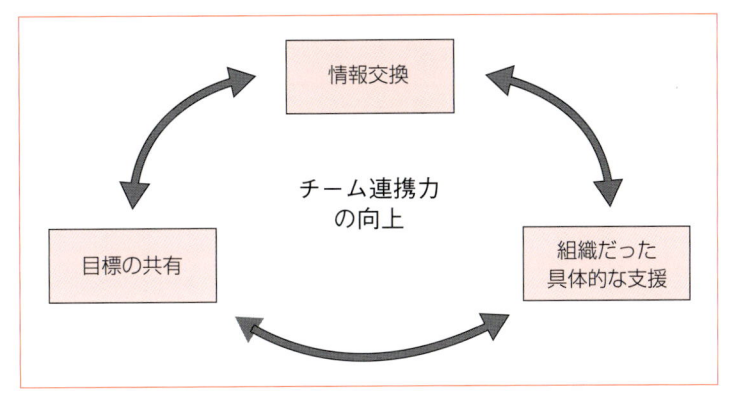

図1 チームの連携に必要な行動

境などにアプローチし，生活を再建するために多方面から作業療法が提供される．しかし，現在の社会保障制度上の制約による在院日数の短縮や疾患別リハビリの提供条件などから，作業療法が提供される場面が目まぐるしく変わることも珍しくない．このような背景から退院や転院の際には，経過や残された課題などを引き継ぐために作業療法報告書などの情報提供の様式を用いた引き継ぎが連携のツールとして用いられていることが多い．また，急性期や回復期を経て生活の場である地域や自宅に復帰してからのリハビリは，多くの場合，介護支援専門員が作成する居宅サービス計画に基づいたサービスとして依頼されてくる．

そして2000年に施行された介護保険制度では，自立支援，リハビリ前置の理念を掲げ，「ケアマネジメント」の手法を用いて多職種が協働したサービスが提供されるように制度化されてきた．このような経過のなかで，対象者が望む暮らしを取り戻すために，そこにかかわる事業所やサービスを提供するあらゆる人々が共通した認識をもつことが非常に重要であり，支援にかかわるチームが機能するためには「マネジメント機能」が欠かせない．特に介護保険領域においては，生活行為に焦点をあてた生活行為向上プランの作成時にケアマネジメントを担う介護支援専門員と連携することにより，対象者の生活を支える強力なツールとして活用できる．もちろん，発達障害や精神障害，内部障害などの各領域のいずれの段階においても有用であることは言うまでもない．

連携に必要な行動には情報を提供したり，あるいは受け取る「情報交換」と，それぞれのアセスメントの擦り合わせによって図られる「目標の共有」，対象者への実際の働きかけとなる「組織だった具体的な支援」がある．この行動の繰り返しに伴って，取り組みの経緯や成果が加わるとチームの連携力はさらに強化される（図1）．

表1　連携の対象と目的・方法・手段

いつ	誰と	何を	なぜ	どこで	どのように
急性期	主治医 看護師 リハビリ職	リスク管理 予後予測 目標	目標設定	医療施設	カンファレンス カルテ
回復期	主治医 看護師 リハビリ職 退院先サービス	リスク管理 予後予測 目標	目標設定	医療施設	カンファレンス カルテ
生活期 （安定期）	かかりつけ医 介護支援専門員 訪問事業所 通所事業所	長期目標	目標共有 役割分担 リスク管理	自宅 医療機関など	カンファレンス 報告書 メール・電話
生活期 （体力低下）	かかりつけ医 看護師 介護支援専門員	短期目標	リスク管理 役割分担	自宅 医療機関など	電話 メール カンファレンス
終末期 （看取り期）	かかりつけ医 看護師 家族 介護支援専門員	ケア方針	目標共有 リスク管理	自宅	電話 メール カンファレンス

4──コツ③：ミクロ連携とマクロ連携を使いこなせ　〜効果的な連携の仕方

1. ミクロな連携とマクロな連携

　疾病や外傷等の原因により対象者に「困りごと」が発生すると，急性期医療や回復期のリハビリを経て，生活期（維持期）を迎えることが一般的であろう．そして，各段階における連携の対象と目的，方法，手段は違いがある（**表1**）．また，この過程における連携は，次の2つに大きく分けられる（**図2**）．

　1つ目は，急性期医療や回復期リハビリ病棟などにおける「医療チーム内連携」や地域における「ケアチーム内連携」などの形態であり，ミクロな連携（＝プラン共有実行連携）とも表現できる．たとえば，回復期リハビリ病棟では，「生活行為」の目標達成に向けて，医師や看護師などの医療職とリハビリ職の連携・協業が図られる．在宅生活に向けてADLやIADL，家庭内役割などの獲得に向けてそれぞれの職能を活かしたチームアプローチが重要となる．この医療におけるチーム内連携では，OTならではの「生活行為」に焦点をあてた患者の見方やアプローチの手法などをチームメンバーに発信することによって，リハビリの本質である全人的復権を目指す方向にチームを導くことができるのではないだろうか．

　2つ目は，チームとチームの間を取りもつ連携であり，マクロな連携（＝引き継ぎ連携：事業所間連携）と捉えられる．回復期リハビリ病棟を退院し在宅生活に復帰する際

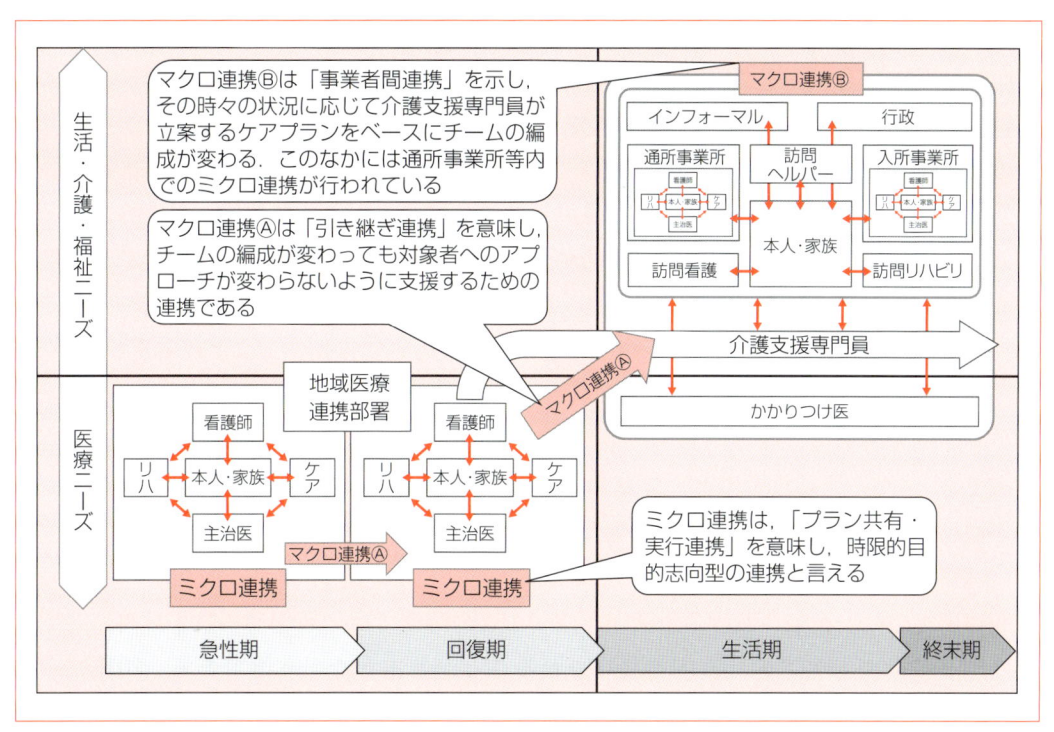

3. 生活行為向上マネジメントによる連携のコツ

図2 ミクロ連携とマクロ連携（連携すべき対象と時系列におけるニーズの変化）

に，「医療チーム」内で実施してきたアプローチの経過や予後，今後に向けての展望などを「在宅ケアチーム」に引き継ぐ連携であり，切れ目なくリハビリやケアが提供されるため，大変重要な連携と言える．

以上のような形態における引き継ぎは，書面で情報提供することが多く，医師同士，看護師同士の間では診療情報提供書や看護サマリー，リハビリ職の間においてもリハビリ情報提供書などの様式が用いられているが，作業に焦点を当てたMTDLPの引き継ぎでは，取り組みの経過や作業の履歴など，申し送る側である医療チームと引き受ける側の在宅ケアチーム間で「生活行為申し送り表」が活用される．作業に焦点を当てた速やかで継続的なサービス提供のために「生活行為申し送り表」を日常的に活用されることが重要である（第4章の事例で使用しているので参考にされたい）．

①連携のスケールとタイミングを見立てよう（図2）

a）医療領域（急性期・回復期）：ミクロな連携

病院や診療所におけるチーム内連携は，医師や看護職，OT，PT，STなどのコメディカル，栄養士やソーシャルワーカーなどの専門職が同一の建物のなかで働いており，物理的な連携空間，連携時間で言えば効率的に連携体制が取りやすい．しかし，入院当初から行う生活行為に焦点を当てた地域移行支援の取り組みに関しては，医療機関によって差があり，医学・医療的な視点が優先され，生活に関する情報の提供や生活の再建に向けたカンファレンスが遅れがちになりやすい．MTDLPに関する院内勉強会の開催や，ケースカ

ンファレンスで具体的な取り組みの成果を報告するなどMTDLPの活用について多職種に向けた周知を図り，連携環境を整える努力が必要となる．実践においては看護職による病棟でのADL支援などの協力体制は欠かせない．

b）医療領域から介護領域へ：マクロな連携

　急性期を経て回復期に移行すると，生活行為の目標設定がより具体的，現実的となってくる．しかし，在院日数の短縮や診療報酬の算定条件などの諸問題もあり，設定した目標達成に至らないケースもある．そのため，聞き取りや生活行為向上プランの実行過程において得られた情報などを，「生活行為申し送り表」を用いて提供することが望ましい．

　医療から介護への情報提供はリハビリ職間のみならず，介護サービス計画（＝ケアプラン）を立案する介護支援専門員への情報提供が重要となる．生活の場が在宅であっても，施設であっても，「対象者にとって意味のある作業」の遂行のために実施してきたリハビリが切れ目なく提供されるために活用してもらいたい．

c）介護領域（生活期）における連携：ミクロな連携

　回復期を経て，在宅における生活が再開するこの時期では，居宅サービス計画および個別サービス計画がケアチーム内で共有されることが基本となるべきである．2015（平成27）年介護報酬改定では，リハビリカンファレンスとサービス担当者会議を通して，その整合性を図るように示唆された．

　在宅生活を送るうえでの生活課題を介護支援専門員とともにリハビリの立場からアセスメントし，得られた予後予測から本人・家族との目標設定における合意形成を図る過程が重要となる．また，居宅サービス計画とMTDLPの課題・目標の整合性を図る作業も欠かせない．対象者や家族，介護支援専門員との協議を経て，多職種が共通の認識をもつための会議がサービス担当者会議であり，事業所が作成する個別サービス計画との整合性を図るためにも連携が不可欠となる．

　そして，MTDLPに関する連携は，大きく以下の2つのパターンが考えられる．

・パターン①（課題顕在型）：介護支援専門員がケアプランを作成する過程で対象者が明確に生活行為の課題を認識している（望む）場合は，目標設定が明確である．サービス提供事業者や担当者は，顕在化している生活行為に関するアセスメントを専門的に実施し，具体的なプランの立案とプログラムが速やかに提供できる．

・パターン②（課題潜在型）：臨床場面では「したい作業」「望む暮らし」を具体的に表出できる対象者ばかりではない．サービス提供が開始されスタッフ（OTに限らない）との信頼関係が築かれるようになり，対象者の生活状況（教育歴，家族歴，生活習慣や趣味・趣向，関心ごと，社会観など）が明らかになった段階で，対象者にとって意味のある作業が顕在化してくることが多い．このように介護の現場（サービス事業所）から，新たに課題について取り組むこともあり，介護支援専門員には速やかな情報提供と理解を得て，ケアプランとの整合性を図ってもらうことが必要になる．

　いずれのパターンにおいても，MTDLPを実践している（する）ことをリハビリカン

ファレンスやサービス担当者会議などを通して，チーム内で共有する必要があり，この場においてMTDLPの有効性を効果的に伝える良い機会となり，また，介護支援専門員にとってはモニタリングの情報として活用できる．

d）介護期における職種間連携：マクロな連携

介護支援専門員や訪問看護，ホームヘルパーなどの専門職が自宅でのサービス提供中にOTが同行する機会を設けて，より実践的かつ現実的な情報共有を可能にすることができる．それは生活行為に対する支援法や支援のコツなどについて，介護現場において直接的に示すことが可能であり，理解を得られる絶好の機会である．

e）介護領域から医療領域への連携：マクロな連携

生活が安定している時期でも，転倒や肺炎など生活機能の低下などにより一時的，あるいは継続して医療を受ける必要が生じることがある．その場合には，介護領域で実施してきたMTDLPの情報が医療領域にも引き継がれ，対象者の思いが途切れないようにするべきであり，再び在宅生活に戻る際の目標としても活用できる．

2．情報交換・目標の共有〜「なぜ？」が意味のある作業を深める

疾病や障害の発生により，対象者は医療やリハビリ，介護のサービスを受ける過程で，そのサービスを受ける場所や提供体が大きく変わることが少なくない．対象者が「望む暮らし」や「意味のある生活行為」を獲得するためには，そのサービスを引き継いで提供する者（事業所や専門職）がそれまでの経過や進捗などについて理解し，改めてその目標や方法手段などを共通した認識をもたなければならない．

急性期，回復期，生活期，終末期のそれぞれの段階においてPDCA（Plan, Do, Check, Action）が繰り返され，その結果として24時間365日の連続・一貫した生活の視点が担保される．OTからOTへの引き継ぎはもちろん，医療から介護，リハビリ職からケア職への引き継ぎの場合においても，OTの視点で分かりやすくつなぐ連携のキーマンとなるべきである．

①「会う」は連携の始まり

情報を共有するための場はさまざまである．医療機関や介護老人保健施設などに入院・入所中であれば，病棟やリハビリ室，地域連携室の退院調整カンファレンスなどから，退院や転院後のサービスを切れ目なく提供するための情報を集めることが可能である．在宅生活の開始期では，自宅にてサービス提供に先駆けた事前訪問やサービス担当者会議などが連携の場所となる．

生活が安定している時期などの在宅サービスでは，対象者が利用している通所事業所，訪問リハビリや訪問看護・介護では自宅，介護支援専門員とは事業所の窓口といったさまざまな場所で連携をとることとなる．また，必要に応じて地域包括支援センターなど行政の窓口に出向いて対象者に関する報告や連絡，相談などの機会をもつことができる．

また，多職種・異業種が時間や会場の調整・設定をすることは大変な作業でもあること

から，必要な情報を文書で提供することや，電話での情報交換も有効に活用したい．いずれにしても顔が見える「face to face」の関係づくりがポイントとなる．

②連携体質・連携気質を目指そう

　目標を共有し，それぞれの専門職の立場から専門的なサービスを提供する過程において，互いの進捗状況の確認や心身機能低下，環境の変化などに起因する新たな課題の出現などについて，適時適切に報告や連絡を行うことが望ましい．これは目標やその到達時期の変更などを見直すことにもつながる重要なポイントである．また，小さな情報提供でもチームの事業所や専門職に対しては，ケアの提供上，重宝されることも多い．日頃からこのような連携をとる習慣ができると，互いに信頼関係が強化され，情報が双方向に行き来するようになってくる．このような「連携気質」を育むような自らの努力が必要である．そして，MTDLPツールによるアセスメントとプランを共有し，目標や支援すべき役割などにおいて「合意形成」を図ることが最も重要である．

③連携のファーストチョイスは対象者であることを忘れない

　MTDLPは「対象者が中心」であることは言うまでもなく，対象者との連携が図れなければ成り立たない．さらに，対象者と同等に家族（キーパーソン）の理解を得ることが不可欠であり，両者との合意形成が図られた段階から，そのプロセスが開始される．在宅生活を支援するためには家族による介護，民生委員などの見守り，ボランティアらの支援をはじめとするインフォーマルサービスを担う人たちの理解や協力を欠くことはできない．介護予防・日常生活支援総合事業におけるコーディネーターや協議体といった新しい機能も関連づけながら，より重層的で弾力的な連携が必要となるだろう．

　専門職としての連携の対象は医療機関においても在宅支援の場においても，対象者が中心に位置づけられ，また，対象者自身のエンパワメントを引き出すことがチームの目的の主体であることを忘れてはならない．なお，チームは医師，看護師などの医療職，PT，STなどのリハビリ職，社会福祉士や介護支援専門員などの福祉職，介護福祉士やホームヘルパーなどのケア職，福祉用具専門相談員や建築業などの環境に関する専門職などから構成され，領域も広く職種も多い．そこで，重要になるのが「共通の言語」「共通の認識」である．

・医師：安心・安全のため常に連携を（コラム①）

　要介護（支援）者は，その原因となる疾患や背景があり，特に高齢者においては複数の慢性疾患をもち合わせていることが多い．疾病の管理については主治医との連携が不可欠

> **コラム①：医師との連携**
>
> 　自宅での入浴を希望しているAさん．慢性閉塞性肺疾患で在宅酸素療法を受けている．自宅入浴におけるリスク管理などの医学的判断や指示は医師との連携が欠かせない．また，このような医学的情報を介護支援専門員や訪問系スタッフと共有することにより，「マネジメント」に活かすことができる．入浴時の酸素の流量，入浴時間などの指示を受けて，自宅で入浴を続けている．

3. 生活行為向上マネジメントによる連携のコツ

であることは言うまでもないが，生活行為の向上支援においてもリスク管理を含めて診療情報の理解を深めることが重要である．また，訪問診療や居宅療養管理指導などで対象者の自宅を訪れる機会が多い医師は，疾病だけでなく生活を視野に入れた療養支援という専門的視点をもっており，OTはそこから多くの助言を求めるべきである．在宅生活での生活行為の範囲が拡大すると，自宅内だけではなく屋外作業や外出などの環境変化への適応能力が求められ，これに伴うリスク管理についての指示や禁忌事項等の情報について確認しておく必要がある．

・介護支援専門員：介護支援専門員とは最強のタッグを組もう

特に高齢者を対象とする領域では，介護支援専門員との連携は大変重要である．介護支援専門員は，「対象者が望む自分らしい生活とは何か」を情報収集したうえで，①課題の抽出，②解決すべき課題の絞り込み，③それら課題を生じさせている原因の究明，④課題改善・解決策の検討と実践を通して，課題を実際に改善・解決する専門職である．この過程はICFの概念に基づいているが，MTDLPにおいても踏襲されており，心身機能や活動と参加，環境面からアセスメントを得意とするOTが支援することで，より自立支援型のマネジメントになる．

・看護師：強力に組みたいパートナー（コラム②）

医師と同様に対象者の健康状態の管理を担う看護師との連携は欠かせない．生活行為の向上支援には体調の維持管理「フィジカルアセスメント」や「セルフマネジメント」などのアプローチを看護師が担っている．また，看護師は「リハビリ」を担うことのできる職種であり，MTDLPの基本的プログラムにおける座位保持や基本動作練習などのプログラムを遂行することができる．また，新たな生活課題が生ずることもあり，疾病管理などの医療面に関する協働作業は医師と並んで看護師との連携が非常に重要となる．

・ケア職：生活支援の最前線部隊が待っている（コラム③）

介護福祉士などのケアを担う専門職も医療機関や介護保険施設，在宅サービスでは訪問介護，通所リハビリ，通所介護などの事業所に配置されている．自立支援型のケアプランでは「できないこと」を補うだけのサービスではなく，「どうしたら」できるようになるのかを考えるプロセスが重要になる．作業工程分析のなかで誰が，何を，どのように支援するかという分業と協業が必要であり，ケア職とともに自立支援型のサービス提供ができるように連携しなければならない．

コラム②：看護師との連携

脊柱管狭窄症による不全対麻痺のBさん．排便管理がうまくできず，最近は便失禁を心配するあまり，楽しみの買い物に行かなくなった．そこで，医師，介護支援専門員を交えたカンファレンスを開くように依頼し，協議の結果，排便管理を訪問看護師が担うことになった．処方の変更，服薬時間や食事・水分管理等の指導により，買い物の予定に応じた排便管理が可能となり，買い物を再開することができた．

・行政：地域生活支援の情報源

　介護保険制度改革により 2006 年に市区町村ごとに地域包括支援センターが設置され，医療や介護・保健・福祉の総合的な相談支援の窓口として社会福祉士，保健師，主任介護支援専門員などを配置している．ここでは，要支援者の介護サービス計画を立案するだけでなく，権利擁護，介護予防・日常生活支援総合事業や圏域の課題解決などの包括的かつ継続的な地域づくりの機能を担っている．地域住民の暮らしを支える機関として，住民に共通する生活課題の解決に対しても，生活行為向上支援の考え方を伝えることが重要である．地域包括支援センターとの連携においては，地域課題を解決するための MTDLP の視点が求められる．

・リハビリ職：活動と参加に向かうリハビリ職連携へ

　昨今のリハビリ専門職には活動と参加に焦点を当てたアプローチへと意識改革が求められる時代となった．在宅サービスの領域では，訪問系，通所系の事業所にそれぞれリハビリ職が配置されているが，その専門性によって提供できるサービスが異なることを理解しておく必要がある．

　また，それぞれの事業所で「できること」「できないこと」などの特徴を活かして，役割分担の確認や情報共有が欠かせない．

・地域住民：見ていてくれる人々がいる，地域住民は心強い対象者の味方（コラム④）

　地域社会が生活行為に課題をもつ人を受け入れるという考え方を共有できれば，あらゆる場面で支援者は存在することになる．バスの運転手は乗降時に介助や見守りの役割を担い，コンビニの店員は買い物の支援をしてくれるかもしれない．その他友人や親しい近隣住民といったインフォーマル機能の情報収集やアセスメントは，より効果的支援体制をつくることになる．また，社会保障費の抑制といった国の課題にも応えられる実践となる．

コラム③：ホームヘルパーとの連携

　パーキンソン病と腰椎圧迫骨折の C さん．最後まで在宅生活を強く希望し，入浴も自宅で入りたいと願っている．自宅での入浴に必要な基本的プログラム，応用的プログラムを訪問リハビリで実施し，社会適応プログラムの遂行時は，ホームヘルパーの訪問に OT が同行し，注意事項や福祉用具の使用方法などの情報提供を通してケアプランを確認した．現在でも自宅での入浴が継続できている．

コラム④：地域住民との連携

　自分でゴミ出しをしたい片麻痺の D さん．D さんの町内ではゴミ出しの時間帯が当日の朝 6〜8 時と決まっていた．D さんをアセスメントした結果，朝は困難でも前日の夕方であれば台車を押して自分でゴミ出しができることがわかった．そこで介護支援専門員を通して，町内会で協議して「前日のゴミ出しの特例」を認めてもらい，「ゴミ出し」という生活行為が向上した．

④連携という名のプレゼンテーション

　サービス担当者会議などを通してケア方針や目標設定の合意形成がなされ，コーディネートされたチームにおいて分業と協業が図られるようになる．各事業所やスタッフは，それぞれの立場で互いに目標達成までのプロセスや新たな課題などを確認する作業が必要になる．たとえば，定期的な月次報告書の提出など紙ベースでの報告・連絡であるが，必要に応じて電話やFAX，電子メールなどの媒体を使った連携も有効である．ケアスタッフとの連携では画像やイラストなどの視覚的に理解しやすい情報提供の工夫など，報告や連絡すべき内容や緊急度に応じて適切に連携を図ることが重要である．また，提供すべき情報は，「私が伝えたい情報」ではなく，「受け手が必要とする情報」を送るべきである．医療職としての専門用語で埋め尽くした「分かりにくい書類」などの情報は，受け手が欲していないことが多いことも知っておかなければならない．

5──コツ④：生活行為向上マネジメントによる連携体制の構築

1．やってみよう 多職種協働でのプラン作成

　MTDLPは他職種にも参画や活用ができるように開発されてきており，たとえば「生活行為聞き取りシート」を介護職に依頼し，アセスメントはOTが，プランニングでは他職種で協議，意見を取り入れるなどチームとしての協業が可能なツールである．MTDLPを介した連携は，意味のある作業に焦点を当てるという対象者中心の視点，作業工程など具体的な支援方法を提供しようとする視点，目標に向けてチームで支援分担する視点を他職種と共有することである．この繰り返しが地域において生活行為向上を図るための連携体制を構築させることになる．

　意味のある生活行為の獲得や達成は，チームにとっては大きな喜びである．他職種それぞれにとっても，その専門性でのかかわりや対象者の活動と参加，QOLにつながる経験から得るものは大きい．MTDLPで得られる達成感は対象者だけでなく，かかわる他職種にもOT自身にも与えられる．生活行為が向上された達成の結果や対象者の満足，その後について，支援者である他職種と情報交換することが重要である．OTはこのような達成感の共有を意図的に図るようなマネジメントも忘れてはいけない．

2．MTDLPのプロセスにおける連携のポイント（コラム⑤）

　プロセス（表2）には，前述した「情報交換」→「目標の共有」→「組織だった具体的な支援」という大きな流れがある．MTDLPのプロセス全体が連携要素で構成されているといっても過言ではない．

　特に目標が定まるまでの「情報収集→聞き取り→アセスメント」過程での「合意形成」

表2 生活行為向上マネジメントのプロセスにおける連携のポイント

使用シート	プロセス 目的	プロセス 方法	連携の内容	連携の対象者，その他
基本情報	基本情報	意味のある作業に関連する生活歴やICFの個人因子に当たる情報を収集する．	情報収集	対象者，家族，介護支援専門員から情報を得る 個人的な情報は関係性と時間を要する
生活行為課題分析シート	生活全般における解決すべき課題の抽出	基本動作，ADL，IADL等の現状能力を評価．このまま推移した場合と介入した場合の予後予測を立て，その結果から課題の重要性について優先順位を付ける	—	
生活行為聞き取りシート	本人がしたい生活行為に沿った評価	生活行為聞き取りシートによる聞き取りの実施．必要により興味・関心チェックリスト等の実施．ICFをベースとしたアセスメントを実施．	課題認識の共有	対象者，キーパーソンとの課題認識のすり合わせ・共有をできれば同席にて実施する 他職種へのシート実施方法の指導
生活行為向上マネジメントシート（アセスメント部分）	アセスメント結果から導き出された達成可能な目標の提案	「基本情報」での全体の生活機能評価から導き出された課題と生活行為向上マネジメントシート内のアセスメント結果を整合させ達成可能な具体的生活行為の提案を行う．	目標の提案	対象者とキーパーソンに対して説明する
	目標の合意形成	具体化された目標について，対象者，キーパーソンから合意形成を得る	合意形成	対象者，キーパーソン
生活行為課題分析シート	チームの課題解決目標・援助方針を立てる	課題解決目標のために取り組みチーム支援の方針，支援者の選定やそれぞれの役割などを決める	支援手立ての確認とその合意形成	支援者となるすべての人，事業所，機関
生活行為向上マネジメントシート（プラン部分）	プラン立案	チーム支援の方針に基づいて合意した目標を達成するために立案したプランを対象者，支援者に説明し合意形成を図る	合意形成	支援者となるすべての人，事業所，機関
	プラン実施	プランに沿った基本的プログラム・応用的プログラム，社会適応プログラムの実施．	具体的な支援の連絡や協働	支援者となるすべての人，事業所，機関社会適応プログラムにはより広い支援者が必要になる

が非常に重要となる．対象者にとって大事な生活行為を捉えられているか，それを家族が理解を示し協力が担保されるか，対象者が主体的に取り組む準備ができているかなどの要件を一つずつ調整し，具体的な目標への合意が固められていく過程と結果を「合意形成」とよぶ．また，合意形成は対象者がOTや家族，支援者に対してその目標に対して努力す

> **コラム⑤：ケアプランとの整合性**
>
> 生活行為申し送り表は居宅サービス計画書（2）へも展開可能である．自立支援型アプローチのより戦略的具体的手だてとして，介護支援専門員に認識してもらうよう働き掛けるのがよい．

ることを約束（コミットメント）することであり，OTを含めた支援者たちも達成のために専門家としてそれぞれの立場でベストを尽くすことを約束することになる．プラン立案においても支援を組む際に，立案内容に対して支援者との合意形成がなされる．

6 ── コツ⑤：新たな連携：行政や地域とのコラボレーション〜地域包括ケアの推進に向けて

　OTは一般市民や異業種からは，どのような職能をもつ専門職と認知されているであろうか．また，県や市区町村の地域医療や介護，福祉の担当者はOTの職能特性を理解しているだろうか．

　医療や介護，保健，福祉は社会保障制度上の重要な要素であるが，行政施策を考えるうえで，職能特性が理解されていなければ，地域づくりなどの政策を検討する場にも召集されることはない．2015年度からの第6期介護保険事業計画においては，2025年を目途に地域包括ケアシステムの構築を目指すことになり，より具体的な地域づくりの構想が明らかにされた．そして，その過程において，専門職の職能や社会資源としてのあり方が問われる時代になった．

1. 地域ケア個別会議―地域ケア会議は連携の檜舞台

　地域ケア会議は地域包括ケアシステムの実現に向けて，自治体において解決すべき課題の整理や支援体制の基盤整備を進めるために開かれる会議と位置づけられている．要介護（支援）者の個別事例を検討する地域ケア個別会議では，介護支援専門員のケアマネジメントによる支援のあり方について検討，議論がなされる場である．その会議の構成員は自治体や地域包括支援センターの裁量によるところが大きいが，多職種がかかわることにより，専門職による助言・支援が多角的に検討される．OTは人，作業，環境の3点から生活行為の向上に関するアセスメントとプランの立案を行うことを最も得意としている職種であり，地域ケア個別会議においても事例の生活行為の向上支援に対する助言などが積極的に行えるようになるべきである．

　介護支援専門員のケアマネジメントプロセスのなかで，心身機能の評価やADLと社会参加，環境面の把握等アセスメントに関する領域は，作業療法の提供過程と非常によく似ている．また，医学的知識を踏まえたうえでの「生活機能」や能力の予後予測を得意とするOTは，個別事例の検討では的確な助言が求められる．生活上の困りごとへの対症療法的なサービスのパッケージではなく，自立支援に資するケアプランを立てるためには，①生活上の課題，②強み，③予後予測の3点から助言のポイントを導くことができる．これはMTDLPのアセスメントおよびプランニングそのものである．

2. 地域ケア推進会議―個々の課題からみえてくる地域の課題（コラム⑥）

　各自治体は地域包括ケアシステムの実現に向けて，地域が抱えるさまざまな課題の解決策を具体的に検討する作業を開始した．前述の地域ケア個別会議において個別事例の検討作業を積み重ねることにより，地域の抱える課題がみえてくる．この地域課題（地域全体の「困りごと」）を検討し，解決策を考える場として地域ケア推進会議が設けられている．マネジメントとは，「何とかして困りごとを解決しようとする」過程であり，地域の課題を解決する方法を検討する場においても MTDLP の概念を応用できる．

3. 介護予防（新しい介護予防・日常生活支援総合事業）とのかかわり

　介護保険制度改革により 2006 年 4 月から新予防給付と地域支援事業が創設され，高齢者に対する介護のあり方が予防重視の施策へと大きく転換し，高齢者が要介護状態などになることを予防する介護予防の取り組みが行われた．しかし，心身機能を改善することを目的とした機能回復練習に偏りがちであり，活動や社会参加を促す取り組み（多様な通いの場の創出など）が必ずしも十分ではなく，結果として生活行為の維持や向上につながっていなかったという課題が明らかになった．このような背景から，単に高齢者の運動機能や口腔機能，栄養状態といった心身機能の改善だけを目指すものではなく，「心身機能」「活動」「参加」のそれぞれの要素にバランスよく働きかけることが重要であり，日常生活の活動を高め，家庭や社会への参加を促し，それによって一人ひとりの生きがいや自己実現のため取り組みを支援していく必要が求められた．そこで，2015 年 4 月から新しい「介護予防・日常生活支援総合事業」が施行されるに至った．

　MTDLP は要介護（支援）状態になる恐れのある人々（介護予防対象者）に対しても有効活用できる．たとえば，介護予防事業の際に，集団に対しても「生活行為聞き取りシート」を用いて個々の対象者にとって大切な生活行為を明らかにすることが可能であり，個々の大切な作業を集約することで，地域に根付いた文化や生活習慣などに起因する生活行為が浮かび上がることもある．そして，その地域の伝統工芸などの地場産業や農林水産業，神仏宗教に関する地域の祭事，食文化など生活と切り離せない重要な作業を「大切な

コラム⑥：地域ケア個別会議での助言

　ある市の地域ケア個別会議で，「自宅で入浴できないために通所サービスで入浴する」というケアプランが多くあげられたのを経験した．しかし，個別に事例を検討してみると，「入浴できない」という課題に対して「なぜ自宅で入浴できないのか」という原因の分析が不十分であることが明確になった．このような事例を積み上げた結果，地域ケア推進会議ではケアプランにリハビリの視点が不足しているという「地域課題」が取り上げられた．結果，心身機能や活動と参加，環境の各因子から課題解決策の助言を得意とするリハビリ職が介護支援専門員とともに自宅を訪問して，ケアプランの作成支援を行う「リハビリ職派遣事業」を市独自に制度化するに至った．

生活行為」として改めて認識する対象者も少なくない．このような生活行為は自治会，公民館，老人クラブなどの活動として行われていることもあるが，今後は高齢者の生きがいづくりなどの活動拠点として，新たに造成していく作業も期待され始めている．地域をベースに人と作業と環境の関係性を考え，個人と集団，個人と地域の結びつきに対してもMTDLPの概念を活用できる．

7──おわりに

　連携体制が充実し個人や事業所などの相互の関係性が強化されると，MTDLPの対象者の自立支援が促進されるであろう．そしてMTDLPが普及すれば，対象者にとってよりよいサービスを受ける機会が増してくる．この取り組みが全国各地で繰り広げられることにより，地域包括ケアが推進されることにもなっていくことが期待される．

　個人を支えるミクロ連携，チームをつなぐマクロ連携の構築が重要である．そして，連携の共通言語として「生活行為向上」を意識した関係づくりに役立ててもらいたい．

4

事例編

Case 1	医療・急性期：料理を一緒に行うことで活動性が向上したAさん	63
Case 2	医療・回復期：「俳句をつくりたい」を目標に生活行為が向上したBさん	71
Case 3	介護・介護老人保健施設：畑での野菜づくりを通して，閉じこもりの生活から主体的な人生を取り戻したCさん	79
Case 4	介護・介護老人保健施設：生きるための作業「陶芸」に没頭するDさん	88
Case 5	介護・通所リハビリ：脳卒中後，活動性の低い生活から継続的な外出機会をもったEさん	95
Case 6	介護・通所介護：「バスに乗って外出したい」を目標に自信がつき，外出可能となったFさん	101
Case 7	医療・急性期：書道ができるを目標にADLが拡大したGさん	109
Case 8	医療・回復期：仕事復帰に向けて通勤，調理，事務作業のリハビリに取り組んだHさん	116
Case 9	医療・回復期：「一人暮らしに戻りたい」を目標にすることで自宅復帰ができたIさん	124
Case 10	医療・回復期：「公園での散歩」を目標として整容・更衣ができたJさん	133
Case 11	医療・回復期：調理活動から退院後の生活を具体的にイメージできたKさん	141
Case 12	医療・精神科病院：「嫁さんに座布団をつくってあげたい」を目標に生活行為が向上し，嫁さんに感謝を伝えることができたLさん	149
Case 13	介護・介護老人保健施設：入所前の実態調査から家事と排泄動作に焦点を当てて自宅に退所できたMさん	157
Case 14	介護・通所介護：好きな料理活動で日常的に麻痺側を使用することができたNさん	165
Case 15	介護・通所介護：片麻痺になったことを第二の人生と位置付け，会社社長として再出発したOさん	171
Case 16	介護・訪問リハビリ：「お風呂に入りたい」が実現し，友人に会いに行けるようになったPさん	179
Case 17	介護・訪問リハビリ：住み替えを機に家族に支えられて15年ぶりに掃除の習慣化に至ったQさん	187
Case 18	介護・特別養護老人ホーム：好きだった裁縫を通して家族と自宅への短時間帰宅ができるようになったRさん	195

Case 1 （医療・急性期）

料理を一緒に行うことで活動性が向上した A さん
（70 歳代，女性，関節リウマチ・慢性腎不全）

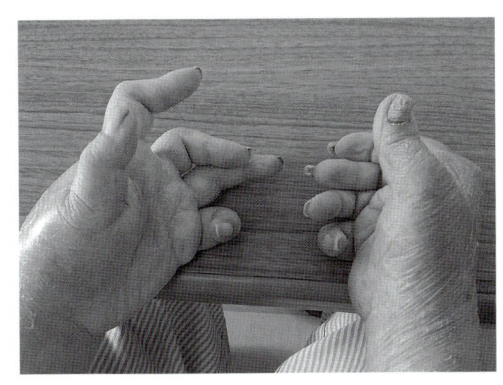

図1　手指の変形

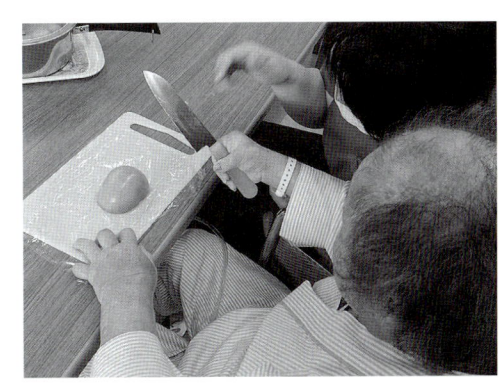

図2　調理練習

事例報告のポイント，価値

　A さんは関節リウマチ（RA）や慢性腎不全など複数の疾患を患い，四肢の変形や骨折による関節可動域の制限などの障害がある 70 歳代前半の女性．明るい性格で友人との交流が好きだったが，障害により ADL の一部や家事などの IADL のほとんどに介助が必要となってしまい一人での外出が困難な状態であった．家族の協力がなかなか得られにくいため親戚の協力や介護保険サービスを利用しながら，自分のペースで一人暮らしを送っていた．

　急性期病院での長期臥床により廃用症候群を併発したため，OT と PT の介入を開始し，活動性の向上を図り安心して自宅退院できることを目的に生活行為向上マネジメントを導入した．従来より一人での料理が困難であり，ヘルパー介入がない日には食事の準備に不自由を感じていた．そこで「料理をつくる」という目標を共有してアセスメントを実施し，入院中は「一緒に肉じゃがをつくる」，退院後には「ヘルパーが来ない日に 1 品つくれるようになる」という目標で介入を行った．

　体調不良は残存していたものの，物品や環境を調整し肉じゃがを一緒につくることができ，わずかながら活動性の向上を認めたことを，退院時のサービス担当者会議において申し送りを行うことができた．体調不良などにより退院後の目標が十分に行えない状態での退院となり目標は未達成となったが，実行度と満足度に向上がみられた．

　今回の介入により慢性的な疾患や障害を抱えた方に対しても，生活行為向上マネジメントの導入はその方らしく住み慣れた自宅で安心して生活するための一助になると考える．

1. 事例紹介

Aさん，70歳代前半，女性．要介護2．今回，急性進行性腎炎・慢性腎不全・腎性貧血で入院となり，治療による長期臥床のため廃用症候群を併発し入院約2カ月後にOT・PTの介入開始となった．従来からRAを患っており，四肢の変形・関節拘縮が著明であり，手指にスワンネック変形がみられていた．また，既往歴に変形による両人工膝関節置換術の施行や骨折による手術などがあり，ほとんどの関節に可動域制限がみられていた．基本動作は自立にて可能だが，体力・筋力の低下があり疲れやすく日中は臥床して過ごすことが多かった．歩行も手すりを使用して可能だが，時々ふらつきがあるため見守りにて行っていた．

また，食事，排泄などの動作は自力で可能だが，その他のADLには準備や移動に見守りや軽い介助が必要な状態であった〔Barthel Index（BI）60点，FIM 96点〕．コミュニケーションは，難聴や記憶力の低下がみられていたが日常会話は可能であった．しかし，消極的な発言が多く，今後の生活については「家に帰りたい」との思いが強くあるが，「今まで一人でやってきたから大丈夫」という気持ちと「一人じゃできないことが多い」という不安な気持ちが混在している様子であった．

● 作業歴（生活歴）

明るい性格で友人との交流が好きで，20歳代に結婚し4人の子どもを授かり，家事を行いながら夫とともに農業を行い生活していた．40歳代にRAを発症し少しずつ変形が進行するも家事や農業は行っており，必要に応じて婦人会などにも参加していた．夫が他界後，子どもたちも独立し一人暮らしとなったが，バイクを利用しすべてのことを一人で行うことができていた．しかし，RAの他に腎疾患なども患い入退院を繰り返したり，変形の進行や骨折，難聴の進行などにより一人での外出やIADLのすべてを一人で行うことが困難となり，当時入院していた病院の医療相談員の勧めで介護保険を申請し，介護保険サービスを利用しながら自宅内で過ごすことが多い生活となっていた．サービスは週4回のヘルパーと週2回の通所リハビリを利用しており，買い物や外来受診時の付き添いなどは近くの町に住んでいる娘が行っていた．その他に困ったことがあれば近くの親戚を頼っていた．

● 他職種情報

医師からは，症状は改善傾向で歩いて身の回りのことができれば自宅退院と診断されていた．看護師（Ns）からは，臥床していることが多く離床が進んでいない，家族はあまり来院されないが，連絡をすれば来てくれるとの情報を得た．医療相談員からは，介護保険を利用しており退院時のサービスの調整はスムーズに可能との情報があった．

2. 生活行為聞き取り結果（表1）

OTの介入3週間後に生活行為向上マネジメントを導入し，目標の聞き取りを行った．

表1 生活行為聞き取りシート

生活行為聞き取りシート

生活行為の目標	自己評価	初回	最終
☑ A（具体的に生活行為の目標が言える） 目標1： 料理ができるようになりたい．	実行度	3/10	7/10
	満足度	1/10	5/10
	達成の 可能性	☑ 有 ☐ 無	

ご家族の方へ

利用者のことについて，もっとうまくできるようになってほしい．あるいは，うまくできるようになる必要があると思う生活行為がありましたら，教えてください．

また一人暮らしに戻ってほしい．

初めは「何にもないな」と話していたが，これまでの生活などの聞き取りを行っていくと「やっぱり料理かな」との発言があった．OT介入時より，入院前の生活や退院後の生活，Aさんが行いたいと思っている事柄などについて対話を重ねていた．その際にも「料理」というキーワードは頻回にあがり，一度練習で料理を実施したが今回も「やっぱり料理ができないとな」との発言が聞かれた．Aさんは入院前までヘルパー介入日にはヘルパーがつくったおかずを分けて食べていたが，通所リハビリ利用日の朝食と夕食はお弁当などでやりくりしていたため，「自分で好きなものをつくって食べたい」との発言があった．料理以外のことについても確認したが「あとは何とかなるよ」と話しており必要に応じて介入が可能かと考え，まずは「料理ができるようになる」ことを目標として選択した．後日，家族へも聞き取りを行うと「また一人暮らしに戻れるならば，戻ってほしい」との話が聞かれた．

3. 生活行為アセスメント（表2）

目標を「料理ができるようになる」とし，生活行為向上マネジメントシートを用いてAさんと一緒に現状についてアセスメントを実施した．RAによる変形や廃用症候群による体力や筋力，活動性の低下があったため，生活行為を妨げている要因として，心身機能・構造の分析では四肢の変形による関節可動域制限のため大きい物や丸い物の操作が困難であることや，活動性の低下のため体力・筋力の低下があること，やる気が起きない時があるということをあげた．活動と参加の分析ではADL・IADLに介助が必要であることがあげられ，環境因子の分析では一人暮らしであることや家族の協力が十分に得られないこと，サービスに時間的制限があることをあげた．しかし，病棟内のADLは軽介助にて実施しており，これまでサービスの利用や親戚などの協力を得ながら一人暮らしを送ることができていたため，現状能力・強みとして，短距離歩行や立位にて動作が可能である

表2 生活行為向上マネジメントシート

生活行為向上マネジメントシート

利用者： Aさん　　　担当者： OT・○○　　　記入日： X年8月19日

生活行為アセスメント

生活行為の目標	本人	料理ができるようになりたい		
	キーパーソン	また一人暮らしに戻ってほしい		

アセスメント項目	心身機能・構造の分析 (精神機能，感覚，神経筋骨格，運動)	活動と参加の分析 (移動能力，セルフケア能力)	環境因子の分析 (用具，環境変化，支援と関係)
生活行為を妨げている要因	手足に変形がある 大きいものや丸いもの，硬いものは操作することが困難 両膝TKA，両肩手術歴あり，ROM制限あり 体力，筋力の低下がある 疲れやすい やる気が起きないときがある	入浴動作に介助が必要 長距離歩行には杖や手すりが必要 料理時の重いものをもったり，運ぶことが困難	一人暮らし ご家族は忙しいため協力は困難 ヘルパーの時間が限られている（3回/週） 通所リハビリの日は自分で調理しなくてはならない
現状能力（強み）	包丁を握ることができる 細かいものや細長いものの操作ができる 座位，立位とも可能	排泄，更衣，整容は時間をかけて自立にて可能 独歩での短距離が可能 10分程度の立位での動作が可能 30分〜1時間程度，座位での活動可能	自宅内は慣れている環境である 使いやすい道具がいくつか用意されている 介護保険を利用しているため，介護支援専門員の協力が得られる
予後予測（いつまでに，どこまで達成できるか）	約1カ月後には ・体力，筋力が向上する ・道具を使って丸いものや硬いものの操作ができる	約1カ月後には ・自室内を独歩移動可能 ・道具を工夫することで，簡単な料理が可能 ・入浴は介助にて実施	約1カ月後には ・介護支援専門員へ現状を報告しサービスの再検討を行う ・自宅内を料理しやすいように配置する

合意した目標（具体的な生活行為）	・入院中に道具を工夫し"肉じゃが"をつくる ・退院後，ヘルパーが来ない日に1品つくれるようになる

自己評価*	初期	実行度 3/10	満足度 1/10	最終	実行度 7/10	満足度 5/10

*自己評価では，本人の実行度（頻度などの量的評価）と満足度（質的な評価）を1から10の数字で答えてもらう

生活行為向上プラン

実施・支援内容	基本的プログラム	応用的プログラム	社会適応プログラム
達成のためのプログラム	①起きて過ごす時間を増やす ②歩行でのトイレ動作の実施 ③歩行練習 ④関節可動域向上練習 ⑤立位バランス練習 ⑥上肢リーチ練習 ⑦物品の操作練習	①ホールまで歩き水を汲んでくる ②一緒に食材や道具の検討を行い料理を行う	①自宅内で料理を行う

いつ・どこで・誰が実施	本人	①は病室で行う ②はNsの見守りで行う ②〜⑦はPT・OTと一緒に行う	①をPT・OTまたはNsと一緒に行う（安定したら，一人で行う） ②をOTと一緒に行う	①を自宅で行う
	家族や支援者	OT：②〜⑦を本人と一緒に行う PT：②〜⑤を本人と一緒に行う Ns：①を本人に促す ②の見守りを行う	OT：①・②を本人と一緒に行う PT，Ns：②のときに試食し感想を本人へ伝える	家族： ①を行う際に一度見守る ①で必要な物品の購入を行う PT・OT： ①に向けて家族，介護支援専門員への情報提供を行い，自宅内環境とサービスの検討をすすめる

実施・支援期間	X年8月19日 〜 X年9月5日
達成	□ 達成　□ 変更達成　☑ 未達成（理由： ）　□ 中止 （理由：自宅内での作成ができなかった．体調不良も残存しており，不安がある様子だった）

こと，軽い物であれば操作が可能であること，介護保険を利用しているため介護支援専門員やヘルパーの協力が得られることがあげられた．また，時々であれば家族の協力を得ることも可能であることもあげた．

　生活行為を妨げている要因と現状能力をもとに，約1カ月後には体力・筋力が向上し自室内は独歩での移動が可能となるとともに，道具を工夫することで大きい物や丸い物の操作ができ簡単な料理が可能となるのではないかと予測した．また，家族や介護支援専門員へ現状報告を行うことでサービスを見直すとともに，環境を整え自宅でも料理ができるのではないかと考えた．そのため，入院中に「一緒に肉じゃがをつくる」，退院後には「ヘルパーが来ない日に1品つくれるようになる」という目標を立案しAさんと共有した．目標に対する自己評価として，実行度は3，満足度は1であった．

4. 生活行為向上プラン（表2）

　料理の実施に向けての準備や，実際に料理を行うことにより離床時間の拡大を進めるとともに，体力・筋力の向上を図り活動性が向上するよう支援し，道具などの工夫を行うことで簡単な料理を退院後も継続して行うことができ在宅生活を安心して過ごすことができるように介入した．そして，結果を家族や介護支援専門員に伝え，退院後に料理を行う際の支援を依頼することとした．

　また，Aさんの体調に注意し疲労度合いを考慮し休憩などを多くとることや，他者とのかかわりを取り入れ自信へとつなげることができるよう，生活行為向上プラン表を用いてプログラムを作成した．プログラムは活動性が向上し離床時間を増やすため，Aさん自身が自ら動くことを心掛けられるようPT・Nsなどの他職種にも協働してもらうこととし立案した．OTとは具体的な料理の手順や道具・環境などの調整について一緒に検討することを中心に立案した．

　基本的プログラムとしては，Aさん自身が行うこととして，離床して過ごす時間を増やすことやNsとトイレまでの歩行を行うことを立案した．PTとは歩行でのADL実施や筋力トレーニングを行うことを立案した．また，道具の操作練習などについてはOTと一緒に行い，料理時の動作方法の検討を行うこととした．応用的プログラムとしては，"肉じゃが"をつくる時に向けてOTと一緒に道具の調整を行うことや使用方法の確認を進め，実際に"肉じゃが"をつくることを立案した．この際，OTはAさんが一人でできることと一人では難しいことをAさん自身が判断できるよう支援するとともに，実際に行った経験が自信につながるよう試食を他スタッフに行ってもらい感想を伝えてもらうこととした．また，社会適応プログラムとして料理の練習後の結果を踏まえて家族や介護支援専門員への申し送りを行い，退院後に料理が継続できるように支援することを立案した．

5. かかわりの経過

　OT介入当初，何事に対しても消極的であったAさんの意欲の向上を目指し，希望として聞いていた料理を行い，漬物をつくり，その後少しではあるが活動性の向上がみられた．自宅退院に向けて，さらに一人で動くことへの安心感の向上を図るため生活行為向上マネジメントの導入を行い，再度「料理を行うこと」を目標として共有しプランを設定した．しかし，プラン開始後に前触れなく突然嘔吐することが度々あり，料理に対して「できないと思うよ」と消極的な発言が聞かれることが多くなってしまった．そのため，状態に合わせて促しながら一緒に道具の調整を行い，使用する材料を決定しOTが購入，実際に"肉じゃが"をつくった．大きくて硬い物を切る動作は困難であったが，半分に切ってあるものをさらに細かくする動作などは可能であり，味付けもAさんが行うことができた．途中，「ダメだな」などの消極的発言も聞かれたが，ヘルパーの支援を受けることや購入する材料を工夫することを伝えながら行い，終了時には「何とかなるかな」との発言も聞かれた．他スタッフが試食を行いAさんへ感想を伝えると，「今度はもっとうまいの食わしてやっから」と笑顔をみせた．

　その後，自宅退院に向けてサービス担当者会議が行われ，家族や介護支援専門員，ヘルパーへ小さめの包丁を使用することでスムーズに動作ができることなどの道具や購入材料などの工夫について伝え，退院後もAさんがヘルパーが来ない日に料理を行いたいと考えているという思いを伝えた．料理の練習後も嘔吐などの体調不良が出現し積極的に活動することは少なかったが，「家に帰るんだ」と退院に向けて意欲的な発言が聞かれ，Aさん自ら歩行練習や歩行でのトイレ動作を行うことができていた．嘔吐は続いていたが原因は不明であり，服薬治療を行いながら自宅退院となった．

6. 結果

　共有した目標に対して退院時の自己評価としては，実行度は3から7，満足度は1から5と向上がみられた．今回，生活行為向上マネジメントを導入し目標を共有し，体調不良はあったもののOTと一緒に道具や材料，環境の調整を行い実際に"肉じゃが"をつくることができた．料理実施時には消極的な発言も聞かれたが，できあがりを他者から褒められることで喜ぶ様子がみられた．また，実際に行った経過をサービス担当者会議において生活行為申し送り表（表3）を用いて家族や介護支援専門員に申し送ることができ，退院後の道具の調整や下ごしらえなどの協力，環境調整について依頼することができた．

　料理の練習実施後は体調不良もあり積極的な練習は困難であったが，退院に向けて歩行練習などをAさん自ら行うなど，わずかながら活動性の向上がみられた．身体機能面に大きな変化はないものの，徐々に体力が向上し歩行にて入院前とほぼ同様のADLが可能となった．しかし，IADLに関しては入院前同様，ほとんどの動作に介助が必要な状態での自宅退院となった．そのため，目標の達成に関しては，実際に"肉じゃが"をつくるこ

表3　生活行為申し送り表

生活行為申し送り表

氏名：Aさん　　年齢：70歳代　　性別（男・㊛）　　作成日：X年9月4日

退院後も健康や生活行為を維持するため，下記のとおり指導いたしました．
引き続き継続できるよう日常生活のなかでの支援をお願いいたします．

担当者：OT・○○

【元気な時の生活状態】	【今回入院きっかけ】	【ご本人の困っている・できるようになりたいこと】
独居．週2回の通所リハビリと週4回のヘルパーを利用．ADLは歩行にて自立可．洗濯などもできる範囲でご自分で行っていました．	☐ 徐々に生活機能が低下 ☐ 発症（脳梗塞など） ☑ その他（急性進行性腎炎）	ヘルパーが来ない日に料理をしたい．

【現在の生活状況】（本人の能力を記載する）　※該当箇所にレをつける

ADL項目	している	していないができる	改善見込み有	支援が必要	特記事項
食べる・飲む	☑	☐	☐	☐	
移乗	☑	☐	☐	☐	
整容	☑	☐	☐	☐	
トイレ行為	☑	☐	☐	☐	
入浴	☐	☐	☐	☑	
平地歩行	☑	☐	☐	☐	疲労があり時々ふらつきあり
階段昇降	☐	☐	☐	☑	数段であれば介助にて可
更衣	☐	☑	☐	☐	時間は掛かるが座位にて可
屋内移動	☑	☐	☐	☐	独歩または伝い歩きにて可
屋外移動	☐	☐	☐	☑	要介助だが短距離ならば可
交通機関利用	☐	☐	☐	☐	
買い物	☐	☐	☐	☑	娘さんが行う予定
食事の準備	☐	☐	☑	☐	環境や物品の調整にて可 ＊詳細は下記参照
掃除	☐	☐	☐	☑	
洗濯	☐	☐	☑	☐	
整理・ゴミだし	☐	☐	☐	☑	
お金の管理	☐	☐	☐	☑	娘さんが行う予定
電話をかける	☐	☑	☐	☐	
服薬管理	☑	☐	☐	☐	

【リハビリテーション治療における作業療法の目的と内容】
　今回は急性進行性腎炎，腎不全，腎性貧血のため入院となり，入院後，ベッド上で過ごすことが多くなったことで廃用症候群となりPT・OTの介入を開始しました．まずは，体力・筋力の向上と安定した動作の獲得のため介入を進め，歩行練習や筋トレ，立位での動作練習を実施しました．また，Aさんにできるようになりたいことを伺ったところ「料理がしたい」とのお話があり，実際に作業療法場面で実施しました．

【日常生活の主な過ごし方】
　入院中はベッド上で過ごされていることが多く，ベッドに座って外を眺めている姿が多くみられています．食事はベッドに座って自力摂取されています．排泄に関しては，入院後に失禁がみられるようになってしまいAさんはとてもショックだったようです．現在はNsの見守りにてトイレまで歩行しほとんど失禁なく行うことができています．その他のADLに関しても現在はNsの見守りや介助にて実施しておりますが，ご自分のペースで自立にて行えるレベルです．

【アセスメントまとめと解決すべき課題】
　今回は体力・筋力を向上し歩行での動作が安定することと，Aさんの希望である"料理"について介入を行いました．徐々にではありますが体力が向上し歩行での動作が可能となっており，入院前と同様の動作がほとんど可能なレベルとなっています．しかし，現在も時折体調不良があるので体調管理に注意が必要かと思われます．また，Aさんより「料理がしたい」との希望が聞かれ，子ども用の小さめの包丁を使用して簡単な料理練習を行いました．やはり丸い物や大きな物の把持や移動はリスクが伴う印象ですが，小さめの鍋や刻んである食材を使用するなどの工夫により簡単な料理は可能かと思われます．

【継続するとよい支援内容またはプログラム】
　今後も体調管理や衛生管理の面から，入院前に行っていた介護保険サービスの利用の継続が必要かと思います．また，環境調整により料理も簡単なものであれば可能かと思いますので，ご検討いただければと思います．よろしくお願いいたします．

とができ「何とかなるよ」といった前向きな発言を聞くことができたが，その一方で「できるかな」などの退院後自宅で行えるかどうか不安があるような発言も聞かれた状態での退院となったため，「ヘルパーが来ない日に1品つくれるようになる」という目標は未達成となった．

7．考察

　今回，介入当初に活動性の低下と消極的な発言が聞かれていたAさんに対して，意欲の向上を目的に希望であった料理を一度実施したことで活動性の向上がみられた．さらに活動性の向上を図り安心して自宅退院できることを目的に生活行為向上マネジメントの導入を行い，目標の聞き取りを行う際に再度これまでの生活やAさんの思いを傾聴し共有する機会を得ることができ，あらためて料理という目標を共有することができた．また，生活行為向上マネジメントシートを用いて視覚的に問題点や利点，プランなどを共有することができ，道具の工夫や料理を一緒に行うことができた．今回，生活行為向上マネジメントを導入したことでAさんの思いを共有し，具体的な方法の提案や実施，情報の共有も行うことができた．そうしたかかわりにより少しではあるがAさんの自信の回復へとつなげることができ，実行度・満足度の向上につながったと考える．また，そのことにより活動性が向上し，入院前のADLに近い状態での自宅退院となったと考える．

　しかし，生活行為向上マネジメント導入後に体調不良が出現し，不安を抱えたなかでの料理の実施や自宅退院となった．また，家族や介護支援専門員への申し送りを行い退院後の支援の依頼はできたものの，Aさんが安心して料理を行うことのできる環境の設定が不十分な状態での退院となり，今回の「退院後，ヘルパーが来ない日に1品つくることができる」という目標は未達成となった．今後は，さらに本人の体調や物的・人的環境に配慮したかかわりが必要であるということをあらためて学ぶことができた．

　今回，目標は未達成となったが，目標の一部は実際に一緒に行うことができ，わずかではあるがAさんの活動性の向上につなげることができた．Aさんのように慢性的な疾患や障害を抱えた方に対しても，生活行為向上マネジメントの導入はその方らしく住み慣れた自宅で安心して生活するための一助となると考える．

Case 2 （医療・回復期）

「俳句をつくりたい」を目標に生活行為が向上したBさん
（80歳代，男性，左下腿切断）

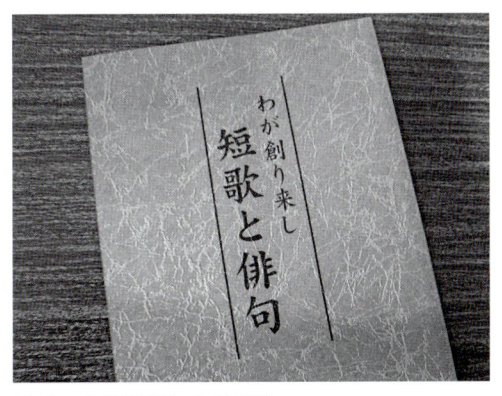

図1　自費出版した作品集

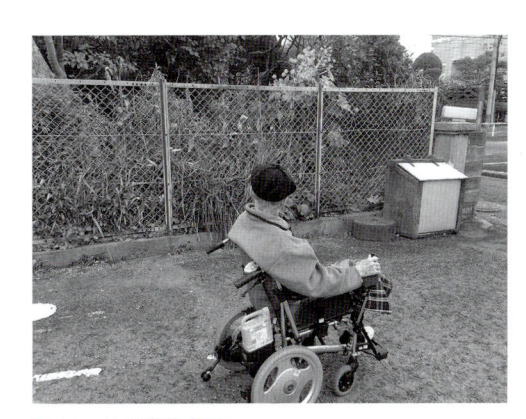

図2　外出練習風景

事例報告のポイント，価値

　高齢者は心身機能の低下，友人や家族との別れ，退職，役割の減少などで喪失感を体験することが多く，それによりパワーレスな状態に陥り，社会との交流が減少して活動性が低下していくこともある．今回，糖尿病による下腿切断後，廃用症候群をきたしたBさんに対し，生活行為向上マネジメントを活用し作業療法を実施した．Bさんを主体とした具体的な目標を設定することで家族を含むチームの方向性は統一され，それぞれの職種が役割を果たしてBさんの目標を達成することができた．

　さらに，介入過程のなかでBさんのエンパワメント（人が本来もっている生きる力を湧き出させること）を引き出し，障害があってもBさんが「やりたい」と思う生活行為を支援し，生活の再構築を図ることができた．自宅退院後もBさんの「電動車椅子で外出して題材を集め俳句をつくりたい」という目標に向けて，生活行為申し送り表を作成して，引き続き生活行為の目標の達成に向けて関係機関へ支援を依頼し連携を試みた．

　今回の事例において，医療機関で早期に生活行為向上マネジメントを導入し，Bさんが「やりたい」と思う生活行為に焦点を当てた多職種協働によるかかわりが，退院後の生活を見据えた，生活全体へのアプローチにつながったと考え，その経過を報告する．

1. 事例紹介

　Bさん，80歳代，男性．数年前より高血圧と糖尿病にて通院治療中であったが，X年左足部に潰瘍ができ，急性期病院にて皮弁形成術を施行した．その後潰瘍は悪化し壊疽に陥り，外来通院にて経過観察を行っていたが，治癒傾向なく疼痛増強したためBさん，家族と相談して同年左膝下10 cmで切断術を行った．術後の経過は良好であったが潰瘍の治療から切断に至るまで3カ月を要し，活動性低下による廃用症候群を引き起こしていたためリハビリ目的にて当院に転院となった．入院時，寝返りはベッド柵を使用して可能，起き上がりはリモコンを操作してギャッジアップはできていたが端座位保持は支えが必要であった．移乗動作は右下肢に筋力低下を認め全介助，食事時間以外はほぼ臥床状態であった．入院12日目より生活行為向上マネジメントを導入し，15日目に家屋調査を実施し，48日目に自宅退院に至った．

　Bさんは元大学助教授で，一家の大黒柱として家庭を支えてきており，家庭内の存在感も大きく，Bさんの意見は影響力が大きいものであることがうかがえた．今回の下腿切断に対し，悲観的な言動を聞くことはなく，「痛みが強かったから解放されてよかった」と話された．日常生活では介助を受けることも多かったが，自分の考えを明確に伝えることができた．しかし，入院生活やリハビリに関してのスタッフからの提案に対し，「そのうちできるようになるから」と応じないことも多かった．病室では時々ギャッジアップで起き上がるものの，多くの時間を臥床して俳句の本を読んで過ごしていた．同室者とは交流をもつことはなく常にカーテンを閉めていたが，スタッフに対しては自ら交流をもち，俳句や紅茶については途切れることなく話し続けることもあった．

●作業歴（生活歴）

　病前の生活は妻と2人暮らしで，長男夫婦が近所に住み，主に長男が支援をしていた．今回の入院に際しても長男が来院することが多く，妻の面会は少なく来院しても短時間であった．ADLは自立し屋内は独歩，外出時は足部の痛みのためにシニアカーを利用し単独で受診もしていた．介護保険は要支援2であり，ポータブルトイレを購入したのみで他のサービスは受けていなかった．長年俳句を詠むことが趣味で作品を投稿することもあり，作品集を自費出版したこともある．また，紅茶を好み，銘柄にもこだわりをもつほどであった．

2. 生活行為聞き取り結果（表1）

　入院12日目に今後やりたいこと，できるようになりたいことを聞き取りすると，「もう年だからゆっくり生活できればいい」と具体的な目標は聞き取れなかった．そこで日頃からしていたことや趣味について尋ねると，「俳句をつくるのが趣味でね，若い人にはなじみはないだろうけど」と言われ，枕元から俳句の雑誌を取り出しOTに見せ始めた．さらに「俳句の題材を考えながら日に何杯も紅茶を飲んでいたよ，紅茶はアールグレイが最高

表1 生活行為聞き取りシート

生活行為聞き取りシート

生活行為の目標	自己評価	初回	最終
☑ A（具体的に生活行為の目標が言える） 目標1： 　俳句をつくりたい（電動車椅子で外出して題材を集める）． 合意目標： 　車椅子に一人で乗り降りができ，短距離操作して外を眺める．	実行度	5/10	10/10
	満足度	5/10	10/10
	達成の可能性	☑ 有 ☐ 無	

ご家族の方へ

利用者のことについて，もっとうまくできるようになってほしい．あるいは，うまくできるようになる必要があると思う生活行為がありましたら，教えてください．

閉じこもりにならないように屋内でも自分のことはしてほしい．

だね」と発言された．床頭台には無糖のアールグレイのペットボトルが置かれ，糖尿病があるから毎日少しずつ飲んでいると話された．OTが「また俳句をつくりたいと思いますか」と尋ねると「できればしたいと思うよ」と答え，今後の生活についての考えを確認すると，「歩くことはできないだろうから車椅子を使おうと思う．高齢だから義足をつけることはしたくない」と明確に意見を述べられた．

再度生活行為の目標について確認したところ「閉じこもりにはなりたくないから，電動車椅子で外出し題材を集めて俳句をつくって過ごしたい」と返答された．家族に対する聞き取りでは「閉じこもりにならないように屋内でも自分のことはしてほしい」と話された．

3. 生活行為アセスメント（表2）

生活行為向上マネジメント導入時の評価では，心身機能面は廃用による軽度の筋力低下があり，徒手筋力テスト（MMT）は両上肢4，右下肢4，左下肢3であった．また，食事時間中の20分程度は座位保持可能なものの，それ以上は耐久性の低下を認めた．左膝には30度の伸展制限があり屈曲位を呈していた．障害高齢者の日常生活自立度はB2で寝返り，起き上がりの基本動作は自立しているが，食事以外のADLで介助を要した．FIMは60点，Barthel Index（BI）は45点であった．改訂長谷川式簡易知能評価スケール（HDS-R）は15点であるが評価時に非協力的であり，実際は点数より高いと推測して認知症高齢者の日常生活自立度はIとした．

コミュニケーションは良好でスタッフとの会話はあるが同室者とのかかわりはなく，常にカーテンを閉め食事以外の時間は臥床して過ごしていた．老研式活動能力指標は1点で

表2 生活行為向上マネジメントシート

生活行為向上マネジメントシート

利用者： Bさん　　　担当者： OT・○○　　　記入日： X年Y月Z日

<table>
<tr><th colspan="2" rowspan="2">生活行為アセスメント</th><th colspan="2">生活行為の目標</th><th colspan="2">本人</th><th colspan="3">俳句をつくりたい（電動車椅子で外出して題材を集める）</th></tr>
<tr><th>キーパーソン</th><th colspan="3">閉じこもりにならないように屋内でも自分のことはしてほしい</th></tr>
</table>

生活行為アセスメント	アセスメント項目	心身機能・構造の分析 （精神機能，感覚，神経筋骨格，運動）	活動と参加の分析 （移動能力，セルフケア能力）	環境因子の分析 （用具，環境変化，支援と関係）
	生活行為を妨げている要因	左下腿切断 全身耐久性低下 筋力低下 リハビリに消極的	ADL要介助 移乗介助 移動介助 活動範囲の狭小化	自宅の環境が整っていない 妻の介護力不足
	現状能力（強み）	認知機能良好	ベッド上でのセルフケア可能 コミュニケーション良好	自宅改修に意欲的 近所に長男が居住し，支援ある
	予後予測（いつまでに，どこまで達成できるか）	1カ月後には耐久性向上（1時間程度は座位保持可能）	移乗自立 車椅子駆動自立 入浴以外のADL自立	退院前には車椅子生活用に住宅改修可能
	合意した目標（具体的な生活行為）	車椅子に一人で乗り降りができ，短距離操作して外を眺める		
	自己評価*	初期　実行度 5/10　満足度 5/10　最終　実行度 10/10　満足度 10/10		

*自己評価では，本人の実行度（頻度などの量的評価）と満足度（質的な評価）を1から10の数字で答えてもらう

生活行為向上プラン	実施・支援内容	基本的プログラム	応用的プログラム	社会適応プログラム
	達成のためのプログラム	①筋力強化練習 ②活動耐久性向上練習 ③車椅子でセルフケア練習	①車椅子自操練習 ②移乗練習 ③車椅子を使用して病棟トイレ排泄練習	①自宅で車椅子自操練習 ②電動車椅子で外出練習 ③自宅で車椅子を使用して排泄練習
いつ・どこで・誰が実施	本人	①②をPT・OTと一緒に行う ②③を病棟でOT・Nsと見守りで行う	①②をPTと一緒に行う ②③をOT・Nsと一緒に病棟で行う	①〜③を自宅でPT・OTと一緒に行う
	家族や支援者	家族：②のために本人と椅子座位で面会する OT：①〜③を本人と一緒に行う PT：①②を本人と一緒に行う Ns：③を見守りで行う	OT：②③を家族に病棟トイレで指導する ②③を本人と一緒に行う PT：①②を本人と一緒に行う Ns：②③を本人と一緒に行う	OT：①③を家族に自宅で動作の確認・指導を行う ①③を本人と一緒に自宅・病棟（自宅を想定して）で行う PT：①②を本人と一緒に行う
	実施・支援期間	X年 Y月 Z日 〜 X年 YY月 ZZ日		
	達成	☑達成　☐変更達成　☐未達成（理由：　　　　）　☐中止		

職員との会話のみであった．リハビリに対しては消極的で，自室から出て活動することに対して拒否的で「そのうちできるようになる，時間をかけてやらないと」という発言も聞かれた．自宅は廊下が狭く段差もあり改修が必要ということであった．また，主な介護者である妻は，Bさんの現在の状態を認められず，心身ともに疲弊した状態であるため介護力はかなり低いものであると推測した．

　以上のアセスメントから，「電動車椅子で外出し題材を集め，俳句をつくりたい」は，心身機能面の低下と自宅の環境調整に時間を要すことから現段階では達成困難と判断して，合意した目標として「車椅子に一人で乗り移りができ，短距離操作して外を眺める」と設定した．この目標に対する実行度と満足度はともに5点であり，介助で車椅子に移乗

し，ほとんど病室から出ない状態であるにもかかわらず OT の予測に反して高い点数であった．

4. 生活行為向上プラン（表2）

　介入の基本方針を下腿切断後の廃用症候群による心身機能の維持改善を図り，車椅子を使用しての ADL 再獲得に向けたアプローチをすることと，自宅環境を調整することで，障害があっても従来の趣味活動の再開へ向けて支援していくこととした．

　耐久性は低いものの起き上がりから端座位までは自立していたため，基本的プログラムは PT と協力して四肢体幹の筋力の維持向上と耐久性改善に努めた．OT は離床時間を拡大するためにセルフケアをギャッジアップ座位から車椅子座位で行うこととし，車椅子への移乗方法を統一して，病棟へ申し送ることにした．また，家族には面会時には座位で過ごし座位耐久性改善に協力してもらうよう依頼した．応用的プログラムでは，ADL にも着目し，それまでの尿器排泄から病棟トイレでの排泄に変更することとし，OT は車椅子から便器への移乗練習，排泄動作練習を行った．自宅では屋内を手動車椅子，屋外を電動車椅子の自操自立を目標として，手動・電動車椅子操作練習を PT が実施して，排泄時には手動車椅子を操作して病棟トイレを利用するよう病棟スタッフに依頼した．社会適応プログラムは，電動車椅子で外出練習をすることとし，家屋改修については早期に自宅訪問し，車椅子仕様に改修することと，自宅の環境を想定した ADL 練習を実施した．退院前訪問指導として自宅環境下での移乗動作や ADL を B さんと家族に指導することにした．

　B さんが目標としていることに加えて，家族のニーズである ADL の自立にもかかわっていくことで，少しでも介助者の負担を軽減し，在宅生活が継続できるように考えた．B さんと設定した目標を家族，関係機関が共有し，統一した目標に向けて支援できるようカンファレンスを開催し，退院後の関係機関にも生活行為申し送り表を活用して継続支援できるよう計画した．

5. かかわりの経過

　ベッドサイドの筋力練習には協力的であったが，ADL 練習には消極的で，移乗動作練習もできないことが多く離床時間の改善には至らなかった．そこで家屋調査を15日目に実施し，B さん同行のもと動作確認をすることでリハビリの必要性を認識してもらおうと考えた．自宅は段差が多く，廊下が狭いため改修は大がかりなものになることが予測された．また，電動車椅子での外出という生活行為の目標に対し，離床もできていない状態でどこまで改修を行うべきか議論された．

　入院22日目には B さん，家族，関係機関でカンファレンスを実施し，方針について検討する場を設けた．介護支援専門員からは介護老人保健施設を経由して在宅生活を目指すことや，直接の退院であっても必要最低限の屋内の改修のみ行い，その後生活状況をみて屋外の改修をすることが提案された．OT は B さんの目標を伝え，意見を促したところ，

外出ができるよう屋内外含めての改修を希望され，Bさんの意思に沿って進めていくことになった．これがきっかけとなりリハビリに対して積極的に取り組み，移乗動作や排泄動作も軽介助から見守りとなった．手動・電動車椅子操作練習も行い廊下に出て外を眺めたり，自操してリハビリ室に来て紅茶を楽しみながら会話するなど離床して過ごす時間も増えてきた．途中，健側の足部に痛みを感じ，ベッド上でのセルフケアに逆戻りとなったが，健側下肢を使用しない移乗方法を指導し，移乗から車椅子自操まで自立レベルになった．介護保険は要支援2から要介護3に変更となり，住宅改修も対象者の希望どおり行い入院48日目に自宅退院となった．

　退院時にはOTが同行して家族にADL指導を行い，関係機関へ生活行為申し送り表（表3）を活用して対象者の「電動車椅子で外出して題材を集め，俳句をつくりたい」という目標に向けて今後も継続支援してもらうよう申し送った．

6. 結果

　退院時評価ではMMTは両上肢5，右下肢4+，左3+と日常生活では支障がない程度に筋力は改善した．セルフケアは車椅子もしくは端座位で行い，自操して外出できるまでに耐久性も改善した．認知機能はHDS-R 15点で変わらず，FIM 87点，BI 75点とADLにおいて改善がみられ，懸念していた妻の介護負担も見守りレベルとなった．ベッドに垂直に車椅子を配置した方法での移乗動作が自立し，車椅子を自操して廊下に出ることが可能となり，「車椅子に一人で乗り移りができ，短距離操作して外を眺める」という合意した目標は達成された．居宅サービス計画書にも解決すべき課題として「一人で外出し俳句・短歌づくりに励みたい，自分のことは自分でできるようになりたい」と明確な文言が記され，これに沿った各支援機関の具体的な介入が計画された．

　また，老研式活動能力指標では介入前の1点から6点に改善し，今後の生活について家族や介護支援専門員と相談したり，リハビリ室で好きな紅茶を楽しみながら雑談したり，請求書の計算をしたりするなど活動性は改善し行動に変化がみられた．当初の入院期間は1カ月で予定されていたが，住宅改修のために延長することになったものの自宅退院することができた．

　退院後は通所介護での入浴，訪問診療・看護で糖尿病の治療と主な介護者である妻への支援を行い，訪問リハビリがADL定着に向けての介入と在宅生活の評価をしつつ，生活行為の目標であった「電動車椅子で外出して題材を集め，俳句をつくる」に向けて支援していくことになった．退院時にはOTが同行し，家族と介護支援専門員に対して生活行為申し送り表を提示して，これまでの経過と今後の継続支援について説明し理解を得た．評価は実行度，満足度ともに10となり在宅生活が落ち着けば俳句の創作をやっていきたいとの声が聞かれた．

表3 生活行為申し送り表

生活行為申し送り表

氏名： Bさん　　年齢： 80歳代　　性別（**男**・女）　　作成日： X年YY月ZZ日

退院後も健康や生活行為を維持するため，下記のとおり指導いたしました．
引き続き継続できるよう日常生活のなかでの支援をお願いいたします．

担当者：OT・○○

【元気な時の生活状態】	【今回入院きっかけ】	【ご本人の困っている・できるようになりたいこと】
ADL自立であるが足部の痛みのため，屋外はシニアカーを使用していた．趣味は俳句で作品を投稿することもしていた．	□ 徐々に生活機能が低下 ☑ 発症（脳梗塞など） □ その他（　　　）	電動車椅子で外出して題材を集め，俳句をつくりたい．

【現在の生活状況】（本人の能力を記載する）　※該当箇所にレをつける

【リハビリテーション治療における作業療法の目的と内容】

下腿切断による生活様式の変化に伴い，自宅環境を調整し，電動車椅子，手動車椅子を使用したADL練習を実施しました．

また，長期入院による活動性，耐久性の低下に対しPT，病棟と連携して離床時間の改善に努めました．

ADL項目	している	していないができる	改善見込み有	支援が必要	特記事項
食べる・飲む	☑	□	□	□	
移乗	☑	□	□	□	
整容	☑	□	□	□	ベッドサイド
トイレ行為	□	□	☑	□	
入浴	□	□	□	☑	
平地歩行	□	□	□	□	下腿切断により困難
階段昇降	□	□	□	□	下腿切断により困難
更衣	☑	□	□	□	
屋内移動	☑	□	□	□	手動車椅子
屋外移動	□	☑	□	□	電動車椅子
交通機関利用	□	□	□	☑	
買い物	□	□	□	☑	
食事の準備	□	□	□	☑	
掃除	□	□	□	☑	
洗濯	□	□	□	☑	
整理・ゴミだし	□	□	□	☑	
お金の管理	☑	□	□	□	
電話をかける	□	☑	□	□	
服薬管理	☑	□	□	□	1日配薬

【日常生活の主な過ごし方】

現在はベッド上セルフケア自立レベルですが，同室者とのかかわりはありません．入院時に比べ離床の時間は増えたものの，臥床して過ごす時間も多いです．

【アセスメントまとめと解決すべき課題】

ご本人の「電動車椅子で外出し，題材を集めて俳句をつくりたい」という目標に向けて，残存機能を強化して，まずは移乗動作の自立と車椅子の操作自立に向けてリハビリを実施し，ADL改善に努めてきました．また並行して車椅子を使用して生活できるよう自宅家屋改修を進めてきました．現段階では車椅子での活動の定着が不十分な状態であるため，Bさんの目標である活動に向けたプログラムの継続が望ましいと考えます．自宅退院後は妻への介護負担を最小限にとどめ，さらに活動性を改善していきたいと思います．そのためにも関係機関の目標に向けたかかわりの共通理解が必要であると考えます．

【継続するとよい支援内容またはプログラム】

臥床時間を減少し，活動に対する耐久性改善，廃用予防の目的で，ベッド上のセルフケアから車椅子でのADLに移行する．

自宅（もしくは通所サービス）環境下での排泄動作の定着．

手動車椅子での屋内移動，電動車椅子での外出練習を行い，俳句の創作活動へつなげていく．

7. 考察

　Bさんは介入当初から一貫して「電動車椅子で外出して題材集め，俳句をつくりたい」と目標をあげていた．下腿切断による生活様式の変化や妻の介護力不足のため，在宅生活を見直す意見が出ることもあったが，Bさん，家族，関係機関と何度も検討した結果，最終的にはBさんの意思を尊重することで合意した．生活行為向上マネジメントを活用し，統一した目標に向かって誰が何を，いつ，どのように支援していくかを計画し，それぞれの職種の果たすべき役割と目標達成までのスケジュールが明確になり，予定された入院期間を若干延長したが自宅退院することができた．また，生活行為申し送り表を利用しこれまでの作業療法の目的と内容，現在の状態，今後の課題を申し送り，家族・支援機関にわかりやすく提示することで，退院後も統一した目標に向けてそれぞれの専門分野からの支援が継続できるものと思われる．

　今回，OTはさまざまな場面で対象者の意思を確認しつつ介入したが，これは，①Bさんとともに立てた目標をすべての支援者が共有すること，②Bさんが主体であると認識すること，③今後の生活をBさん自身が自己決定してもらうこと，の3点を重視したためであった．これらはBさんを中心としたネットワーク形成と，Bさんが自発的に行動するためには必要であったと考えている．また，Bさんに行動変容がみられたが，生活行為向上マネジメントを活用し，対象者主体の目標に向けてBさん・関係機関と連携して取り組み，Bさんの「やりたいこと」を実現する過程のなかで，エンパワメントを引き出すことができたと考える．

文献
1) 一般社団法人日本作業療法士協会：作業療法マニュアル57 生活行為向上マネジメント，2014．
2) 村井千賀：生活行為向上マネジメントとは．OTジャーナル **47**：390-395, 2013．

Case 3（介護・介護老人保健施設）

畑での野菜づくりを通して，閉じこもりの生活から主体的な人生を取り戻したCさん
（80歳代，女性，アルツハイマー型認知症）

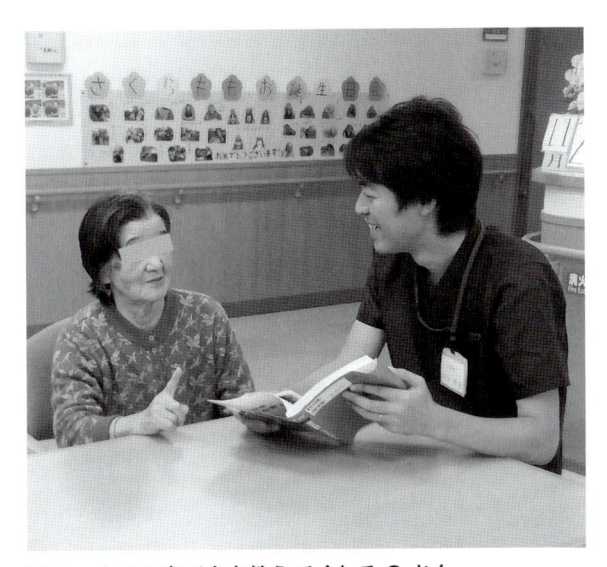

図1　ナスの育て方を教えてくれるCさん

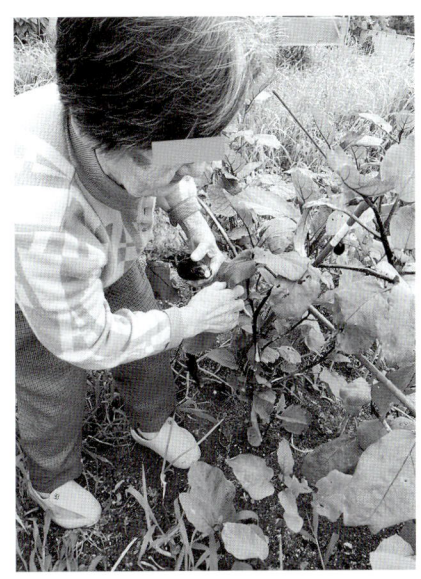

図2　「こんな楽しい畑は初めてだ」と作業を楽しむCさん

事例報告のポイント，価値

　アルツハイマー型認知症の進行とともに車椅子生活となり，居室に閉じこもりがちになった80歳代の女性のCさんを担当した．心気的な訴えや帰宅願望を訴えることが多く，他者との交流もほとんどなかったCさんだったが，生活行為聞き取りシートや興味・関心チェックシートを活用し，Cさんらしさを取り戻す「野菜づくり」を目標として立案した．そして目標を実現するための具体的なプロセスを生活行為向上マネジメントシートの活用を通して，他職種との連携も含め明確にアプローチすることができ，Cさんらしい人生の再構築につなげることができた．

　生活目標や具体的な援助過程が不明確である場合，苦痛を伴いやすい繰り返しの筋力向上練習や歩行練習など，「機能の回復」だけに焦点を当てたリハビリが行われやすい現状がある．しかし，初回から生活行為向上マネジメントを活用し，目標を明確化するとともに，自ら野菜を選び，畑を見に行き，目標の実現に向けた成功体験を積み重ねたことで，Cさんらしさを取り戻す野菜づくりの実現につながった．また，ADLや認知症によるBPSDも改善され，生きがいのあるCさんらしい人生を取り戻すことができ，生きいきと生活する場面が増えていった．一連のリハビリ過程を通して，生活行為向上マネジメントは，機能の回復だけではなく，その方らしさを取り戻す「人生の回復」へとつなげるツールとして有効であると考えられた．その内容について報告する．

1. 事例紹介

Cさん，80歳代後半，女性．アルツハイマー型認知症．要介護2．X-13年に不安神経症，80歳代前半に短期記憶障害を認めアルツハイマー型認知症の診断を受けるが，小規模多機能型居宅介護を受け在宅生活は継続していた．その後，妄想様言動が著しくなったためショートステイ利用となったが，「頭が痛いから薬ください」「帰りたいので家まで送ってください」などの訴えに加え，歩行が不安定になり車椅子生活となった．症状は改善されず在宅生活は困難と判断され，介護老人保健施設へ入所となった．入所後も膝痛や頭痛・腹痛等の心気的訴えに加え，帰宅願望を訴えることが多かった．

Barthel Index（BI）は55点．食事は自力摂取．移動は車椅子で全介助．移乗は要介助で，排泄時は下衣の上げ下げも介助が必要だった．また，介助時「私を立たせて」と依存的な言動が聞かれていた．HDS-Rは13点．言葉の遅延再生はすべて不正解．改訂版FAIや老研式活動能力指標は0点，HUIの7番目の感情はe（不幸すぎて人生に生きる意味を失っている）に該当し，趣味や他者との交流を楽しむ機会はほとんどなかった．

● 作業歴（生活歴）

農家の次女として生まれ，小さい頃は田んぼや畑仕事の手伝いをしながら育った．結婚後は建具屋を営んでいた夫とともに，農業や建具屋の手伝いをして生計を立てていた．地域で競争相手が多いなか，お客を接待したり建具を作る手伝いをしたり，金銭面で苦労をしながらも一生懸命働いていた．家庭では2人の子どもにも恵まれるが，Cさんが50代の時に夫が病気で他界．その後，キーパーソンである長男が家庭をもち独立．長女も遠くに嫁いだため，独居生活となった．時々長男が家に来ることもあり，一緒に畑仕事をしたり，敷地内にあるブドウの木の剪定や収穫を楽しんだりすることもあった．Cさんは地域での一人暮らしを通して，人付き合いや金銭面での不安を感じ不安神経症を患いながらも，畑仕事に精を出し隣近所との交流も楽しみながら生活していた．

● 他職種情報，家族からの情報

膝の痛みについては熱感や腫脹はなく経過観察．頭痛の訴え時はクリープ湯を渡し，「薬も入っていますよ」と伝えると一時的に落ち着くが，夕方になると表情が険しくなり，帰宅願望を強く訴えることがある．

キーパーソンである長男は，「また以前のように歩けるようになって，施設で穏やかに生活を送ってほしい」と希望している．

2. 生活行為聞き取り結果

生活行為聞き取りシートを用いた初回面接では，「早く家に帰りたい」「頭が痛いから薬がほしい」などの訴えがほとんどで，生活行為の目標を聞き出すことができなかった．そこで興味・関心チェックシートを活用し面接を行った．興味・関心チェックシート（表1）では，興味があることとして体操・運動や散歩，洗濯・洗濯物たたみなどがあげられ

表1 興味・関心チェックシート

興味・関心チェックシート

氏名： **Cさん**　　　年齢： **80歳代**　　　性別（男・**女**）　　　記入日： **X年5月2日**

表の生活行為について，現在しているものには「している」の列に，現在していないがしてみたいものには「してみたい」の列に，する・しない，できる・できないにかかわらず，興味があるものには「興味がある」の列に○を付けてください．どれにも該当しないものは「している」の列に×をつけてください．リスト以外の生活行為に思いあたるものがあれば，空欄を利用して記載してください．

生活行為	している	してみたい	興味がある	生活行為	している	してみたい	興味がある
自分でトイレへ行く		○		生涯学習・歴史	×		
一人でお風呂に入る	×			読書	×		
自分で服を着る		○		俳句	×		
自分で食べる	○			書道・習字	×		
歯磨きをする	○			絵を描く・絵手紙	×		
身だしなみを整える		○		パソコン・ワープロ	×		
好きなときに眠る	○			写真	×		
掃除・整理整頓	×			映画・観劇・演奏会	×		
料理を作る	×			お茶・お花		○	
買い物		○		歌を歌う・カラオケ		○	
家や庭の手入れ・世話	×			音楽を聴く・楽器演奏	×		
洗濯・洗濯物たたみ			○	将棋・囲碁・ゲーム	×		
自転車・車の運転	×			体操・運動			○
電車・バスでの外出	×			散歩			○
孫・子供の世話	×			ゴルフ・グランドゴルフ・水泳・テニスなどのスポーツ	×		
動物の世話	×			ダンス・踊り	×		
友達とおしゃべり・遊ぶ		○		野球・相撲観戦	×		
家族・親戚との団らん		○		競馬・競輪・競艇・パチンコ	×		
デート・異性との交流	×			編み物	×		
居酒屋に行く	×			針仕事	×		
ボランティア	×			畑仕事		○	
地域活動（町内会・老人クラブ）	×	○		賃金を伴う仕事	×		
お参り・宗教活動	×			旅行・温泉	×		

た．体操・運動については「今は足が痛いからできない」とも話していた．してみたいこととしては，トイレなどのADL，買い物，友達とのおしゃべり，家族・親戚との団らん，お茶・お花，歌を歌う・カラオケ，畑仕事などがあがり，さまざまな不調の訴えがある一方で，これらの生活行為について「してみたい」という気持ちを明確にもっていることがわかった．畑仕事については「野菜づくりがしたい．昔は近所や親戚にも配っていた」というエピソードを語っていた．

これらの質問の後，再度生活行為の目標を聞くと「元気に歩けるようになって，またブドウづくりがしたい」と目標を言うことができた（**表2**）．ブドウは地元でもたくさんつ

表2　生活行為聞き取りシート

生活行為聞き取りシート

生活行為の目標	自己評価	初回	最終
☑ A（具体的に生活行為の目標が言える） 目標1： 　元気に歩けるようになってまたブドウづくりがしたい． 合意目標： 　1）杖歩行が安定し，施設の畑で野菜づくりができる． 　2）退所後も趣味としてブドウや野菜づくりを楽しむ．	実行度	1/10	8/10
	満足度	1/10	7/10
	達成の可能性	☑ 有 □ 無	

ご家族の方へ

利用者のことについて，もっとうまくできるようになってほしい．あるいは，うまくできるようになる必要があると思う生活行為がありましたら，教えてください．

　また以前のように歩けるようになって，施設で穏やかに生活を送ってほしい

くられ家族とも一緒に育てた思い出があると生きいきとした表情で語っていた．Cさんにとってブドウの木には特別な思い入れがある様子だった．

3. 生活行為アセスメント（表3）

　Cさんが言った生活行為の目標について，心身機能・構造，活動と参加，環境因子の視点から分析，予後予測を行った．

　心身機能・構造の分析では，「膝が痛い．何もできない」と自己効力感の低下や上・下肢筋力・全身持久力の低下があったが，成功体験を積み一日の活動性が向上することで，自己効力感が回復し，2カ月後には筋力・全身持久力が改善されると予測した．

　活動と参加の分析では，生活行為を妨げている要因として，閉じこもりがちな生活であることがあげられ，その結果，不安や悲観的な感情になりやすく，BPSD（心気的訴え，妄想など）が生じていると判断した．その一方で，ブドウや野菜づくりに興味があること，軽作業に取り組んでいること，特定の方と楽しく会話できることなど，現状の強みもあった．これらの強みを活かし，2カ月後までには野菜づくりや軽作業が生活のなかに組み込まれ，閉じこもる時間が減少，BPSDが軽減していくと予測した．また，活動性の向上とともに，杖歩行やトイレ動作も自立すると判断した．

　環境因子の分析では，生活行為を妨げている要因として，なじみの関係が築けていないこと，またユニット内にブドウや野菜づくりができる環境がないことがあげられた．しかし，強みとして軽作業をしている仲間とは良好な関係であること，施設の敷地内にある畑を活用し野菜づくりができること，また息子が1～2週間に1回は面会にきていることが

4. 事例編

表3　生活行為向上マネジメントシート

生活行為向上マネジメントシート

利用者：　Cさん　　　　担当者：　OT・○○　　　　記入日：　X年5月8日

生活行為アセスメント	生活行為の目標	本人	元気に歩けるようになって，またブドウづくりがしたい	
		キーパーソン	施設を利用し精神的に穏やかに生活してほしい	
	アセスメント項目	心身機能・構造の分析 （精神機能，感覚，神経筋骨格，運動）	活動と参加の分析 （移動能力，セルフケア能力）	環境因子の分析 （用具，環境変化，支援と関係）
	生活行為を妨げている要因	上・下肢筋力低下 右膝に痛みがある 全身持久力の低下 自己効力感の低下 認知機能障害（短期記憶，思考，理解力の低下）	杖歩行可能だが，5m程度で疲労を訴え不安定になる 自己効力感の低下から，居室に閉じこもりがち．その結果，不安などのストレスが蓄積され，BPSD（心気的訴え，妄想）へとつながる	施設に慣れていないため，同じユニットの入所者や職員となじみの関係が築けていない ユニット内にブドウや野菜づくりができる環境がない
	現状能力（強み）	建具屋をしていたという自尊感情は高い 立位バランスは比較的良好 歩行が可能な筋力は維持 エピソード記憶や手続き記憶は比較的保持されている	ブドウづくりのほかにも，畑での野菜づくりに興味がある 杖を使用し短距離歩行可能 軽作業を促せば取り組む 特定の方と楽しく会話可能 集団練習に参加している	介護職員見守りで杖歩行を行える時間がある 施設の敷地内に野菜をつくれる畑がある 息子が定期的に面会に来る
	予後予測（いつまでに，どこまで達成できるか）	一日の活動量が増えることで，2カ月後には全身の筋力，持久力が改善する 成功体験を繰り返すことで，自己効力感が回復する	2カ月後までには畑仕事や軽作業が生活のなかに組み込まれ，閉じこもる時間が減少，BPSDが軽減する 杖歩行，トイレ動作が自立する	施設の畑を利用し，OTとの個別練習で，野菜の栽培を楽しむことができる BPSDが軽減し3カ月後にはグループホームへ退所可能
	合意した目標（具体的な生活行為）	1) 杖歩行が安定し，施設の畑で野菜づくりができる 2) 退所後も趣味としてブドウや野菜づくりを楽しむ		
	自己評価*	初期　実行度 1/10　満足度 1/10　　最終　実行度 7/10　満足度 8/10		

*自己評価では，本人の実行度（頻度などの量的評価）と満足度（質的な評価）を1から10の数字で答えてもらう

	実施・支援内容		基本的プログラム	応用的プログラム	社会適応プログラム
生活行為向上プラン	達成のためのプログラム		①上・下肢筋力向上練習 ②棒体操などの上肢機能向上練習 ③歩行練習 ④個人回想法（Life review） ⑤集団練習 ⑥エプロン，清拭布たたみなどの軽作業	①立位での作業練習 ②育てる野菜を選び苗を植える ③水やり，追肥，草取りをする ④収穫し，取れた野菜を仲間や職員にみせ，一緒に食べる ⑤家族や親戚の面会時，育てている野菜をみながら談笑する	※退所後はグループホーム利用予定 ①ブドウの木を植える ②水やり，消毒，棚つくりなどの管理を行う ③野菜づくりも継続する
	いつ・どこで・誰が実施	本人	④幼少期から現在に至るまでの思い出を語る ⑥介護職員にお願いされた時に仲間と一緒に取り組む	②野菜の本を参考に，育てたい野菜を選ぶ ②③OTに育て方を助言する ④⑤仲間や家族と会話をする	①～③育て方のコツを職員や家族に助言する
		家族や支援者	①～④OTの個別練習で実施する（頻度は週3回程度） ⑤OT，PT，STが交代で実施．できたことを積極的にほめ，Cさんらしさを引き出す 午前，午後の余暇時間に介護職員が毎日提供する．「ありがとうございます」と感謝の言葉を伝える	①～④OTの個別練習で実施 ②栄養士に相談し，トマトやきゅうりは採れたてを食べてもらう ③息子様面会時に野菜づくりの話題になるよう協力してもらう．また，OTが野菜の発育状況を写真にして居室に貼り，話題になりやすいよう工夫する	①家族（息子，娘）が一緒にブドウの木を植える ②面会時に一緒に水やりなどを行う ブドウづくり，野菜づくり，水やりなどの管理は，施設の職員や家族が本人と一緒に行う ※退所後もBPSDが出現せず，穏やかに生活ができるよう，作業や環境づくりについて，OTが家族や介護支援専門員，相談員に助言する
	実施・支援期間		X年 5月 8日 ～ X年 8月 8日　（3カ月間）		
	達成		□達成　□変更達成　☑未達成（理由：目標2）が未達成　　　　　）　□中止		

83

あげられた．よって今後は仲間となじみの関係ができ，OTとの個別練習で野菜づくりを楽しみながら，その内容を面会にきた家族や親戚に報告できるようになると予測した．

以上についてCさんにわかりやすく説明．合意した目標は，1）「杖歩行が安定し，施設の畑で野菜づくりができる」とした．また，退所後の目標として，2）「退所後も趣味としてブドウや野菜づくりを楽しむ」こともCさんに説明し合意を得た．実行度，満足度はともに1であった．退所後の生活については，家族の意向も考慮しグループホームが妥当だと判断した．

4. 生活行為向上プラン（表3）

Cさんにとって「意味のある作業」と考えられた畑での野菜づくり，退所後のブドウづくりの実現を目指し，生活行為向上マネジメントシートを作成した．Cさんと目標を共有しながら，たたみ物などの軽作業，体操，OTとの歩行練習などを通して，段階的に成功体験を積み重ねていくことにした．また，OTとの個人回想法（Life review）も行い，Cさんの想いや人生に対する良き理解者として信頼関係を深めていった．活動性が向上し，作業への自己効力感が回復してきたら，育てたい野菜の選定や畑を見に行く機会をつくり，徐々に野菜づくりへと移行．OTがCさんに指導される立場をとり，主体的に活動できる機会を増やしていった．

基本的プログラムとしては上・下肢筋力向上練習，歩行練習，集団練習，たたみ物などの軽作業，個人回想法を実施．基本的にOTの個別練習で行うが，軽作業に関しては日課として組み込めるよう介護職員の協力を得ていくこととした．

応用的プログラムとしては立位での作業練習，育てたい野菜の選定から収穫までを行うこととした．一緒に活動した仲間と喜びを共有できるよう，取れたての野菜を食べることについては栄養士と相談した．また野菜の発育状況の写真を居室に貼り，息子との面会時に野菜づくりの話題になるよう工夫していった．育てるうえでは，よりCさんらしさが発揮されるよう，Cさんが教え，OTが指導されるという役割関係をとりながら進めていった．

社会適応プログラムとしてはグループホームへ退所した後にブドウづくりを取り入れ，家族の協力も仰ぎながら，家族と一緒に育てているという体験になるよう環境調整を行っていくこととした．また，退所後もBPSDが出現せず穏やかに生活ができるよう，グループホームでの生活や作業活動，環境づくりなどについて，OTが家族や介護支援専門員，相談員などの関連職種に助言していくこととした．

5. かかわりの経過

●第一期：帰宅願望等の訴えが多いなか，少しずつ野菜づくりに意識が向き始めた時期（第1〜3週）

Cさんと目標を確認したものの，個別練習時も依然として頭痛や膝の痛み，帰宅願望を

訴えることが多かったため，その都度傾聴し対応した．介護職員が軽作業を提供したときには訴えは聞かれなかった．2週間後，15m程なら安定した杖歩行が可能となり，介護職員の見守りで車椅子から杖歩行に移行した．転倒なく過ごし，個別練習で園芸の本をみながら畑に植える野菜を選んでいると「ナスがいい」と，ナスの育て方のポイントをOTに指導してくれるようになった（図1）．また回想法では，「一人暮らしをしているとき，□□□子が畑やブドウの木をみにきてくれていた」と思い出を語っていた．

□□□動が増え，仲間との野菜づくりを楽しみ始めた時期（第4～6週）

しずつ減り，畑の話をすると「今度皆で畑にいこうさ」と仲間を□□と一緒に畑まで車椅子で行くと「ナスはあまり水をやらないほう□上がり作業をするようになった．草取りなどの作業にも取り組□「こんな楽しい畑は初めてだ」と作業を楽しむようになっていっ□余暇時間でも，仲間と冗談を言い合ったり，軽作業に誘ったりす

主体的な生活を送る場面が増えてきた時期：（第7週以降）

安定し，整容やトイレ動作も自立．育てた野菜の写真を展示する□息子や親戚と居室で談笑するようになり，OTのことを「ナスの□になった．また，採れたてのきゅうりに味噌をつけて食べると，□と笑うようになり，心気的な訴えも少なくなっていった．また□たり，軽作業に取り組んだりするようになり，主体的に作業に取□面が増えていった．

「杖歩行が安定し，施設の畑で野菜づくりができる」は達成さ□味としてブドウや野菜づくりを楽しむ」に関しては，3カ月の介□た．それでもCさんの目標に対する実行度は7，満足度も8とな□た．実行度も満足度も10まで届かなかった理由については，「施□る」と話していた．BIは90点，依存的な言動もなくなり，杖歩□HDS-Rは22点（+9点），物品記銘や言葉の遅延再生で改善が□3点，老研式活動能力指標は1点，HUIの7番目の感情はc（い□趣味や他者との交流を楽しむ機会が増えたことが加点につながっ□た．時々，帰宅願望を訴えることはあるが，野菜づくりを楽しんだり仲間と交流したりすることが気分転換となり，Cさんらしく主体的に生活する場面が増えていった．

合意した目標の2）「退所後も趣味としてブドウや野菜づくりを楽しむ」はグループホームへ退所した後の目標となるため，今後の残された課題となった．今後は，退所後もBPSDが出現せず穏やかに生活ができるよう，生活行為申し送り表（表4）を活用しグループホームでの生活や作業活動，環境づくりなどについて，OTが家族や介護支援専門

表4 生活行為申し送り表

生活行為申し送り表

氏名：C さん　　年齢：80歳代　　性別（男・⑨）　　作成日：X年8月8日

退院後も健康や生活行為を維持するため，下記のとおり指導いたしました．
引き続き継続できるよう日常生活のなかでの支援をお願いいたします．

担当者：OT・○○

【元気な時の生活状態】	【今回入院きっかけ】	【ご本人の困っている・できるようになりたいこと】
独居でADLも自立しており，畑での野菜づくりをしながら，隣近所との交流を楽しんでいた．ユーモアのある会話が得意で，人付き合いが上手だった．	☐ 徐々に生活機能が低下 ☐ 発症（脳梗塞など） ☑ その他（BPSDの悪化）	元気に歩きながら，またブドウや野菜づくりを楽しみたい．

【現在の生活状況】（本人の能力を記載する）　※該当箇所にレをつける

ADL項目	している	していないができる	改善見込み有	支援が必要	特記事項
食べる・飲む	☑	☐	☐	☐	
移乗	☑	☐	☐	☐	
整容	☑	☐	☐	☐	
トイレ行為	☑	☐	☐	☐	
入浴	☐	☐	☐	☑	
平地歩行	☑	☐	☐	☐	
階段昇降	☐	☐	☐	☑	
更衣	☑	☐	☐	☐	
屋内移動	☑	☐	☐	☐	
屋外移動	☐	☐	☑	☐	
交通機関利用	☐	☐	☐	☑	
買い物	☐	☐	☐	☑	
食事の準備	☐	☐	☑	☐	野菜を切るなど調理の一部
掃除	☐	☐	☐	☑	
洗濯	☐	☐	☑	☐	干す，たたむなど
整理・ゴミだし	☐	☐	☐	☑	
お金の管理	☐	☐	☐	☑	
電話をかける	☐	☐	☐	☑	
服薬管理	☐	☐	☐	☑	

【リハビリテーション治療における作業療法の目的と内容】

作業療法では，杖歩行の獲得と畑作業を楽しむことを目的に練習を行ってきました．最初に筋力向上練習や歩行練習，軽作業，回想法などを通して身体・心理面への基本的な練習を行いました．そして畑作業に向けて，立位での作業練習や野菜の選択，また，実際に畑に行っての水やりや草取りなどの作業練習を行いました．少しずつ段階的に成功体験を積めるようプログラムを進めていき，個別練習で野菜づくりを楽しめるようになりました．

【日常生活の主な過ごし方】

介入前は車椅子対応，トイレも介助が必要で，居室に閉じこもり不調の訴えや帰宅願望が頻回でした．介入後は，閉じこもる時間も減少し，杖歩行やトイレ動作も自立．仲間とたたみ物などの軽作業や個別練習での野菜づくりなどを通して，楽しく過ごせる場面が増えていきました．時々，頭痛や帰宅願望などの訴えはありますが，声掛けにより安心する様子もみられています．

【アセスメントまとめと解決すべき課題】

Cさんにとって「ブドウや野菜づくりを楽しむこと」は，Cさんらしい人生を送ることでもあり，また仲間や家族と一緒に楽しい時間を過ごすことにもつながっています．このCさんにとって大切な生活行為が失われると，生きがいを失い，不安や孤独感から認知症によるBPSDが生じやすくなります．その結果，居室に閉じこもりの生活になり，余計に不安や孤独感が強くなるという悪循環に陥ると考えられます．現在，ADLはほとんど自立できています．今後もできる限り自立した生活を送りながら，余暇活動として園芸や軽作業・レクリエーションなど，仲間や家族と交流しながら楽しめる活動を日課活動のなかに組み込み，Cさんが不安や孤独感を感じることなく生活できる工夫をしていくことが大切だと考えます．

【継続するとよい支援内容またはプログラム】

退院後もグループホームで畑仕事などの園芸活動を行いながら，本人にとって思い入れのあるブドウづくりを家族とともに実施できれば，より生きがいのある生活を継続できると思います．ブドウづくりでは，木を植える，水やりや剪定作業など，家族との面会時などに一緒に作業を行うことが望ましいです．生活に慣れてきたら簡単な家事動作（皿洗い，料理，掃除，洗濯など）の一部も環境調整しながら導入を検討してみてください．また，軽作業やレクリエーションなどを通して，人とかかわり，冗談を言い合い，楽しく会話できる機会を多くつくっていただけると，認知症の進行予防にも期待ができます．今後も生きがいのある生活が継続できるよう，活動の提供や日課活動の組み立て，環境調整など支援していただきたいと思います．

員，相談員などの関連職種に助言していく方向で検討していく．

7. 考察

　行動観察や各評価結果より，生活行為向上マネジメントを活用した OT とのかかわりは，C さんらしい主体的な人生を取り戻すのに有効であった．畑仕事に精を出しながら隣近所との交流を楽しみに生きてきた C さんにとって，閉じこもりの生活は C さんらしい人生が失われた状態であったと言える．また，施設に入所することで家族との接点をも失ったため，孤独や不安を強く感じながら居室に閉じこもる生活を送っていたと推察される．

　その状況のなか，生活行為聞き取りシートや興味・関心チェックシートを活用した面接を通して，C さんらしい人生を取り戻すための目標を見つけ出すことができた．「元気に歩けるようになって，またブドウづくりがしたい」といった生活目標は，C さんにとって自分らしい人生を取り戻すことだけでなく，以前のように畑仕事やブドウづくりを通して家族との時間を取り戻すことへとつながっていたとも考えられる．

　そして，生活行為向上マネジメントシートを活用したことによって，C さんが目標とする生活を具体的にイメージできたこと，そしてその目標に向けて成功体験を積み重ねることができたことが有効的であったと考えられる．C さんらしさを取り戻す人生の目標，そしてそれを叶えるための具体的なプロセスがなければ，苦痛を伴いやすい繰り返しの筋力向上練習や歩行練習が行われ，モチベーションの低下も招きやすい．しかし，自らの意思で野菜を選び，畑を見に行き，目標の実現に向けた成功体験を積み重ねたことで，モチベーションを維持し自信を取り戻すことができた．その結果，以前のような肯定的な自己をイメージすることができ，生きがいのある主体的な生活を取り戻すきっかけになったと考えられる．

　「意味のある作業」の実現は，主体的な生活と，その人らしい人生を取り戻すことへとつながる．すなわち，生活行為向上マネジメントを活用したかかわりは，機能の回復だけではなく，その人らしい「人生の回復」へとつなげるツールとして有効であると考えられた．

Case 4（介護・介護老人保健施設）

生きるための作業「陶芸」に没頭するDさん
（90歳代，女性，心房細動・他）

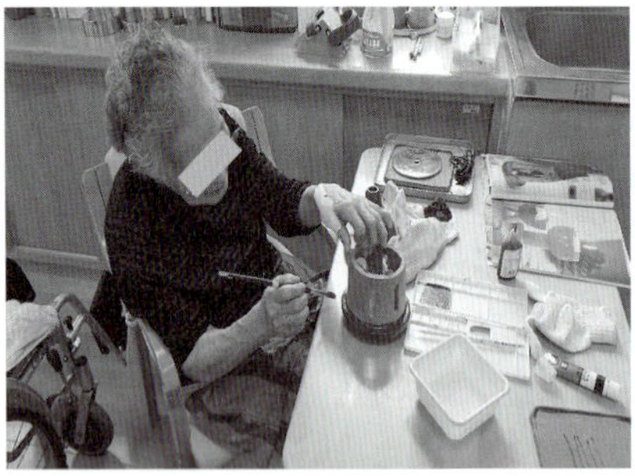

図1　リハビリ室でのオーブン陶芸開始

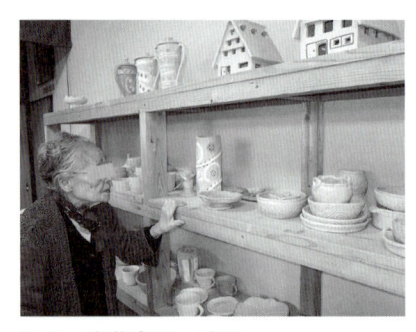

図2　陶芸窯元へ訪問

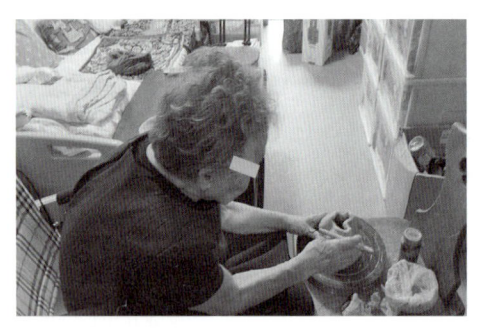

図3　自室で製作中

事例報告のポイント，価値

「自分の命はあと1年よ」が口癖のDさんは，元来，多趣味であり，木彫りや陶芸などを楽しまれていたが，入院を契機として，高齢であること，手先が思うように動かないこと，指導者がいないことなどの理由により，活動への意欲が低下していた．

生活行為向上マネジメントの聞き取りにより，Dさんは消極的ではあるが「陶芸を再開したい」という思いを口にした．そこで筆者も未経験であったが，「オーブン陶芸」なら施設でも簡単に取り組めるのではないかと考え，「一緒に始めてみませんか」と投げかけたところ，「うまくできんと思うよ」と言われながらも興味を示され，リハビリ室でのオーブン陶芸の開始に至った．

オーブン陶芸を通じて「まだやれる」という自信を取り戻したDさんは，やがて自由に陶芸をしたいという思いが強くなり，自室で行うようになった．完成度が増していくにつれ，本格的な陶芸を再開したいと考え，窯元の先生から土を調達したり，できた作品の色付け，焼き入れをお願いし，本格的な陶芸の再開に至った．自室は作業場となり，自由な時間のほぼ大半は陶芸に没頭し，「私はこれ（陶芸）で生きさせてもらっています」と残りの人生を楽しんでいる．

現在，市内のイベントホールでの陶芸展開催を目標に陶芸製作に励んでいる．何歳であっても，人は作業を通して元気になれることを実感した事例である．

1. 事例紹介

Dさん，90歳代，女性．心房細動，高血圧，変形性脊椎症，胸腰椎圧迫骨折，逆流性食道炎，食道裂孔ヘルニア．要介護2．障害高齢者の日常生活自立度A2．認知症高齢者の日常生活自立度Ⅰ．

十数年前に夫を亡くしてからは，同敷地内に住む長男夫婦の支援を受けながら生活していた．日中は独居であり，介護認定で要支援2ということもあり，週2回の訪問介護による入浴と配食サービスを利用しながら暮らしていた．X−2年頃より，腹痛，食思不振，吐き気が続き，部屋でうずくまっている所をヘルパーに発見された．往診を受けるも，症状は改善せず，同年4月に，A病院を受診．食道裂孔ヘルニア，逆流性食道炎の診断を受け，同日入院となった．また，入院時に胸腰椎の圧迫骨折（自宅で尻もちをついた際に骨折）が判明し，痛みがしばらく持続するがコルセットを使用し，徐々にADLの改善がみられた．退院許可が出るが，本人，家族とも自宅での生活に不安があり，同年6月に実姉が入居中のB介護老人保健施設に入居となった．入居後3カ月で自宅へ戻ることを勧められたが，自宅へ帰る自信がないとのことで，X−2年10月に知り合いの伝手を頼り当介護老人保健施設に入居となった．

Barthel Index（BI）90点，改訂版FAI 2点，老研式活動能力指標6点であり，ADLは入浴時の洗体・洗髪動作，階段昇降時に介助が必要であったが，それ以外は自立していた．IADL面では，職員や家族の支援が必要であった．心身機能面では，HDS-R 26点（計算，遅延再生で減点），MMSE 20点，COGNISTATは注意，記憶で減点あり．短期記憶障害と軽度の判断能力の低下が認められた．円背による肩関節屈曲可動域制限があり，腰部コルセット着用，時に腰痛が発生する．長時間の座位で腰部に不快感が生じることがある．

両下肢筋力は4−レベルで，右膝は変形性膝関節症により，屈曲95°で制限があったが，疼痛はなかった．活動・参加面では，円背の影響から支持なしでの立位保持困難で，評価場面では，U字型歩行器を使用して施設内の平地歩行は可能であったが，ユニット内の移動は軽量のシルバーカーに座り，下肢の駆動と手すりを支持しながらの移動が主であった．

● 作業歴（生活歴）

C市で生まれ，高等女学校卒業後，郵便局でしばらく手伝いをし，20歳代で軍医の夫と結婚，長男を出産した．終戦後病院を開業し，5人の子どもを育てながら受付をし，看護師の資格を取得して夫が80歳になるまで看護師として働いた．退職後，長男夫婦と同敷地内で生活をともにし，病気の夫の看病をする．十数年前に夫を亡くしてからは，木彫りや陶芸などの趣味活動や庭の草取りなどを楽しんでいた．性格は大雑把で，あまり社交的ではないが，おしゃべりは好きである．

89

表1 生活行為聞き取りシート

生活行為聞き取りシート

生活行為の目標	自己評価	初回	最終
☑A（具体的に生活行為の目標が言える） 目標1： 　　背筋をシャンと伸ばして歩きたい． 合意目標： 　　屋外をシルバーカーで安全に歩行できる．	実行度	/10	/10
	満足度	/10	/10
	達成の可能性	☑有 □無	
☑A（具体的に生活行為の目標が言える） 目標2： 　　陶芸を再開したい． 合意目標： 　　陶芸を再開する．	実行度	1/10	4/10
	満足度	1/10	10/10
	達成の可能性	☑有 □無	

ご家族の方へ

利用者のことについて，もっとうまくできるようになってほしい．あるいは，うまくできるようになる必要があると思う生活行為がありましたら，教えてください．

　　陶芸が再開できたらいいですが……．

●他職種からの情報

　医療面としては，医師より排便のコントロールがうまくいっておらず，自分で薬を調整しており，薬の調整が必要であること，心房細動がありあまり強度な運動は行わないようにという指示を受けた．介護職より他の利用者と積極的に会話することも少なく，ほとんどの時間を自室で過ごしている．自室では枕にタオルでカバーをつけたりといった縫物をしているので，何か興味のもてる活動を探していきたいという情報を得た．

2．生活行為聞き取り結果（表1）

　入所先の施設にて，Dさん，家族より聞き取り調査を行う．Dさんは「この年になったら，施設で暮らす方が安心．頭も呆けて物忘れもひどいので，こうやってノートに全部書いておくのよ」と話されていた．何かやりたいことはないかと聞くと，「先のことより，一日一日を楽しく過ごすことを考えたい」との発言が聞かれた．家族からも「もう年やからねえ．今の状態を保っておいてもらうことが一番かねえ」と，あまり具体的な意見は聞くことができなかった．

　入院前の生活の状況を聞くなかで，余暇時間の大半は陶芸や草取りをして過ごしていたという情報を得た．もう一度陶芸をやってみる気持ちはないかと尋ねると，「そりゃできればやりたいね．でも手先も動かなくなったし，頭も呆けたし．それから腰が曲がってしまったけど，もうちょっと背筋をシャンと伸ばして歩きたいね」と消極的ながらも陶芸再開への関心や歩行についての希望がうかがえた．また，家族からも，「陶芸は母の生きが

いでしたから，できればまた陶芸をやらせたいですね」と具体的目標となり得るかもしれない生活行為を聴取できた．

3. 生活行為アセスメント（表2）

　Dさん，家族の希望である「陶芸の再開」を目標とした場合，現状では腰椎圧迫骨折による腰痛があり，長時間の座位で腰部の不快感が出現し，作品制作のための座位の耐久性の低下が問題として上げられた．これについては，作業プログラムのなかで，徐々に座位耐久性を向上させるための活動を行うこと，また陶芸を行う姿勢などの作業環境を整えることで，解決可能ではないかと考えた．著明な認知機能低下もなく，簡単な針仕事も可能ではあったが，入院後陶芸活動を休止してから約6カ月が経過しており，Dさんの自信喪失や意欲低下が危惧された．これについては消極的な関心をより現実的なものとするため，窯元へ出かけることにより，陶芸再開への意欲が向上できるのではないかと考えた．しかし，現状ではU字型歩行器での移動であり，外出先での実用的な歩行能力が獲得できていないことも課題であった．この点は，適切な補助具の選択や生活の場を巻き込んでの歩行機会の増加により，屋外でも使用できる歩行補助具での移動が可能になると考えた．作品制作工程に関して，施設では完成した作品の焼きや色づけが困難であり，これに関しては，Dさんが入院前に指導を受けていた窯元の先生に最終工程の援助ができないかお願いし，家族の協力で窯元に搬入することで，完成作品となるのではないかと考えた．このようなアセスメントの結果，Dさんの合意目標を「好きな陶芸を再開し，窯元の先生に会いに行く」とした．この時の目標に対する自己評価は，実行度1，満足度1であった．

4. 生活行為向上プラン（表2）

　「好きな陶芸を再開し，窯元の先生に会いにいく」という生活目標に対し，まずは安全に外出できることを担保するため，①適切な歩行補助具を選択し，屋外の移動が可能になることを目指す．また陶芸再開に関しては，②座位での活動の耐久性を向上させ，座位姿勢の環境調整を行うことにより，実際にリハビリ室での陶芸再開を目指すことを介入の基本方針とし，生活行為向上プランを立案した．

　屋外歩行が可能になることを目標に，週3回，基本的プログラムとして全身運動（認知機能を多く用いる四肢の体操），肋木での背筋のストレッチ，座位での体幹前後屈自動運動を開始することにした．応用的プログラムとしては，U字型歩行器での屋内歩行練習から始め，徐々に歩行時間・距離を延ばしていった．また，背中を伸ばして歩きたいという希望もあり，同時にシルバーカーでの歩行練習も併用していった．生活場面においては介護職と連携し，現在の歩行能力を伝達し，生活のなかでも歩行機会を多くもつように働きかけていった．陶芸活動が再開できるように，座位作業の耐久性向上を目的に腰痛の発生に留意しながら，リハビリ室での座位での活動を組み入れ，最終的に1時間程度の陶芸活動が行えるように座位時間を延長していった．陶芸開始時には，椅子の高さや作業台の高

表2　生活行為向上マネジメントシート

生活行為向上マネジメントシート

利用者：Dさん　　担当者：OT・○○　　記入日：X年10月10日

	生活行為の目標	本人	陶芸を再開したい．シャンと背筋を伸ばして歩きたい		
		キーパーソン	ぜひまた陶芸をやらせたい．母の生きがいだから		
生活行為アセスメント	アセスメント項目		心身機能・構造の分析 (精神機能，感覚，神経筋骨格，運動)	活動と参加の分析 (移動能力，セルフケア能力)	環境因子の分析 (用具，環境変化，支援と関係)
	生活行為を妨げている要因		腰痛発生の恐れがある 円背がある 活動に消極的である	座位での活動が集中して行えない 長時間の外出に不安がある（U字型歩行器では外出できない） 半年近く陶芸を行っていない	陶芸を行う場所・機会がない 指導者がいないので一人でやるのは自信がない
	現状能力 (強み)		知的能力は保たれている 上肢，手指の著明な運動制限がない 下肢筋力の低下も軽度である	ADLはほぼ自立しており，余暇時間を十分にもつことができる 簡単な針仕事を行っている	外出に際し，家族の協力が得やすい 窯元の先生も協力的である
	予後予測 (いつまでに，どこまで達成できるか)		腰痛も軽減傾向にあり，練習時に座位の活動を増加させていくことで，座位の耐久性が向上する可能性がある	座位耐久性が向上することによって楽に陶芸が行えるようになる可能性がある シルバーカーでの移動が可能になれば屋外の移動も可能になる可能性あり	家族の協力があれば，作品を窯元にもっていき，完成させることができる 作業台や椅子の高さを調整し，楽に陶芸に取り組むことができる
	合意した目標 (具体的な生活行為)		好きな陶芸を再開し，窯元の先生に会いに行く		
	自己評価*	初期	実行度 1/10　満足度 1/10	最終	実行度 4/10　満足度 10/10

*自己評価では，本人の実行度（頻度などの量的評価）と満足度（質的評価）を1から10の数字で答えてもらう

	実施・支援内容		基本的プログラム	応用的プログラム	社会適応プログラム
生活行為向上プラン	達成のためのプログラム		①全身運動10分 ②肋木での背筋ストレッチ ③座位での体幹前後屈運動 ④平行板周囲歩行練習 （片手平行板支持・片手杖支持）	①施設内歩行練習（U字型歩行器⇒シルバーカー） ②屋外歩行練習（シルバーカー） ③リハビリ室で陶芸を行う ④座位での活動実施（認知課題） ⑤ユニット内で歩行移動を行う	①ユニット自室の掃除や片付けなどの役割活動をスタッフと一緒に行う ②窯元の先生へ協力を依頼する 屋外歩行が可能になれば， ③姉のお見舞いにいく ④窯元の先生に会いにいく
	いつ・どこで・誰が実施	本人	上記①～④をリハビリ室で実施する	上記①～⑤までを行う	上記①～④を行う
		家族や支援者	OT：①～④を本人と一緒に実施	OT：①～④を本人と一緒に行う 介護スタッフ：⑤を本人と一緒に行う	介護スタッフ：①を本人と一緒に行う 家族：③④の際の移動介助を行う OT：必要であれば，窯元の先生に連絡をし，活動趣旨を説明
	実施・支援期間		X年10月10日～X+1年8月31日		
	達成		☑達成　□変更達成　□未達成（理由：　　　）　□中止		

さの調整も行い，より安楽に陶芸を楽しめるように援助した．社会適応プログラムとして，実際にシルバーカーでの屋外歩行が見守りの下，安全に行えるようになった時点で，家族に窯元や自宅への外出援助を依頼することにした．また，家族には窯元の先生と連絡

をとってもらい，完成作品の焼き・色付けの協力を依頼し，作品を窯元へ搬入してもらうこととした．また，生活の場でユニット居室の職員とともに，居室の掃除・整頓，庭の草抜きなどの役割活動を再開し，活動への自信につなげていこうという計画を立案した．

5．かかわりの経過

入居後，リハビリ室への道順やエレベーター操作を数回の援助で覚えることができ，指定された時間にU字型歩行器でユニットから来室可能となった．座位活動では，推理・判断を必要とする認知課題を提供し，腰痛の発生に留意しながら10分から徐々に延長していった．歩行はU字型歩行器での施設内散策（約10分）も可能となり，自宅にあったシルバーカーを持参してもらい，歩行練習を導入した．U字型歩行器では，腰部屈曲状態での歩行であったが，シルバーカーでは姿勢が改善され，歩行の満足度も向上した．この時点でユニットでの移動方法をシルバーカーに変更し腰痛の発生，安全性に留意して見守ってもらうことを伝達した．

陶芸については，座位活動が30分程度可能になった時点で，リハビリ室での実施を促すが，「私はへたくそ．先生がいないとできないわよ」と応じられなかった．現状では，本格的な陶芸の再開は困難でないかと考え，OTも未経験であったオーブン陶芸を勧めてみた．テキストを何冊か揃え，リハビリ時にみてもらううちに，「やってみようか」という気持ちになり，リハビリ室でのオーブン陶芸の開始となった．初めはOTとテキストをみながら作製していたが，徐々に勘を取り戻され作品の完成度が増すにつれて，「ここは私にまかせて」と自ら絵柄を掘ったりと制作に没頭し，Dさんにとってリハビリ室は陶芸教室となっていった．週3日の実施であったが，もっと自由にやりたいと材料を自室にもち帰るようになり，自室は陶芸の作業場となった．初めはできた作品を「恥ずかしいから人には絶対みせないで」と言っていたが，少しずつリハビリ室やユニットに飾って，他者からの賞賛を受けるようになると，また以前のように本格的な陶芸を開始したいと，自ら窯元の先生に連絡を取り，陶芸用の土を自室に搬入し，毎日作品づくりに没頭した．「私の命はあと1年よ」という口癖は変わらず聞かれるが，「あら，命が延びたじゃないですか」と言うと，「私はこれ（陶芸）のおかげで生かされています」「作品が完成した時は何とも言えないいい気持ちよ」と，女流陶芸家のような毎日を送っている．

最近，「せっかくたくさんの素敵な作品をつくられているのだから，どこかで作品展を開きませんか」と誘ったところ，「命がそれまでないかもしれないけど，その時は遺作展でもいいわよね」と乗り気になり，先日会場の下見も一緒に行った．次の目標は「陶芸の作品展を開く」である．

6．結果

身体機能面では，歩行時には円背のため，一次的には姿勢修正が可能であるが，Dさんが望む「背筋をシャンと伸ばして歩きたい」というニーズ達成は不十分であった．しか

し，改訂版FAIは2点から14点と向上し，家事活動，外出，趣味活動，屋外歩行の項目で向上がみられた．BIは90点が95点となり，入浴時も「もう来なくていいわよ．一人で入るから」と，入浴動作が自立となった．老研式活動能力指標では6点が8点になり，社会的役割において改善が認められ，HUIでは痛み・不快感，感情面でのプラスの変化がみられた．ユニットの生活において，特に家事活動の機会が増加し，「私がやります」「自分でできる」という発言も増え，活動性が向上した．シルバーカーを使用しての屋外歩行が安定したことにより，外出への自信もつき，家族の協力のもと，窯元の先生に会いに行ったり，親戚を見舞ったりと，施設外の交流も広がってきた．「好きな陶芸を再開し，窯元の先生に会いにいく」という目標に対する自己評価は，実行度は1が4，満足度は1が10となり，目標達成における自己満足度は向上した．

7. 考察

今回，生活行為向上マネジメントを使用して，本人の目標である「好きな陶芸を再開し，窯元の先生に会いにいく」という目標が達成できた．Dさんは転居時より，ADLは階段昇降と入浴以外は自立しており，円背や腰痛による座位保持能力の低下，歩行能力の低下以外は，心身機能面でも大きな問題はみられなかった．施設入所という庇護的環境の下では，自宅で行っていた趣味活動や役割活動とは無縁の状態であり，環境がDさんの活動・参加能力を阻害していたとも言える．90歳代半ばという高齢で，施設生活という環境におかれたことにより，入所前に行っていた活動を再開することに不安が生じたのは当然の結果であるかもしれない．作業療法場面において，生きがいである「陶芸」に向かって，一つずつ身体機能や，活動を整えながら，未経験であったオーブン陶芸を経験することにより，Dさんの創作意欲に火がつき，再び陶芸を再開し，陶芸によって「生かされている」ことを実感することができた．

人は動機（欲求）があって行動を起こすことができる．今回のDさんは，きっかけはOTによる陶芸の場の提供であったが，作業が進むにつれてその環境を自らの力で変化させ，「まだやれる」というセルフイメージが強化され，外部からの評価を受けることにより，自己の有能感を得ることができた．そして次々に新たな活動へと動機づけが行われていくことで，「自分は生きている」という存在の実感を獲得することができたのではないかと考える．Dさんはいまだに，「私の命は3月までよ」と笑いながら話すが，生活行為向上マネジメントを使用した今回の介入により，「人は望む作業によって生かされる」こと，人間にとって「意味ある作業」の大切さをDさんへのかかわりを通し実感した．

文献
1) 日本作業療法士協会：生活行為向上マネジメントを活用した"作業"のとらえ方とその評価・支援技術研修—作業が人を健康にする—」テキスト，2011.

Case 5 （介護・通所リハビリ）

脳卒中後，活動性の低い生活から継続的な外出機会をもったEさん
（50歳代，男性，脳卒中，左片麻痺）

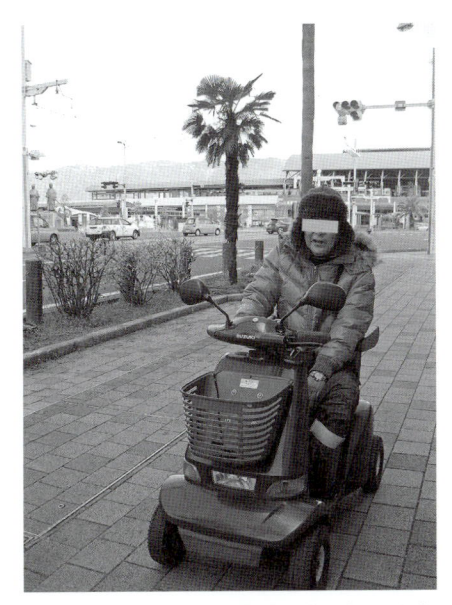

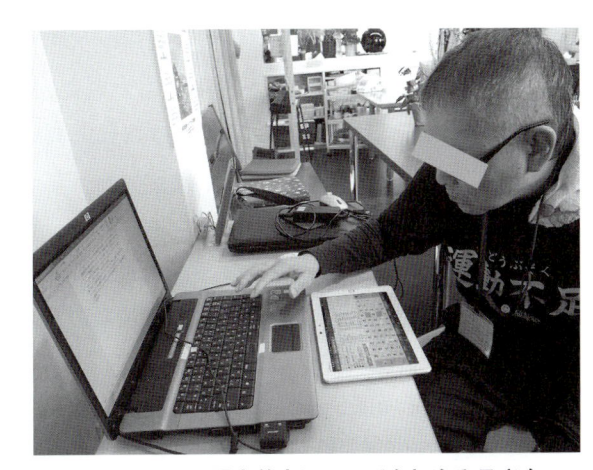

図1　シニアカーで図書館へ向かうEさん

図2　パソコンで野中兼山についてまとめるEさん

事例報告のポイント，価値

　働き盛りの50歳代で脳卒中を発症し，仕事を辞め，閉じこもりがちな生活を送っていたEさんを担当した．もともとEさんは仕事中心の生活で，自宅や近所での余暇や役割が少なく暇をもてあましている様子であった．このようなケースを担当する際に，単なる運動療法や移動手段の獲得のみでは生活の質が改善しないことは重々承知している．一方で，本人の個性や生活背景に沿った方法で，生活を拡大していくことの難しさも同時に感じるところであり，目標と行動をいかに明確にできるかというところに，OTとしてのやりがいも詰まっている．

　やりたいことは特にない，というところからスタートし，生活行為向上マネジメントを用いてEさんの「図書館なら行ってみてもよい」という思いを確認した．そこから合意する目標を見出すまでのアセスメントにおいては，生活行為向上マネジメントシートでの整理が役立った．関心のあった「歴史」と併せて目的を探り，図書館での調べ物→パソコンでのまとめ作業→機関誌への記事連載という流れができた．

　結果，図書館へ出かけるようになったEさんであるが，その後の機関誌連載までの一連の作業が社会参加の一つとして意味をもつようにかかわったことが，今回の支援のポイントであったと振り返る．以下その内容について報告する．

1. 事例紹介

Eさん，50歳代，男性．X-3年に脳出血を発症後，X-2年に脳梗塞を発症．要介護1．二度の発症で中等度以上の左片麻痺と高次脳機能障害を呈し，移動は下腿装具を使用し屋内の杖歩行が可能で，屋外は車椅子介助レベルである．ADLは入浴と更衣以外は自立している．訪問リハビリの介入によりシニアカー（電動四輪車）の運転が可能となった後，X年に通所リハビリへ移行されたものの，行き先がないためにシニアカーの使用機会は少なく，自宅ではほとんどの時間スマートフォンをつついてベッド周辺で過ごし「やることがない」と度々口にしていた．サービス担当者会議においては，閉じこもり気味な生活の解消へ向けて話し合いが何度かもたれたが，解決の糸口がつかめずにいた．Barthel Index（BI）は85点でADL自立度は比較的高いが，改訂版FAIは24点，老研式活動能力指標は2点であった．

●作業歴（生活歴）

病前の仕事は自営業．洋服などの衣料品を小売店へ仲卸しており，毎日200 km以上車を運転し，営業から事務関連までを1人で切り盛りしていた．発症後，仕事の再開はできていない．2人の子どもはともに独立しており，同居家族は妻と実母との3人．

休日には趣味のドライブや車の改造を楽しんでいた．発症後も車の運転再開を強く希望し，運転適性検査を受け，新車を購入したがっていたが，障害の程度や家族の同意において具体的に進む状況にはなかった．

●他職種情報，家族からの情報

入浴目的で利用していた通所介護では，自宅と同様でスマートフォンをつついて過ごす時間が多かった．妻は「家に居ても何もすることがないので，何か目的をもってほしい」と希望し，休日には大型商店などにできるだけ本人を連れ出すようにしていた．

2. 生活行為聞き取り結果

生活目標の聞き取りを行ったが，特段のものが出なかったため，興味・関心チェックリストを活用したところ「車の雑誌をみに図書館へ行ったことがある」「歴史はおもしろい」という回答を得た．歴史についてはこれまでにも，江戸時代の歴史上人物について語ることがあった．また，生まれ育った山村の郷土史の資料をOTにみせてくれることもあった．その資料は関係機関にEさんが直接連絡をして取り寄せたものであり，関心と行動力の高さをうかがう機会があった．図書館については「行く用事がない」「疲れる」「本をもって歩く自信がない」と足が遠のいていたが，何かしらの目的がある前提で「図書館なら行ってみてもよいと思う」という気持ちまで確認することができた（表1）．

3. 生活行為アセスメント（表2）

この時点では図書館にまた通いたいという段階でなかったため，OTは図書館へ行く目

表1 生活行為聞き取りシート

生活行為聞き取りシート

生活行為の目標	自己評価	初回	最終
☑A（具体的に生活行為の目標が言える） 目標1： 　図書館なら行ってみてもいい． 合意目標： 　シニアカーで図書館へ行き，野中兼山（土佐藩家老）について調べ，パソコンクラブ発行の機関誌に記事を連載する．	実行度	1/10	5/10
	満足度	1/10	8/10
	達成の可能性	☑ 有 ☐ 無	

ご家族の方へ

利用者のことについて，もっとうまくできるようになってほしい．あるいは，うまくできるようになる必要があると思う生活行為がありましたら，教えてください．

家にいても何もすることがないので，何か目的をもってほしい．

的をどのように共有できるのか，単発に留まらない方法をみつけることが重要であることを認識してアセスメントを行った．

心身機能・構造の分析では，外出を億劫にしている要因として中等度の左片麻痺，易疲労性，歩行スピードの低下があった．注意障害（集中，転動性）もあり歩行パターンの改善が阻害されていた．反面，慎重な性格であり転倒歴はなかった．50歳代と若いこと，認知面は正常であることも併せ，予測としては，運動および歩行パターンの見直し強化によって，2カ月後には外出が億劫でなくなる程度の歩行スピードの獲得と体力づくりが可能と判断した．

活動と参加の阻害要因としては，図書館1階の段差昇降の困難感，荷物をもっての歩行に不慣れ，ものぐさな性格などをあげた．強みとしては，シニアカーの運転経験，興味が向いたときの遂行力の高さ，パソコンの使用経験，歴史への関心，練習中の段差昇降の安定性が向上しつつあること，本の運搬は工夫によって解決できる見込みから，予後予測としては図書館内で本をもっての歩行と段差昇降は自立可能，パソコンによる文章作成は可能，継続した作業にするためにはもう一工夫が必要であると考えた．

環境面では，家族が介護全般に協力的であった．OTが注目したのは，通所リハビリ内にある利用者の自主グループ「パソコンクラブ」であった．脳卒中後の団塊世代の男性利用者を中心とした集まりで，活動内容は週1回のパソコン操作の相互学習と，年4回の機関誌発行であり，Eさんは参加していなかった．OTはパソコンクラブの活動とリンクできればEさんが取り組みを維持しやすいことを予測した．

Eさんと合意した目標は「図書館に行き野中兼山（土佐藩家老）についてまとめ，パソコンクラブ発行の機関誌に連載する」とした．当初の実行度，満足度ともに1であった．

表2　生活行為向上マネジメントシート

生活行為向上マネジメントシート

利用者：　Eさん　　　　担当者：　OT・○○　　　　記入日：　X年9月20日

生活行為アセスメント

生活行為の目標	本人	図書館なら行ってもよい		
	キーパーソン	家にいてもすることがないので何か目的をもってほしい		

アセスメント項目		心身機能・構造の分析 (精神機能, 感覚, 神経筋骨格, 運動)	活動と参加の分析 (移動能力, セルフケア能力)	環境因子の分析 (用具, 環境変化, 支援と関係)
生活行為を妨げている要因		左半側空間失認 注意障害（集中, 転動） 左片麻痺, 易疲労性 歩行スピード低下	ものぐさな性格 杖での段差昇降未自立 荷物をもっての歩行未経験 臥床時間が長い	日中独居のため本人ペースの気ままな生活になりやすい
現状能力 （強み）		認知面は保たれている 転倒歴はない	シニアカーの経験あり 興味の向くことであれば集中できる 歴史が好き パソコンの使用経験あり 段差昇降が徐々に行えるようになってきている	妻は介護全般に関して協力的 娘が休日に連れ出してくれる 通所リハビリ内に脳卒中後の男性で構成される自主グループ「パソコンクラブ」がある
予後予測 （いつまでに、どこまで達成できるか）		外出しても疲れにくい体力づくりをする 歩行スピードが向上し、外出が億劫でなくなる	本をもっての歩行や段差昇降は自立すると思われる パソコンによる文章作成は可能と思われる	家族やパソコンクラブのメンバーに取り組みを知ってもらい、協力が得られれば取り組みを維持しやすい

合意した目標（具体的な生活行為）	図書館に行き野中兼山（土佐藩家老）についてまとめ、パソコンクラブ発行の機関誌に連載する

自己評価*	初期	実行度 1/10	満足度 1/10	最終	実行度 5/10	満足度 8/10

*自己評価では、本人の実行度（頻度などの量的評価）と満足度（質的な評価）を1から10の数字で答えてもらう

生活行為向上プラン

実施・支援内容		基本的プログラム	応用的プログラム	社会適応プログラム
達成のためのプログラム		①マシントレーニング追加 ②集団運動追加 ③歩行練習 ④屋外歩行の増量	①段差昇降練習 ②屋外での段差昇降練習 ③図書館へ行く ④応用歩行の練習 ⑤パソコンで記事を書く	①機関誌に記事を連載する
いつ・どこで・誰が実施	本人	③職員の声掛けの元、歩幅を意識して杖歩行をする ④家族との外出時にはできるだけ歩く	③実際に図書館へ行き、本を借りる。不安な点などはOTに報告する。 ⑥自宅のパソコンで記事を書きOTが確認をする	①図書館通いを継続する ②「パソコンクラブ」発行の機関誌に連載を投稿する
	家族や支援者	PT, OT：①マシントレーニングの負荷量見直しと指導（週3回）する ②集団運動をPT, OT, CWが交代で実施する PT, OT, CW：③杖歩行中は付き添い前型歩行と歩幅の意識ができるように声掛けをする 家族：④外出時にはできるだけ歩行をするよう励ます	PT, OT：①②個別リハビリとして通所リハビリ内での段差昇降練習10cm（杖）を継続し、慣れたら屋外へ練習場所を移す OT：④荷物をもって歩ける方法を検討・練習する OT：⑤記事作成の遂行状況を確認し適宜支援する（記事の校正、作業設定等）	家族：①図書館へ行けるよう声をかける。行けたら称賛する OT：②パソコンクラブのメンバーに取り組みを伝え協力を得る。連載枠を確保する

実施・支援期間	X年 9月 18日 ～ X年 10月 31日

達成	☑達成　☐変更達成　☐未達成（理由：　　　　　　　　）　☐中止

4. 生活行為向上プラン（表2）

　Eさんの不活発な生活を改善するためには，体力づくりや移動能力の向上にむけた計画が必要であるが，それと同時に，活動，参加を継続的なものにするために調べ物や記事連載がやりがいあるものとして定着することが重要である．周辺環境の活用を考え，OTは橋渡し的な役割も果たしていくことを基本方針とした．

　基本的プログラムでは，運動量の見直しと歩容改善への支援方法の統一を行った．通所リハビリでは選択制で実施している各種集団運動への参加追加と，マシンを使った有酸素運動を追加した．また，前型歩行ができるように，苦手であった患側への荷重練習をPTと交代で実施し，歩行中には歩幅を意識して歩行できるように職種を問わず職員が付き添い，意識付けのための声掛けをした．

　応用的プログラムでは，杖での段差昇降の練習を重ねた後，屋外の段差へ移行し確実性をあげていった．図書館での本の運搬はカバンの種類を検討し，その後，実際に図書館を利用してもらい郷土史を調べ，自宅でパソコンにまとめて文章化することとし，家族には2階にあるパソコンを1階居室で使用できるように設定をお願いした．OTは移動や文章作成の遂行状況を評価し，適宜必要な支援をした．

　社会適応プログラムでは，OTはEさんの生活行為向上プランとパソコンクラブの活動とリンクできるよう，メンバーに取り組みを伝え，協力を得ることにした．家族には，外出の際にはできるだけ歩行するよう励ましてもらうことと，図書館に行けたら称賛してもらいたいことをお願いし，協力を得た．

5. かかわりの経過

　目標が定まれば取り掛かりは早く，基本的プログラムの体力づくりの運動は週2回の来所時にEさんは自主的に取り組んだ．また，杖歩行では声掛けがあれば小幅の歩行が改善されるようになった．

　段差昇降においては，PTと協同で練習を重ねるうちに「タイミングがわかってきた」とのことで，恐怖心が軽減してきた様子であった．屋外に練習場所を移し，10cmの段差昇降が見守りで可能となった．本数冊を運搬する方法としては，斜めかけのカバンで評価しクリアした．2週目には実際に図書館まで行ってみたと報告があり，往復のシニアカーの運転には支障がないことと，敷地内の段差昇降も何とか行えたことを確認した．

　家族との外出時に車椅子のみであった移動は，その後家族の声掛けにより駐車場内を歩行したり，店内の狭小な場所は歩行するなどの変化がみられた．

　社会適応プログラムでは，パソコンクラブが発行している機関誌への連載ができるよう，OTはパソコンクラブのメンバーに相談し，連載枠を確保できた．パソコンクラブのメンバーからEさんへ記事の連載を直接依頼する形をとってもらい，以降の交流がもちやすいようにパソコンクラブのメンバーにEさんを紹介した．

野中兼山の功績についてまとめる作業については情報量の多さに整理がつきにくく集中も続きにくかったため，OTは情報範囲を区分けし作業内容を明確化したり，校正作業を手伝うなどの支援を行った（**図2**）．

6．結果

図書館を週1回以上利用するようになり（**図1**），また，家族の励ましのもとで屋外歩行ができる回数が増え，改訂版FAIでは外出・屋外歩行の項目で3点から5点に改善した．基本的プログラムの取り組みが増え，歩行スピードは10 m 32.4秒から30.8秒と向上がみられた．耐久性向上に向けた取り組みが有効であったかは介入期間が短いこともあり定かでなく，継続後の評価が必要である．図書館の利用における応用歩行などの課題は，練習を重ねることで比較的早い段階でクリアした．

自宅の過ごし方においては，明らかな変化とは言えないまでも，時々探し物をしたり2階の片づけをするなど，今までにない活動が増えている．また，機関誌への連載は実行でき，今後の連載意欲もある．通所リハビリでは歴史に長けた他利用者に自ら話しかけて情報収集をする，他の利用者に誘われて野中兼山の歴史講座を受講するなど，交流面での広がりもみられた．まとめ作業や文の校正作業については集中が続きにくい面があるため，引き続きの支援が必要である．

自己評価では，実行度が1から5，満足度は1から8となった．今後は通所リハビリ内のコミュニティからさらに外に向けて広げていく段階に入っている．なお，生活行為申し送り表は使用しなかった．

7．考察

不活発で閉じこもり傾向にあったEさんであったが，目標が見出されてからの遂行力は高く，その取り組みには前向きさがみられ，実際に基本的プログラムの実施内容が増え，図書館の利用やパソコンでの作業など，実践へ移行できたタイミングも早かった．不活発な生活を送っているとはいえ，すべてにおいての意欲が失われているわけではなく，今回のように些細な興味・関心から本人にとって意味のある目標が見出され，取り組みが生まれることがあるということを，改めて認識することになった．

Eさんの場合，元来もつものぐさな性格や，脳梗塞の後遺症で集中力が低下し飽きっぽくなっていたことから，単なる文章のまとめ作業ではモチベーションが維持できず目標の達成には至らないことが予測できた．同じ団塊世代の脳卒中患者でメンバー構成される自主グループの活動を活用させてもらう形でOTが介入したことで，Eさんの記事投稿が社会的な参加として意味をもち，それがEさんにとって重要であったのではないかと考える．Eさんの特徴を踏まえながら，基本的，応用的，社会適応のプログラムを他職種や家族と協同で実践でき，意味のある活動を増やすことができたと実感できる事例であった．

Case 6 (介護・通所介護)

「バスに乗って外出したい」を目標に自信がつき，外出が可能となったFさん
(70歳代，男性，変形性膝関節症)

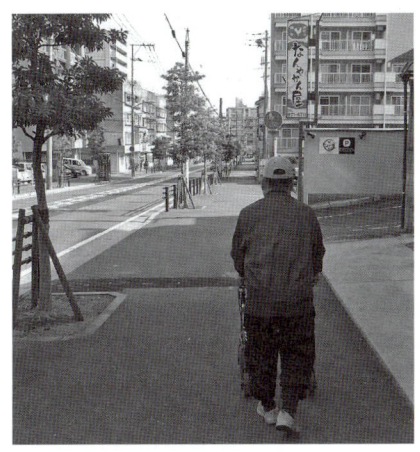

図1　外歩きの練習をしているFさん

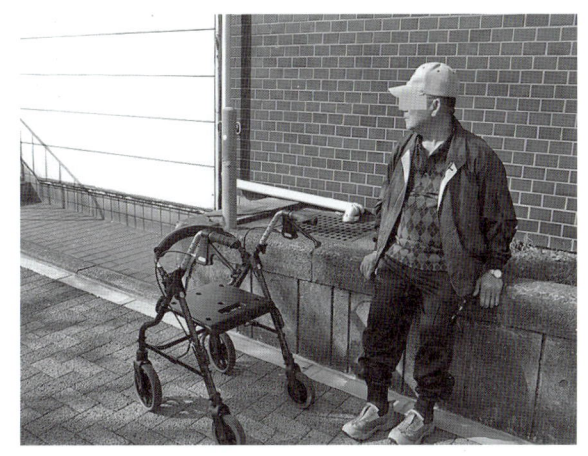

図2　膝の痛み具合の確認のために休憩するFさん

事例報告のポイント，価値

　Fさんは病前は散歩や庭木の手入れ，畑仕事や大工仕事，会社のOB会への参加や仲間との交流など，さまざまな趣味や生活習慣があり活動的に過ごしていた．しかし，膝の痛みや手術によりそれらの趣味を行わなくなり，閉じこもりがちな生活となったため，生活行為向上マネジメントを活用し介入を行った．

　生活行為聞き取りシートを用いて聞き取りをすると「バスに乗って外出できるようになりたい」との希望を語った．しかし，「そうは思うが本当にできるようになるだろうか」と自信がない様子であったため，それができるようになった後に生活がどう変わるかをイメージしてもらい，目標達成に向けての意欲を引き出すように介入した．段階づけしたプログラムの提供や自宅でのプログラムの実施により少しずつ自信を取り戻していき，また実際の作業を通して漠然とした不安感やまだできないだろうという思いを払拭できた．Fさんは疾病により一時中断していた「バスに乗って外出する」という作業の再開に至り，閉じこもりがちであった生活を変えていった．

　今回，生活行為向上マネジメントを活用することで「できるかもしれない」という気持ちを引き出し，希望していた生活行為を「できる」に変容することができた．作業療法の文化では，人は自ら作業を行うことで成長したり健康になっていくのだという信念を共有しており[1]，本人にとって意味のある生活行為をいかに続けていくかが重要である．また，通所介護利用者の多くは週1，2回程度の利用頻度であり作業療法士が直接かかわる時間は少ないため，生活場面にどのように般化させるかが重要である．

　Fさんにとって意味のある生活行為を協働して確認し，自宅でのプログラムも含めて介入すること，家族や介護支援専門員などFさんにかかわる人々と共通認識をもち介入することで効果的な支援が可能となったので報告する．

1. 事例紹介

Fさん，70歳代後半，男性．疾患名は変形性膝関節症，左第5中足骨不全骨折で，X-4年ごろより膝に痛みがあり，X-2年に右膝人工関節全置換術を施行した．妻と2人暮らしであり，要介護度は要支援2，障害高齢者の日常生活自立度はJ2，認知症自立度は自立である．

●作業歴（生活歴）

幼少期は野山で遊んだり実家の農業の手伝いをしたり，よく動く活発な子どもだった．また，遊び道具や釣り道具など，何でも自分で工夫してつくることが好きだった．18歳で兄を頼ってA市に移り住み，19歳より鉄工会社に就職．独身時代は社員寮に入っており，同期や後輩達と「やんちゃしていた」とのことだが，同郷の妻と結婚後は，後輩の面倒をよくみながら定年まで勤めた．退職後は庭木の手入れや畑仕事，大工仕事，公園でラジオ体操や散歩，妻とパチンコに行く，晩酌を楽しむなどして毎日を過ごしていた．X-4年ごろ，膝の痛みが出始めてからは，市営住宅の5階に住んでいることから階段昇降が億劫となり，楽しみにしていた年に1回の会社のOB会にも参加せず，庭木の手入れや散歩も行わなくなり，閉じこもりがちな生活となっていた．声が聞き取りにくいからとの理由で電話は好まず，自分から連絡をとったりすることはなかったが，友人から電話がかかってくれば時折話す程度の交流はあった．妻と2人でエレベーターなしの市営住宅の5階に住んでおり，受診以外の外出機会はほとんどなかった．受診は，タクシーか大学生の孫が運転する自家用車で行っていた．

●他職種情報・家族からの情報

X-1年に通所介護開始となった．介護支援専門員からは，「市営住宅の5階の階段を安全に昇り降りすることができる」が目標としてあげられていた．Fさんは「家におってばかりで動かないから，また散歩に行けるようになりたい」と希望していた．また妻は，「少し歩いただけでも息が切れるので体力をつけてせめて近くの公園くらいは散歩できるようになったらいいと思う．受診時に私がいないと不安がって離れられないので，通所介護に行くようになれば私も自分の時間をもちたいと思う」とのことであった．ADLは自立，移動はT字杖使用にて見守りレベル，短距離の歩行でも息切れがあり易疲労であった．社交的な性格で，他利用者や職員との会話を積極的に楽しんでいた．通所介護での介入により以前の生活習慣であった散歩が開始できるようになっていた．

2. 生活行為聞き取り結果（表1）

もっとうまくできるようになりたいこと，うまくできるようになる必要があると思うことについて聞き取った結果，「バスに乗って外出できるようになりたい」との希望を語った．膝を患ってからの外出は，妻と一緒にタクシーを利用するか，孫の運転する車でしか行っていなかった．タクシーではお金がかかるし，孫には朝早くから付き合ってもらわな

表1 生活行為聞き取りシート

生活行為聞き取りシート

生活行為の目標	自己評価	初回	最終
☑A（具体的に生活行為の目標が言える） 目標1： 　バスに乗って外出できるようになりたい． 合意目標： 　自分で，時には妻と一緒にバスに乗って買い物に行く．	実行度	1/10	5/10
	満足度	1/10	7/10
	達成の可能性	☑有 ☐無	

ご家族の方へ

利用者のことについて，もっとうまくできるようになってほしい．あるいは，うまくできるようになる必要があると思う生活行為がありましたら，教えてください．

いつもタクシーなので，前みたいにバスに乗って外出できるようになってほしい．

いといけないと気兼ねするので，できれば自分でできるようになりたいとのことであった．妻も同様に「いつもタクシーなので，前みたいにバスに乗って外出できるようになってほしい」との希望であった．Fさんは数年間，バスでの外出をしておらず，乗り降りやバス内での移動などに対する不安が強く，「バスで出かけられたらいいとは思うけど，思うだけで，本当にできるようになるやろうか」と自信がない様子であった．それができるようになったらFさんの生活がどう変わるかを問うと，「病院に行くだけじゃなくて，好きなときに妻と買い物に行ったりご飯を食べに行ったりできるからいいね」と語り，目標達成に向けて意欲的な様子が伺えた．

3. 生活行為アセスメント（表2）

　心身機能面では，「段を一人で昇り降りできるか心配」「椅子に座れなかったらどうしよう」「もたもたしないで動けるかな」など，しばらく行っていないバスの乗降に対して不安感が強く，また歩行時左膝に痛みがあった．しかし，膝の痛みが強くなったときは自分で休憩を入れるなどして調整することができており，目標達成に対する意欲があったことから，痛みのコントロールをしながら外出可能と判断した．

　活動・参加面では，移動能力は屋内伝い歩きにて自立，屋外はT字杖を使用し見守りで250m程度の連続歩行は可能であった．居住している市営住宅の5階までの階段昇降は手すりとT字杖を使用し，2階もしくは3階の踊り場で一度休憩をとり，妻の見守りで可能であった．バスと同等のステップ昇降の経験がないこと，周囲に人がいると気持ちが焦ってしまい歩行が不安定になることがあったが，20cm程度の階段昇降が可能であり，繰り返しの練習によってバスと同等のステップ昇降が可能になると判断した．また，OTと実際にバスに乗ってみることで漠然と感じていた不安感を解消でき，具体的な課題としてあ

表2 生活行為向上マネジメントシート

生活行為向上マネジメントシート

利用者： Fさん　　担当者： OT・○○　　記入日： X年4月17日

	生活行為の目標	本人	バスに乗って外出できるようになりたい		
		キーパーソン	いつもタクシーなのでバスに乗って外出できるようになってほしい		
生活行為アセスメント	アセスメント項目	心身機能・構造の分析 (精神機能, 感覚, 神経筋骨格, 運動)		活動と参加の分析 (移動能力, セルフケア能力)	環境因子の分析 (用具, 環境変化, 支援と関係)
	生活行為を妨げている要因	左膝の痛みあり バス乗降に不安感強い		周囲に人がいると焦る バスと同等のステップ昇降の経験がない	バスのステップは30 cm程度が2段, 手すりあり バス停まで約50 m平地
	現状能力 (強み)	知的機能問題なし 社交的な性格 意欲あり		250 m程度の連続歩行可能 手すりがあれば20 cm程度の階段昇降可能 コミュニケーション良好	妻の協力が得られる
	予後予測 (いつまでに, どこまで達成できるか)	左膝の痛みはあるが自制内. 適宜休憩を入れれば外出可能と思われる		繰り返しの練習で自信をつけることができると思われる	妻の見守りのもと外出可能と思われる
	合意した目標 (具体的な生活行為)	自分で (時には妻と一緒に) バスに乗って買い物 (晩酌用のビールとつまみを買う) に行く			
	自己評価*	初期	実行度 1/10　満足度 1/10	最終	実行度 5/10　満足度 7/10

*自己評価では, 本人の実行度 (頻度などの量的評価) と満足度 (質的な評価) を1から10の数字で答えてもらう

生活行為向上プラン	実施・支援内容		基本的プログラム	応用的プログラム	社会適応プログラム
	達成のためのプログラム		①段差昇降練習 ②体力向上トレーニング	①屋外歩行練習 (通所介護周辺, 自宅周辺) ②休憩場所確認 ③外出先の下調べ	①バスについての情報収集 ②バスに乗って外出練習 (通所介護)
	いつ・どこで・誰が実施	本人	①② OTと通所介護内で実施	①③ OTと通所介護利用日に実施. Nsは疼痛や疲労の程度を確認.	② OT同行のもとバスに乗って外出. 実施状況は介護支援専門員に報告し情報を共有
		家族や支援者		①②③散歩を週2回程度妻と一緒に行う	①自宅で実施
	実施・支援期間		X年 5月 1日 ～ X年 7月 31日		
	達成		☑達成　□変更達成　□未達成 (理由：　　　　　)　□中止		

げられるのではないか思われた.

　環境面では，自宅から最寄のバス停までの50 m程度は平地であり無理なく歩いて行けること，バスのステップは30 cm程度が2段あるが乗降の際には手すりがあること，また妻もFさんの目標達成に前向きであり協力が得られることから，妻と一緒にバスに乗って外出可能と判断した.

　以上の結果より，「自分で，時には妻と一緒にバスに乗って買い物に行く」ことを合意した目標としてあげた.

4. 生活行為向上プラン (表2)

　Fさんはしばらく行っていないバスでの外出に対し不安が強かったため，基本的プログ

ラム・応用的プログラム・社会適応プログラムを組み合わせ，バスの乗降や外出先での移動などの具体的なイメージを抱けるよう，また自信をもって行えるよう支援すること，疲労や痛みの程度など自身の身体的特徴を実際に動いて確認でき，無理なく安全に外出できるよう支援することを基本方針とした．その際，「やっぱり無理みたい」という気持ちをもたせないよう，バスでの外出にかかわる動作を段階づけして，これくらいできたら安心して外出できそうだという成功の予測を抱けるように配慮した．

　基本的プログラムとして，疲れなく余裕をもって外出できるよう体力向上トレーニング，段差昇降練習を立案した．最初はOTと一緒に実施し，後に他職員とも実施するようにした．左膝の痛みがある場合は適宜休憩を取りながら実施することとした．また，疼痛緩和のため歩行車を使用しての屋外歩行練習も合わせて実施することとした．応用的プログラムとして，坂道や段差を含めた屋外歩行練習を立案した．最初はOTと一緒に実施し，後に他職員とも実施するようにした．また週2回の通所介護利用時の練習のみでは不十分であり自宅での生活の在り様が重要と考え，自宅でも週2〜3回の散歩を実施することをFさんと決め，妻の協力を得た．社会適応プログラムとして，実際にバスに乗っての外出練習を立案した．バスの時刻表や運賃を調べるなどの情報収集はFさんに行ってもらった．基本的プログラム・応用的プログラムを行っていくなかで，ある程度の自信がつきFさんが自ら「バスに乗ってみよう」と思ったときにOTに声をかけてもらうようにした．

5. かかわりの経過

　それぞれのプログラムを実施するなかで，具体的なイメージをもって練習に取り組んだ．バスのステップと同等の段差昇降練習では「これができたらバスの段も上がれますね」，屋外歩行練習では「これくらい歩けら○○まで行けますね」などFさんと確認し実際の外出先を想定した内容であることを意識しながら実施した．自宅でのプログラムの実施状況は通所介護来所時にFさんに確認し，また送迎時に妻に確認をした．できたときは賞賛し継続して実施できるようかかわった．歩行時にどの程度で疲れたか，痛みが出たかなど確認し，その前に休憩を取るようにした．バスに乗車する前の準備として金銭の準備や運賃，バスの時刻の確認を行い「お金は慌てないように準備していたらいいですね」など自発的に調べ準備ができた．通所での実施状況は送迎時に妻に伝達した．Fさんの心の準備が整ったところでバスでの外出練習をOTと実施する旨を伝達した．

　介入を開始して約1カ月半後，Fさんより「今度バスに乗ってみたい」と希望があり実施した．OTとバスに乗る時は「何年かぶりだから緊張しますね」など不安気な様子もあったが，実際に乗ってみて「今の人は優しいのでこっちがふらふらしていたら席を譲ってくれますね」「わからんときは聞けばいいですね」など気づきがあり，具体的な解決策をみつけることができた．また，実際にやってみることで「何年かぶりにできました．やるまではいろいろ心配だったけど思っていたより上手にできた．後もそんなに疲れなかっ

たし痛みもでなかった．バスを降りて久しぶりに町並みをみながら歩いて懐かしかった．今度は妻と相談して一緒に行ってみます」と自信がついた様子であった．妻に実施状況を伝えると，「今度一緒に出掛けてみます」との返答があり生活場面での実施に至った．

6. 結果（表3）

　Barthel Index は100点，老研式活動能力指標は4点と変化はなかったが，改訂版 Frenchay Activities Index は10点が16点となり，買い物・外出・交通手段の利用・庭仕事に関する項目で向上した．生活行為聞き取りシートでの実行度は1から5，満足度は1から7と向上した．実行度については「まだ家では1回しか行っていないからたくさん点数はつけられないかな」との理由で5と評価，満足度は「できないと思っていたのができたからうれしい．よかったと思っている」との理由で7と評価した．

　歩行耐久性は向上し，350m程度は膝痛の増強はなく安定して歩行できるようになった．膝痛があったため歩行車も検討したが，歩行車の使用については「これがあると楽だけどバスの乗り降りの時に大変だから」との理由で実際の使用には至らなかった．自宅での散歩は，妻と一緒に近所の公園まで週2～3回実施できた．公園に行けば知り合いに会うことが多く，妻が公園近くの市場まで買い物に行っている間にFさんは公園内を歩いたり，知り合いとベンチに座って会話を楽しんで過ごした．バスと同等の段差は手すりをもって見守りのもと，膝の痛みなく実施できるようになった．バスに関する情報収集や事前の金銭の準備は自分で行えた．生活場面では妻と一緒にバスに乗って，以前行っていたスーパーマーケットまで買い物に行くことができ目標は達成された．介護支援専門員には通所介護と自宅での実施状況，目標達成度について毎月報告し，情報共有を行った．

　今後は「買い物に行った時に自分の目でいろいろみて回りたいから今より長歩きができるようになりたい．できれば杖で外出したいけど，歩行車を使ったら楽だったので検討してみたいと思う」と次回の目標を決めた．

7. 考察

　Fさんがもっている自己能力のイメージはやや低く，また不安が強かったためバスに乗って買い物に行くことが実現できると思えず，生活を狭小化させている原因の一つとなっていた．作業の可能化の見通しは「何か」に挑戦し「そうなるかもしれない」「何かできるかもしれない」と考えることである[2]．今回の経過から，Fさんの生活行為目標を達成するために，より具体的なイメージをもって基本的プログラム，応用的プログラムを積み重ねたことで「バスに乗って買い物に行く」という生活行為が可能になる見通しを立てられたと思われる．OTはFさんがプログラム遂行のなかで成功の予測を抱けるようにかかわった．また，週2回のみの短時間型通所介護でのかかわりであるため，自宅での生活の在り様が重要と考え，外出先でも安心して歩行できるよう週2～3回の散歩を実施することをFさんと決め，家族にも協力を得た．家族も同じ思いでいたことから協力が得

表3 生活行為申し送り表

生活行為申し送り表

氏名： Fさん　　年齢： 70歳代　　性別：(男)・女　　作成日： X年7月31日

退院後も健康や生活行為を維持するため，下記のとおり指導いたしました．
引き続き継続できるよう日常生活のなかでの支援をお願いいたします．

担当者：OT・○○

【元気な時の生活状態】
散歩や庭木の手入れ，畑仕事や大工仕事，会社のOB会への参加や仲間との交流など，さまざまな趣味や生活習慣があり活動的に過ごしていました．

【今回入院きっかけ】
☑ 徐々に生活機能が低下
☐ 発症（脳梗塞など）
☐ その他（　　　）

【ご本人の困っている・できるようになりたいこと】
自分で，時には妻と一緒にバスに乗って買い物に行く．

【現在の生活状況】（本人の能力を記載する）　※該当箇所にレをつける

ADL項目	している	していないができる	改善見込み有	支援が必要	特記事項
食べる・飲む	☑	☐	☐	☐	
移乗	☑	☐	☐	☐	
整容	☑	☐	☐	☐	
トイレ行為	☑	☐	☐	☐	
入浴	☑	☐	☐	☐	
平地歩行	☑	☐	☐	☐	T字杖使用
階段昇降	☑	☐	☐	☐	
更衣	☑	☐	☐	☐	
屋内移動	☑	☐	☐	☐	伝い歩き
屋外移動	☑	☐	☐	☐	T字杖使用
交通機関利用	☐	☐	☑	☐	妻と一緒にバス利用
買い物	☐	☐	☑	☐	妻と一緒に買い物している
食事の準備	☐	☐	☐	☑	妻が実施している
掃除	☐	☐	☐	☑	妻が実施している
洗濯	☐	☐	☐	☑	妻が実施している
整理・ゴミだし	☐	☐	☐	☑	妻が実施している
お金の管理	☐	☐	☐	☑	妻が実施している
電話をかける	☐	☑	☐	☐	
服薬管理	☐	☑	☐	☐	妻が実施している

【リハビリテーション治療における作業療法の目的と内容】
目的：屋外歩行耐久性向上，バス乗降に関する動作の獲得，練習により具体的なイメージをもち自信をつけること．
内容：体力向上練習
　　　段差昇降練習
　　　坂道や段差を含めた屋外歩行練習
　　　バスに乗っての外出練習
　　　自宅での散歩（週2～3回）

【日常生活の主な過ごし方】
週2～3回は奥様と一緒に近所の公園に散歩に行かれています．また，気が向いたときは，庭木の手入れをしながら，ご近所の方とのおしゃべりを楽しまれています．夜はときどき晩酌を楽しんでいます．

【アセスメントまとめと解決すべき課題】
「自分で，時には妻と一緒にバスに乗って買い物に行く」を目標にアプローチを行いました．左膝痛，歩行耐久性の低下，外出に対する不安感，病気をしてからの公共交通機関未使用で経験不足のため，バスを利用しての外出が困難となっていました．しかし，目標達成に意欲があり，痛みを感じた時は休憩を入れ調整でき，また練習によりバス昇降に関する動作と自信が獲得できると思われ，奥様も協力的でした．上記プログラム実施の結果，奥様と一緒にバスでの外出が可能となっており，生活範囲の拡大が期待されます．今後は「買い物に行ったときに自分の目でいろいろ見て回りたいから今より長歩きができるようになりたい．できれば杖で外出したいけど，歩行車を使ったら楽だったので検討してみたいと思う」との希望があがっており，歩行耐久性の向上と合わせて歩行車レンタルを検討していただければ幸いです．

【継続するとよい支援内容またはプログラム】
ご自宅での週2～3回の散歩．妻と一緒にバスに乗って買い物に行くこと．

られやすい状況であり，自宅でのプログラムを遂行できた．社会適応プログラムでは「やるまではいろいろ心配だったけど思っていたより上手にできた」との言葉からも表されているように，実際の生活行為を通して現状能力と目標間の溝を埋めることにつながったと

思われる．漠然とした不安感やまだできないだろうという思いを払拭でき自信につながったと考える．その結果Fさんは疾病により一時中断されていた生活行為の再開に至った．

今回生活行為向上マネジメントを活用することで「できるかもしれない」という気持ちを引き出し，「できる」に変容することができた．今後も対象者と協働して目標を定め大切な生活行為に取り組めるよう支援していきたい．

文献
1) 吉川ひろみ：「作業」って何だろう 作業科学入門，医歯薬出版，2008.
2) エリザベス・タウンゼント，ヘレン・ポラタイコ（編著）（吉川ひろみ，吉野栄子監訳）：続・作業療法の視点 作業を通しての健康と公正，大学教育出版，2011.

Case 7（医療・急性期）

書道ができるを目標に ADL が拡大した G さん
（80 歳代，女性，脳梗塞，左片麻痺）

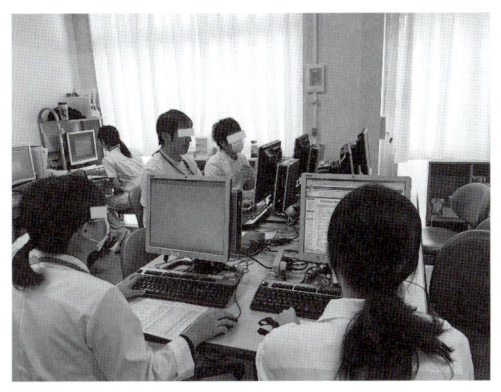

図1　カンファレンスの様子

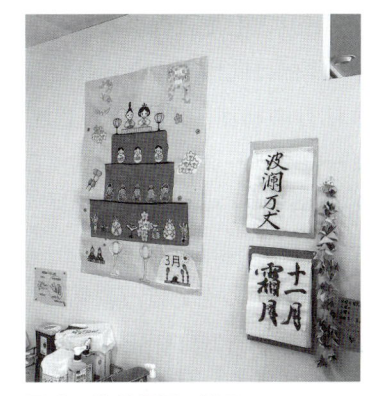

図2　作品掲示の様子

事例報告のポイント，価値

　脳梗塞発症3日目から介入し，早期に回復期病院転院が予想された80歳代女性のGさんを担当した．Gさんは17年前から近隣の集会所で書道の活動に取り組み，発症前は活動的な生活を送っていた．この「書道に行く」という活動は談笑する場に行くことでもあり，Gさんと地域社会とのつながりを保つ行為であると考えられた．そのためGさんと確認しながら，書道という作業活動が継続可能になるようにすること，そのことを他スタッフと共有することを目標に設定した．また，そのためには日中臥床するのではなく，ベッドから離床して生活動作自体が可能になること，その動作方法を多職種で共有することを目標に練習を実施した．

　今回の事例では発症早期の急性期から在宅生活を考慮しながら練習を進めている．とくにGさんより聴取した生活行為を基に評価を行い，機能向上練習・ADL向上練習だけではなく，その行為がその人にとってどういう意味があるのかについても考えながらプログラムを立案した．また，生活行為の目標を多くの職種で共有することにより，多職種での目的意識がはっきりとして，対象者を中心とした練習を進める意義が共有されたのではないかと考えられた．そのための手段として今回生活行為向上マネジメントを導入したが，とくに対象者中心，多職種での目標共有という面で有用ではないかと考えられた．

1. 事例紹介

　Gさん，80歳代，女性．後大脳動脈領域・両側放線冠・右小脳半球に脳梗塞を発症し，左片麻痺を呈している．合併症としては高血圧，10年前に左膝関節に人工膝関節置換術を施行している．現病歴はX年Y月Z-3日にふらつき，右側頭部の頭痛があったが様子をみていた．Z-2日に左上肢が動かしにくくなったため，当院救急外来を受診したが，来院時には神経学的所見に異常がなく帰宅となった．しかし，車から降りようとしたところ左上下肢が動かしにくくなり再度救急外来を受診し，左上下肢麻痺，左視野障害と構音障害を認め，MRI上でも後大脳動脈領域に脳梗塞を認めたため，同日神経内科入院になった．リハビリとしては作業療法，理学療法，言語聴覚療法がZ日（作業療法開始1日目）より自宅復帰に向けて始められた．

　1～3日目の初回評価では，意識レベルはジャパンコーマスケール（JCS）3，グラスゴーコーマスケール（GCS）14（E4V5M5），右同名半盲がある状況であった．また，麻痺はBrunnstrom Stageで上肢Ⅲ，手指Ⅱ，下肢Ⅴレベルと左上肢優位にみられていた．ADLでは医師の指示がベッド上，絶飲食のため，Barthel Index（BI）で5点であった．高次脳機能障害の面では改訂版長谷川式簡易知能検査（HDS-R）で22点，Mini-mental state examination（MMSE）23点であった．簡易前頭葉検査（FAB）でも6点で，多弁，抑制や切り替えなどが困難であった．注意も転導しやすく，一つの課題に集中するのが困難であった．

●作業歴（生活歴）

　病前の生活状況は長男夫婦，孫と同居，キーパーソンは長男で長男の嫁とも関係は良好であるという．入院中は主に嫁が来院して身辺の世話をしていた．趣味は書道で，入院前は近隣の集会場での書道教室に17年間通っていた．また，集会場へは自分で行くことはできなかったが，書道の講師の車に乗せてもらうなどして書道をするだけではなく会話を楽しむコミュニティとしての場所として活用している印象であった．

2. 生活行為聞き取り結果（表1）

　発症3日目からの介入と早期ではあったが，コミュニケーション自体は可能であり，身体機能，高次脳機能障害の検査・評価を実施するのと同時に，Gさんの希望する生活行為を聴取することができた．Gさんは17年前より行っている近隣の集会所での書道活動に対して明確に強い希望をもっていた．そのため，希望する生活行為を「入院前に行っていた書道をしたい」と聴取した．また，実行度・満足度を評価したが，現状の安静度がベッド上であり，実行度・満足度ともに2であった．

　また，キーパーソンの長男は，脳梗塞発症早期でありGさんの希望する生活行為がイメージしにくかったのか「在宅復帰するために，身の回りのことができるようになってほしい」ということを強い希望としてあげた．麻痺が重度，高次脳機能障害が残存したこと

表1 生活行為聞き取りシート

生活行為の目標	自己評価	初回	最終
☑ A（具体的に生活行為の目標が言える） 目標1： 合意目標： 　もともとしていた書道をしてみたい．	実行度	2/10	3/10
	満足度	2/10	4/10
	達成の可能性	☑ 有　□ 無	

ご家族の方へ

利用者のことについて，もっとうまくできるようになってほしい．あるいは，うまくできるようになる必要があると思う生活行為がありましたら，教えてください．

在宅復帰するために，身の回りことができるようになってほしい．

から，歩行に関して予後予測がしにくかったが，経過のなかで少しでもGさんの希望する生活行為を練習として取り入れて進める必要はあると考えられた．そのため，今後はGさんと家族の目標の共有設定が必要だと予測された．

3. 生活行為アセスメント（表2）

生活行為の聞き取りから，「入院前に行っていた書道」ができるようにと目標を設定・共有した．しかし，現状では麻痺が重度であること，注意障害・前頭葉症状などの高次脳機能障害も残存し，ADL自体にも介助を要している状況であった．また，予後予測に関しても発症早期ではあるが，医師の脳画像所見として麻痺と高次脳機能障害も残存する可能性が高いため，ADL上も今後は何かしらの介助は必要と考えられた．しかし，5日目には安静度もギャッチアップ60°になり姿勢保持もでき，ベッド上での食事動作も行えたことから，当院入院中に車椅子に乗車しての活動は可能と予測された．そのため，「車椅子に乗車して書道を行う」と目標を共有・設定した．

また，長男から在宅復帰を考えるにあって，日中嫁と2人になってしまうため，身辺動作がなるべく自立する必要があるとの訴えがあり，そのための介入が必要と考えられた．現状では前述のとおり何かしらの介助が必要と想定され，まずは多職種で情報共有しながら身体機能が廃用しないように，ベッド上からの離床を進めることが必要だと考えられた．

そこで共有した目標は車椅子に乗車した状況で書道などを机上で実施すること，最終的には入院前に行っていた集会場に行き，書道をしたいと設定した．

またADLの予後予測として，当院の入院期間は発症から2～3週と予測，転院直前には車椅子乗車しての食事まで可能，起居・移乗に関しては軽介助レベルで可能，車椅子乗車で30分程度は可能，運動量調整すれば机上課題も可能と予測した．

表2 生活行為向上マネジメントシート

生活行為向上マネジメントシート

利用者： Gさん　　担当者： OT・○○　　記入日： X年Y月Z日

生活行為アセスメント	生活行為の目標	本人	書道を行うことができる（以前に行っていた趣味）		
		キーパーソン	身の回りのことができるようになってほしい		
	アセスメント項目		心身機能・構造の分析 （精神機能，感覚，神経筋骨格，運動）	活動と参加の分析 （移動能力，セルフケア能力）	環境因子の分析 （用具，環境変化，支援と関係）
	生活行為を妨げている要因		左片麻痺 高次脳機能障害 右同名半盲	姿勢保持困難 起居動作困難 移乗動作困難 排泄行為困難	病棟ADL制限 自分用車椅子なし 家族があまり来院しない
	現状能力（強み）		右上肢使用可能 会話可能	食事可能 歯ブラシ可能	病棟スタッフ協力的
	予後予測（いつまでに，どこまで達成できるか）		身体機能は大きく変わりないと予測 高次脳機能障害も残存すると予測される	回復期リハビリ病院では椅子座位で食事摂取可能 回復期リハビリ病院退院後は軽介助レベルで車椅子乗車可能	安静度が上がり次第，車椅子姿勢を病棟スタッフとセッティング可能
	合意した目標（具体的な生活行為）		趣味活動（書道）を再開したい，当初は車椅子に乗車して実施		
	自己評価*	初期	実行度 2/10　満足度 2/10	最終	実行度 3/10　満足度 4/10

*自己評価では，本人の実行度（頻度などの量的評価）と満足度（質的な評価）を1から10の数字で答えてもらう

生活行為向上プラン	実施・支援内容		基本的プログラム	応用的プログラム	社会適応プログラム
	達成のためのプログラム		①課題の設定 ②量の調整 ③自主練習方法を病棟と相談	①アクティビティ実施後に作品を飾るなど，表出方法の設定 ②病棟ADLのセッティングを共有	①アクティビティ実施時の時間セッティング，完成した作品の展示など
	いつ・どこで誰が実施	本人	③の上肢自主練習をベッドサイドで実施する	②を看護師と一緒にしてもらう	①の書字・習字の内容を自分で決定する
		家族や支援者	家族：来院した際に③の自主練習について促してもらう	看護師：②の起居・移乗を実施，トイレ動作・食事動作のセッティング実施	①の作品について褒めたりしてもらう
	実施・支援期間		X年Y月Z日 ～ X年Y月Z+24日		
	達成		□達成　☑変更達成　□未達成（理由：　　　　）　□中止		

4. 生活行為向上プラン（表2）

　初回評価とGさんの希望を合わせ，「書道をする」という生活行為の目標に向けて，まずは車椅子に乗車できるだけの動作・耐久力などの能力が必要と考えた．そのため，基本動作練習・病棟でのADL向上練習を立案した．特にベッド上でも可能なADL（食事・整容など）の動作方法，ベッド上・端座位・車椅子上の姿勢評価・姿勢保持練習と，病棟ベッドサイドでの机上課題の実施を検討した．それに対して基本動作，運動量をPTと，高次脳機能評価，食事動作についてはSTと，病棟ADLを看護師・看護助手（病棟スタッフ）と情報共有することとした．とくにGさんが入院していた病棟は脳血管疾患専門ではなかったため，病棟スタッフとの動作方法などの情報共有や動作指導などを念入りに実施することを計画した．

離床が進み耐久性が向上した際には，リハビリ室での机上課題を設定しGさんの希望である書道に関して評価・動作チェックの実施を立案した．また，作品展示などの環境調整を立案し，作品を確認しあうことができることを目的に仲の良い他の患者との時間調整なども考慮して時間設定を立案した．しかし，初回カンファレンスでは早期に転院の方針が出され，時間が短いなかでの介入が予測されたため，書道に関しては1〜2回実施できればよいと考えられた．そのため，その旨を次の施設に申し送り，Gさんの希望する生活行為に対して継続して介入できるように設定することとした．

5. かかわりの経過

・Ⅰ期：発症より離床まで（1日目〜7日目）

前頭葉症状で多弁なことに加えて体調不良の訴えが著明で離床が進まなかった．また，アテローム血栓性脳梗塞で離床までの時間がかかることが予測されベッド上での練習が中心になっていた．同時にSTと高次脳機能評価の継続，ベッドサイドでできる書字などのアクティビティや食事などのADLセッティングなどをバイタルに注意しながら実施して，身体機能・認知機能の廃用を予防していった．また，家族の意向を聴取して，病棟スタッフに本人・家族の情報を提供した．

・Ⅱ期：ADL拡大・作品作製・転院まで（8日目〜25日目転院まで）

車椅子への乗車が可能になり離床を開始した．計画どおりにPTと基本動作の評価・練習・運動量調整を実施し，離床時間が少しずつ増え，車椅子姿勢も安定していった．また，病棟スタッフと食事，トイレ，更衣などADLの拡大を進めて行った．身体機能は大きく変わらず疲労感の訴えが多いものの，訓練自体は楽しみであったのか表情は明るくなっていった．

2回目のカンファレンスでも医師から離床時間を多くすることが提案され，病棟での活動量も増えていった．急性期でありデイルームなどはないため，看護師とベッドサイドにてテーブルセッティングや車椅子セッティングなどを行い，離床時間・練習時間を本人の疲労感などを考慮して調整していった．また，リハビリ室では車椅子上での塗り絵から始まり，2回書道を実施して作品を掲示した．

また，早期に回復期病院転院への方針が出されたことから，PT・STとともに身体機能，高次脳機能，ADLの予後予測を情報共有していった．転院する際にも回復期リハビリ病院への情報提供書として脳卒中地域連携パスとともに生活行為申し送り表（表3）を作成して，急性期からの目標設定を共有するようにした．

6. 結果

24日目の最終評価は，身体機能面でBrunnstrom Stage 上肢Ⅲ，手指Ⅱ，下肢Ⅴと麻痺は大きく変わりはなく，高次脳機能面でもHDS-R 23，MMSE 22点，FAB 6点で前頭葉症状での多弁傾向は変わらずであった．しかし，動作上は静的な端座位が監視レベルで

表3 生活行為申し送り表

生活行為申し送り表

氏名： Gさん　　年齢： 80歳代　　性別（男・⒤）　　作成日： X年Y月Z+25日

退院後も健康や生活行為を維持するため，下記のとおり指導いたしました．
引き続き継続できるよう日常生活のなかでの支援をお願いいたします．

担当者：OT・○○

【元気な時の生活状態】	【今回入院きっかけ】	【ご本人の困っている・できるようになりたいこと】
長男夫婦と同居，日中独居，発症前は身辺動作は自立していた．地域の集会場で書道を17年間行っていたとのこと．	□ 徐々に生活機能が低下 ☑ 発症（脳梗塞など） □ その他（　　　）	できるならば以前していた書道をやりたい． 身の回りのことが一人でできるようになりたい．

【現在の生活状況】（本人の能力を記載する）※該当箇所にレをつける

ADL項目	している	していないができる	改善見込み有	支援が必要	特記事項
食べる・飲む	☑	□	□	□	車椅子，セッティングして自立
移乗	□	□	☑	□	軽介助で実施
整容	□	□	☑	□	セッティング実施
トイレ行為	□	□	☑	□	更衣・後始末要介助
入浴	□	□	□	☑	
平地歩行	□	□	☑	□	
階段昇降	□	□	□	☑	
更衣	□	□	□	☑	
屋内移動	□	□	□	☑	
屋外移動	□	□	□	☑	
交通機関利用	□	□	□	☑	
買い物	□	□	□	☑	
食事の準備	□	□	□	☑	
掃除	□	□	□	☑	
洗濯	□	□	□	☑	
整理・ゴミだし	□	□	□	☑	
お金の管理	□	□	□	☑	
電話をかける	□	□	□	☑	
服薬管理	□	□	□	☑	

【リハビリテーション治療における作業療法の目的と内容】

急性期ではGさんの希望である書道ができることを目標に実施しました．しかし，麻痺，高次脳機能障害がみられたため，書道の準備のためには離床を含めて耐久性の向上などが第一目標になるため，Gさんと相談して離床を進めています．
練習・離床は意欲的で毎食看護師と車椅子乗車するなど積極的です．また，リハビリ室でも練習後も課題を継続していきたいと積極的です．

【日常生活の主な過ごし方】

リハビリ，食事，トイレの際は車椅子乗車しますが，他の日中はほぼベッド上で臥床の状況です．食事は同名半盲があり右側の促しは当初必要でしたが，現状は修正して時に促す程度で可能です．

【アセスメントまとめと解決すべき課題】

Gさんの希望を聴取して書道ができることを目標に設定しました．現状では麻痺は重度で車椅子姿勢保持が可能，入院期間も短かったため書道を1～2回実施するまでに留まっています．また，今後どのような環境で行うかについては検討が必要だと思われます．在宅復帰する際に歩行レベルなのか，車椅子レベルなのかによっても変わると思われますが，以前通っていた集会場で行うのか，通所介護などを利用した際に作業的に利用するのかについては検討が必要と思われます．
また，日常生活上では麻痺自体は大きく変わりありませんが，動作自体に慣れて移乗動作が軽介助になっています．耐久性も徐々に改善しているため，継続して離床時間を延長する必要性があると思われます．

【継続するとよい支援内容またはプログラム】

今後は在宅復帰を含めて検討されると思いますが，身体機能，ADL向上練習，環境調整と同時にアクティビティなども重要と思われます．もともと細かい作業は好きだとのことで，塗り絵や書字なども書道と関連して受け入れは良好でした．また，練習後もそのままリハビリ室にいて作業をしたいとのことで，活動・離床自体にも積極的な印象は受けます．継続していただければと思います．

可能になり，ADLではBI 55点で基本動作は性急さがみられた．依然，介助が必要であったものの，介助量自体は軽減し，毎食車椅子上で可能となり，排泄管理も可能，トイレ動作も移乗が軽介助になるなど変化がみられた．

最終評価時の生活行為は，実行度4，満足度3と若干改善したものの十分な満足は得られていなかった．しかし，作業活動に対して積極的でリハビリを楽しみに行っていること，リハビリ室で楽しそうに他患者と話している場面がみられるようになり，疲労感の訴えも少なくなってきた．Gさんから練習時間以外にリハビリ室で机上課題を実施したいとの話も出てくるようになった．

7. 考察

今回，生活行為向上マネジメントを導入し，Gさんの希望する生活行為である「書道を行うこと」に焦点を当て目標を設定した．Gさんにとってはまず書道をすることが重要かもしれないが，OTとしては場の設定など動作以外の部分も考慮してプログラムの設定をしなければならないと感じられた．特にGさんが以前からの重要な作業としていた作品の制作過程や展示するなどコミュニケーションを取る機会をもつことが大切と考えた．このような作業や成功体験を発症早期から実施することで，リハビリに対しての意欲が出たことで，Gさんが自分の今後の生活状況を描くことができたのではないかと思われる．

とくに生活行為向上マネジメントのICFの参加の項目からプログラムを設定することが，本人の主体的な活動を引き出すことができたのではないか考える．また，生活全体をマネジメントすることで他職種に整理してわかりやすく伝えることができたのではないかと思う．OTの目標を共有することで他職種も機能向上練習に拘るのではなく，活動・参加につながる目標を共有し，アプローチすることができたのではないかと思われる．また，病棟スタッフに対しても目標を理解してもらうことにより，動作方法を病棟で練習をするだけではなく，より相互が納得して病棟練習を進めてもらうことができた．これらの合意した目標を脳卒中地域連携パスに記載して回復期リハビリ病院にも申し送りをしたが，生活行為向上マネジメントの要素が含まれたことで，維持期・生活期でも一貫した目標設定を行うことが可能となったのではないかと思われる．

Case 8 (医療・回復期)

仕事復帰に向けて通勤，調理，事務作業のリハビリに取り組んだHさん
（30歳代，男性，脳出血，右片麻痺）

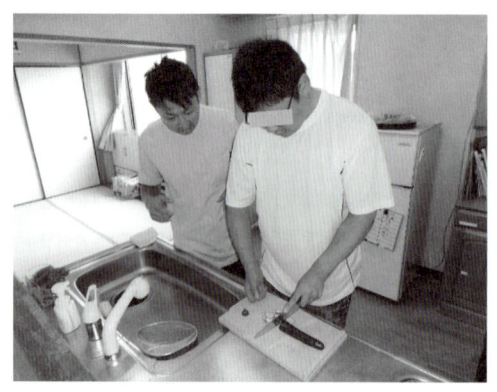

図1　調理するHさん

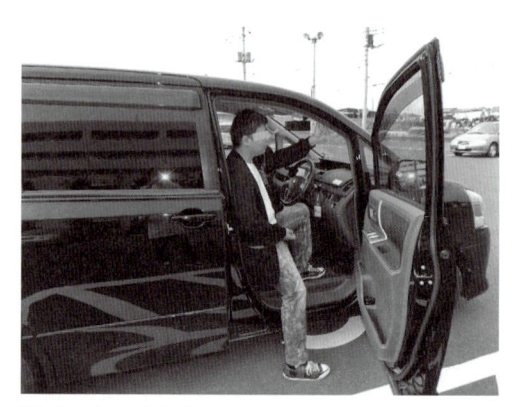

図2　車へ乗車するHさん

事例報告のポイント，価値

　今回，右片麻痺により回復期リハビリ病棟へ入院したHさんを担当した．Hさんには，まだ養育の必要がある幼児がおり，一家の大黒柱として生計を立てるために仕事復帰することが求められていた．また，Hさんは飲食チェーン店の店長を務め，店では会計・商品発注など事務作業や調理などを行っていて，仕事がHさんにとっての生きがいにもなっていた．しかし，料理人ということで身体を多用するため，右半身が麻痺した現在の状態では，仕事復帰をすることは簡単なことではないと思われた．そこで，Hさんとの面接などを通じて，仕事復帰に向けての目標を決めながらアプローチを行っていった．

　目標は，①通勤手段の獲得，②事務作業ができること，③簡単な調理や片付けなどの実務作業ができることであった．その目標を達成するために，生活行為向上マネジメントを利用して2カ月間の介入後，模擬的な場面では上記の目標は概ね達成し，仕事復帰が可能と思われる状態となって退院を迎えた．退院後すぐに仕事復帰することはかなわなかったが，引き続き当院の外来リハビリにてフォローアップしながら加療した後，配置転換にて事務作業中心の仕事に復帰することができた．

　本報告では，回復期リハビリ病棟に入院していた際に生活行為向上マネジメントを使用してアプローチした経過を報告する．ポイントとしては，復職支援にはさまざまなことが必要になるが，今回はHさんの行っている仕事内容を分析し，必要な要素（通勤・調理・事務作業など）を一つひとつ克服するようにアプローチしたことである．そして，退院後のフォローアップのために，次にかかわるセラピストへ情報提供を行い，連携を図ったこともマネジメントとして大切なことであったと考える．生活行為向上マネジメントは，Hさんの大切にしている生活行為の実現に向けて，チームとしてかかわるための有効なツールであると考える．

1. 事例紹介

Hさん，30歳代前半，男性．脳出血による右片麻痺，失語症である．利き手は右手．現病歴は，X年5月下旬に右片麻痺が現れ救急搬送となった．搬送先の病院にて開頭血腫除去術を施行し，X年7月中旬に当院に転院となった．既往歴として高血圧症があったが服薬はしていなかった．心身機能面は，Brunnstrom Stageが上肢Ⅱ，手指Ⅱ，下肢Ⅳであり，上肢は廃用手であった．感覚障害は深部感覚・表在感覚ともに中等度鈍麻であった．高次脳機能障害は，失語症により言葉の想起に時間がかかるが，日常会話は概ね可能であった．その他の高次脳機能障害は，大きな問題がみられなかった．活動・参加面は，日常生活動作はBarthel Index（BI）が90点であり，入浴は監視を要したがその他は自立していた．病棟内の移動は平地は杖歩行で自立していたが，階段昇降・屋外歩行は未自立であった．環境面は家庭内にも段差や階段があるが，予後予測は家庭内ADLはすべて自立すると考えられた．

● 作業歴（生活歴）

高校を卒業後に調理師の専門学校に通学し，調理師免許を取得した．免許取得後は，料理人として技術研鑽しながら，20代後半には飲食チェーン店の店長として仕事をしていた．業務内容は多岐に渡り，調理や事務作業，経営戦略を練るなどをしていた．また，仕事中は，調理活動が大半を占めており，閉店後に会計や食材発注業務などをしていた．調理師として，身体を使う仕事と管理者としての事務作業など業務内容は多種多様であった．

● 他職種情報，家族からの情報

家族構成は，妻と2人の子どもがいる．家屋環境は，2階建ての一軒家．職場の立地条件から電車通勤が難しく車での通勤が必要であった．また，店での役割は多岐に渡るが，まずは事務作業をこなす必要があった．仕事が忙しいために休日は少なく，仕事が生きがいとなっていた．趣味は特にないとのことだが，休日はパチンコにいくことがあるとのことだった．性格は，とても責任感が強くまじめで，Hさんからは「早く体を良くして，仕事に行かないと」との発言もあり，一日も早い仕事復帰を希望している様子であった．

2. 生活行為聞き取り結果（表1）

目標設定の聞き取りをすると「仕事復帰したい」という回答であった．また，そのために必要なことを聴取すると「右手を使って調理をすること」をあげていた．その時点では，屋外歩行や杖なしの歩行が難しい状態であったが，通勤や店内で物をもって移動することなどに考えが及んでいないような様子だった．料理人として仕事をしていたプライドもあるため，料理を行うことがHさんにとって一番のニーズであることがわかった．

また，子どもを養うためにも収入を得ることが，父親として大切であると感じているようであった．そこで話し合いを行い，仕事復帰に向けて克服しなければならない課題を多数あげ，必要な要素を整理して目標を決めていった．目標は，①通勤手段の獲得（車の運

表1 生活行為聞き取りシート

生活行為聞き取りシート

生活行為の目標	自己評価	初回	最終
☑A（具体的に生活行為の目標が言える） 目標1： 　仕事復帰すること． 合意目標： 　仕事復帰に向けて，屋外歩行と段差昇降が自立し，職場に行くために車が運転できるようになること．片手での事務作業と簡単な仕事（食器の片付け等）ができるようになること．	実行度	2/10	8/10
	満足度	3/10	8/10
	達成の可能性	☑有 ☐無	

ご家族の方へ

利用者のことについて，もっとうまくできるようになってほしい．あるいは，うまくできるようになる必要があると思う生活行為がありましたら，教えてください．

仕事に復帰してほしい．

転と屋外歩行の自立），②事務作業ができること（利き手交換にて書字とパソコンのタイピング），③簡単な調理や片付けなどができることとした．入院中であり，実際に仕事はしていないために，実行度は2点，満足度は3点だった．

3. 生活行為アセスメント（表2）

アセスメントにおいて心身機能・構造の分析では，右上肢の運動麻痺がBrunnstrom Stageで上肢Ⅱ，手指Ⅱであり，麻痺側上肢は随意性が乏しく，今後も包丁をもつことや書字動作は難しいと思われた．そして，利き手側の麻痺であったため，利き手交換が必要になることと，片手での動作獲得が必要になると思われた．しかし，何か物品を押さえることなどで麻痺側上肢を補助的に活動に参加させることが可能ではないかと考え，麻痺側上肢の機能向上練習を続けて行うことも必要と考えた．また，言語障害があり，仕事復帰のためには接客する際の言葉の問題を改善するため，STの関与も重要であると考えた．

活動と参加の分析では，現状でも屋内の歩行は可能であり，予後予測としては杖なしでの屋外歩行と段差昇降が自立すると考えた．しかし，足部が内反する傾向があったため，屋外歩行用の装具についてPTと相談しながら検討する必要があると考えた．入浴は，浴槽の出入りに監視を要するが，バランスの安定化に伴い自立すると考えた．利き手交換には，非利き手が比較的器用な方であったため，書字・パソコンのタイピング・簡単な包丁操作は，作業時間を多く要するが可能であると考えた．車の運転は，視覚認知に問題がなかったため，左足でのアクセル・ブレーキ，左手でのウインカー操作ができるように改造することで，運転が可能になると考えた．

表2 生活行為向上マネジメントシート

生活行為向上マネジメントシート

利用者：Hさん　　担当者：OT・○○　　記入日：X年8月Y日

生活行為アセスメント

生活行為の目標	本人	仕事（飲食店の店長）に復帰したい		
	キーパーソン	仕事に復帰してほしい		

アセスメント項目	心身機能・構造の分析 （精神機能，感覚，神経筋骨格，運動）	活動と参加の分析 （移動能力，セルフケア能力）	環境因子の分析 （用具，環境変化，支援と関係）
生活行為を妨げている要因	下肢の支持性が乏しい バランスが不安定 上肢は廃用手 失語症により言葉の想起に若干の障害がある	屋内歩行に杖を要する 段差昇降と屋外歩行が未自立 入浴動作に監視を要する 片手動作のため，調理やパソコンのタイピングに時間が掛かる	車の運転のためには，アクセル変更などの改造が必要 職場や家庭の段差に手すりがない
現状能力 （強み）	立位保持が可能 軽度の失語症はあるが，仕事を行うための認知・知的機能は保たれている	屋内歩行が自立 手すりがあれば段差昇降が監視にて可能 非利き手での物品操作が器用にこなせる	車の改造が可能 調理など身体機能を要する以外の仕事でも仕事復帰が可能
予後予測 （いつまでに，どこまで達成できるか）	上肢は廃用手のままである 仕事を行うだけの歩行能力と耐久性は獲得できる	杖なしで屋外歩行が可能 利き手交換で事務作業と簡単な作業がこなせる	車のアクセルを左足で踏めるように改造することで，車の運転が可能
合意した目標 （具体的な生活行為）	仕事復帰に向けて，屋外歩行と段差昇降が自立し，職場に行くために車が運転できるようになること．片手での事務作業と簡単な仕事（調理や食器の片付け等）ができるようになること		
自己評価*	初期　実行度 2/10　満足度 3/10　　最終　実行度 8/10　満足度 8/10		

*自己評価では，本人の実行度（頻度などの量的評価）と満足度（質的な評価）を1から10の数字で答えてもらう

生活行為向上プラン

実施・支援内容	基本的プログラム	応用的プログラム	社会適応プログラム
達成のためのプログラム	①関節可動域向上練習 ②バランス練習 ③上肢機能向上練習 ④歩行練習 ⑤言語機能練習	①屋外歩行・階段昇降練習 ②入浴動作練習 ③片手での調理・事務作業動作練習 ④模擬的な車の操作練習	①車の改造の検討 ②公共交通機関の利用練習
いつ・どこで・誰が実施　本人	PT・OTと①〜④を行う（③はOT，④はPTで強化して行う） STと⑤を行う．関節可動域向上練習は自主練習としても行う	PTと①を行う OTと②〜④を行う 屋外歩行が自立してからは自主練習として実施	OTと②を行う
家族や支援者	PT：①〜④を実施する OT：①〜④を実施する ST：⑤を実施する	家族：屋外歩行を行う PT：①を実施する OT：②〜④を実施する	家族：車の改造の検討 OT：家族と本人に車改造の情報提供をする．②を実施
実施・支援期間	X年 8月 ○日 〜 X年 11月 ○日		
達成	☑達成　□変更達成　□未達成（理由：　　）　□中止		

環境因子の分析では，自宅内や店舗には段差があるが，手すりなどがなくても昇降が可能になると考えたため大きな問題点にはならないと判断した．車の改造は，自家用車の改造が可能であるため，自動車の免許センターの情報と改造例を提示するなどの情報提供をすることで運転が可能になると考えた．

上記より右半身の麻痺は決して軽くはなく，現状では仕事復帰するには困難な点が多々あることが推測できた．しかし，発症からの期間が短く年齢が若いこと，リハビリに対する意欲も高いために今後も身体機能の改善が見込まれると考えた．また，店長ということ

で職場に出勤し，従業員へ指示を出すことや事務作業がこなせれば現職復帰できるのではと考えた．そこで，出勤のために車の運転と屋外歩行が必須の能力と捉え，また仕事に必要な事務作業と簡単な実務作業（調理や片付け）の獲得が必要であると評価した．

4. 生活行為向上プラン（表2）

　年齢が若く，子どもの養育のためにも所得が必要になるため，仕事復帰することがHさんにとって最も必要なことと考えられた．介入にあたり，職場までの移動と職場内での移動の自立を最優先課題とし，調理や後片付けなどの両手動作を要する場面は，利き手交換を進めながら片手動作でできるように介入していくこととした．また，年齢が若いことと回復期の段階のため，身体機能が今後も回復すると考えられた．そのため介入の割合は，基本的プログラムによる身体機能回復への介入を多く実施しつつ，仕事復帰に向けての社会適応プログラムを適宜導入していくこととした．また，3カ月の介入のうちに，前半1カ月半は基本的プログラムを中心に実施し，後半の1カ月半は応用的プログラムや社会適応プログラムを増やして介入することとした．

　基本的プログラムは，麻痺側上肢・下肢の機能向上練習，座位・立位のバランス練習，麻痺側上肢のリーチ動作の練習，歩行練習などを行うこととした．実施頻度は，前半は毎日実施しHさんの潜在的な身体能力をできるだけ回復できるように介入することとした．また，仕事復帰には接客する際の言語能力の向上も必要であり，STによる言語機能練習も毎日実施することとなった．

　応用的プログラムは，階段昇降練習や屋外歩行練習を行うこととした．前半は未自立な動作のためにセラピストと実施していくが，自立するに従って徐々に自主トレーニングに切り替わるように促すこととした．また，PTと連携のもと屋外歩行用に短下肢装具の検討も行うこととした．また，仕事復帰を想定して利き手交換しながら，食器を片づけることや調理の練習（図1，写真は退院後の様子）を行うこととした．事務作業のために左手でのパソコン操作や書字動作の練習を行った．通勤手段の獲得のために，車への乗車練習（図2，写真は退院後の様子）や模擬的な車の操作練習を行うこととした．

　社会適応プログラムは，自家用車の改造が可能であるため，自動車免許センターの情報と改造例を提示するなどの情報提供をHさんと家族にすることで運転が可能になると考えた．また，車の運転が困難な場合を想定して公共交通機関（電車）の利用練習を実施することとした．

5. かかわりの経過

　身体機能面は，年齢が若いこともあり介入前半では日を追うごとに回復した．麻痺側上肢よりも下肢の回復が早く，8月下旬には短距離の屋外歩行が自立した．歩行中に麻痺側上肢の痙性が高まることが増えたため，上肢機能向上の練習も行いながら痙性の減弱を図った．9月上旬には，肘関節の伸展と手指の随意性が若干回復したこともあり，廃用手で

はあるが歩行中に痙性が高まることが少なくなった．10月になると物を抑えるために麻痺側上肢を使用することなどもみられたが，操作性は低く退院時も廃用手レベルであった．

活動面は，1時間30分ほど屋外歩行できるようになり，階段昇降は手すりを使用するが，15 cm 程の高さならば支持物なしでも段差昇降ができるようになった．入浴も含めてADL はすべて自立となり，外泊時の ADL も自立して行えた．車においては，車の乗降はできるようになり，右足の随意性も向上したもののアクセルを左側にする改造が必要であった．そのため，家族に情報提供を行った結果，自動車免許センターに相談したうえで，車の改造を行う予定となり職場までの通勤も可能と思われる状態となった．調理は，片手動作で行い，食材を切る際には釘付きのまな板やピーラーなどの調理補助具を使用し，時間は要するがカレーライスをつくることができた．また，片手であるが，食器を洗うことや食器を運びながら歩くこともできた．Hさんは，片手での動作で時間が掛かることや不自由感があるために，調理活動に対する満足度は低いが，店内の仕事も「少しはできるかもしれない」と自信をのぞかせる発言もあった．パソコンの操作や書字動作も若干の時間を要するが，利き手交換にて左手でできるようになった．

心理的な変化では，介入の前半時は上肢に対して悲観的な発言があり，仕事に対しても不安感がある様子だった．しかし，片手動作の獲得や屋外歩行の自立などで，できることが増えるに従って仕事復帰に対して前向きに考えられるようになっていく様子が見受けられた．公共交通機関の利用は，切符を買うことや電車に乗り込むこともできたため，車での移動以外の交通手段を獲得することができた．

6. 結果（表3）

身体機能面は，Brunnstrom Stage が上肢Ⅲ，手指Ⅲ，下肢Ⅴとなったが，上肢は依然として廃用手であった．上肢の機能回復を強く望んでいたこともあり，上肢の機能障害については悲観的な様子が伺われた．失語症が残存していて接客の際に不安があるが，日常会話は概ね問題がなく仕事上でもさほど支障をきたさないと思われるレベルまで回復した．活動面としては，ADL は BI が 100点となりすべて自立した．病棟内は，独歩で移動し，屋外も1時間30分程度歩行ができるようになった．社会参加の仕事復帰は，車の改造を行うことで車通勤が可能と思われる状態となった．また，左手での書字動作と時間は掛かるがパソコンのタイピングも可能となり，店長として店の経営管理や事務作業をこなすことが可能と思われる状態となった．しかし，調理や後片付けの多くは従業員に行ってもらう必要がある状態である．Hさんは「不安はあるけれど，やらなければならないんだし，時間かければできますよ」と不安と自信が入り混じっているような発言があった．目標としていた仕事復帰のための屋外歩行，片手での事務作業などの実行度は8，満足度も8となり，初回評価時よりも自己評価が向上した状態で退院を迎えることができた．

退院後は，当院の外来リハビリの継続が決まり，仕事復帰に向けてフォローアップしながら加療することになった．また，外来リハビリへの移行に伴い担当セラピストが変更と

表3　生活行為申し送り表

生活行為申し送り表

氏名：Hさん　　年齢：30歳代　　性別：（男）・女　　作成日：X年11月X日

退院後も健康や生活行為を維持するため，下記のとおり指導いたしました．
引き続き継続できるよう日常生活のなかでの支援をお願いいたします．

担当者：OT・○○

【元気な時の生活状態】	【今回入院きっかけ】	【ご本人の困っている・できるようになりたいこと】
家族4人で生活されており，飲食業の仕事をしていました．休日は少なく，仕事をすることが大切な生活行為となっていました．	□ 徐々に生活機能が低下 ☑ 発症（脳梗塞など） □ その他（　　　　）	仕事に復帰するために，車の運転と職場での簡単な業務を遂行できるようになりたい．

【現在の生活状況】（本人の能力を記載する）　※該当箇所にレをつける

ADL項目	している	していないができる	改善見込み有	支援が必要	特記事項
食べる・飲む	☑	□	□	□	
移乗	☑	□	□	□	
整容	☑	□	□	□	
トイレ行為	☑	□	□	□	
入浴	☑	□	□	□	
平地歩行	☑	□	□	□	
階段昇降	☑	□	□	□	
更衣	☑	□	□	□	
屋内移動	☑	□	□	□	
屋外移動	☑	□	□	□	
交通機関利用	☑	□	□	□	
買い物	□	☑	□	□	
食事の準備	□	□	☑	□	片手動作のため時間を要する
掃除	□	□	☑	□	
洗濯	□	☑	□	□	
整理・ゴミだし	□	☑	□	□	
お金の管理	☑	□	□	□	
電話をかける	☑	□	□	□	失語症だが日常会話は可能
服薬管理	☑	□	□	□	

【リハビリテーション治療における作業療法の目的と内容】
リハビリの目的は，仕事復帰に向けて，屋外歩行と段差昇降が自立し，職場に行くために車が運転できるようになること．また，片手での事務作業と簡単な実務作業（食器の片付けなど）ができるようになることでした．
練習の内容は，上肢・下肢の機能向上練習，歩行練習，階段昇降練習，バランス練習，模擬的な車の運転練習，調理練習，事務作業の練習などを実施しました．

【日常生活の主な過ごし方】
入院中であるため，毎日2時間20分から3時間の個別リハビリ（PT・OT・ST）に取り組んでいました．屋外歩行が自立してからは，練習時間以外でも屋外歩行を行っていました．また，機能回復に意欲的な方であり，積極的に上肢の自主練習を行っていました．リハビリにかかわる時間が多く，練習時間以外はテレビを見て過ごしていました．

【アセスメントまとめと解決すべき課題】
心身機能面は，Brunnstrom Stageが上肢Ⅲ，手指Ⅲ，下肢Ⅴであり，上肢は廃用手レベルです．上肢の機能回復を強く望んでいたこともあり，上肢の機能低下について悲観的な様子が伺われます．失語症が残存しているために仕事の接客の際に不安がありますが，日常会話はさほど支障をきたさないレベルまで回復しています．活動面は，ADLはBIで100点となりすべて自立しました．病棟内は，独歩で移動し，屋外も1時間30分程度歩行ができるようになりました．社会参加の仕事復帰については，車の改造により車通勤できる状態となり，店長としてお店の経営管理や事務作業をこなすことが可能と思われる状態です．しかし，調理や後片付けの多くは，従業員に行ってもらう必要がある状態であるため，今後の課題は，調理や片付けなどの実務動作をどのように遂行していくかと，作業の耐久性の向上が必要だと思います．

【継続するとよい支援内容またはプログラム】
仕事復帰が主目標であり，復帰のためには，車の運転と事務作業が必要となります．車の改造と免許センターへの適性検査についての情報はご家族様にも提供しました．適性検査に応じたフォローアップをお願いいたします．また，失語症により，仕事での接客や社員との会話の際に障害があると思われますので，さらなる言語機能練習をお願いいたします．上肢は廃用手レベルにありますが，拘縮の予防などに向けての機能向上練習をお願いいたします．事務作業などの簡単な練習は実施しましたが，仕事で行うような実用的な練習は不十分ですので，外来リハビリ練習でのフォローアップをお願いいたします．

なるため，外来リハビリ担当セラピストにこれまでの経緯や復職についてなどの情報を提供した．そして，退院後1カ月にて右足でのアクセル・ブレーキ操作が可能となり，自家用車で通院できるようになった．今回の報告期間から約1年後，調理師としてではないが，同じ企業内での配置転換の形で，事務作業中心の仕事に復帰することができた．望んでいた調理師としての復帰ではないものの，回復期リハビリ病棟に入院中からHさんが今まで取り組んできた"仕事復帰"が実を結んだ結果となった．

7. 考察

今回，仕事が一番大切な生活行為と考えているHさんを担当し，生活行為向上マネジメントを用いて仕事復帰に向けてアプローチした．Hさんは飲食店の店長をしており，仕事復帰に必要なことを評価すると，職場までの通勤，事務作業，調理や後片付けなど現場業務の3つに分けることができた．目標について話し合うなかで，麻痺した運動機能の回復を図りつつ，職場までの通勤手段の獲得，事務作業のためのパソコン操作や書字動作の獲得，現場の業務（簡単な調理と片づけ）の獲得を目標に練習を行うことになった．

通勤や仕事には歩行の安定が重要課題であったため，介入の前半ではバランス練習，歩行練習，上肢機能向上練習など運動機能の回復を図ることを中心に実施し，介入から1カ月程で屋外歩行や段差昇降が可能となった．介入の後半は，引き続き運動機能の回復を図りつつ，利き手交換による代償動作の獲得のための介入を増やした．そして，調理や食器の片づけなどの練習を行うなかで，時間を要するが片手でもできることがあることを体験し，仕事復帰に向けて自信が少しずつであるが取り戻せてきた様子であった．自信の獲得には「自分を信じる（自己効力）」という側面と「自分には価値がある（自尊心）」という側面がある[1]と述べられている．また，自己効力感（self-efficacy）は最初からあるものではなく，作業を経験し重ねることによって構築されるものである[2]と述べられている．Hさんも作業遂行による成功体験を重ねることが自己効力感の向上につながり，仕事復帰に向けた自信の回復につながる要因の一つになったと思われる．

麻痺による運動機能の低下により，介入の前半では悲観的な発言が聞かれ，精神的に大きくショックを受けている印象を受けた．しかし，仕事に復帰するという目標を見据えて介入していくことで，心持ちが前向きな状態になっていく様子であった．障害を受容していくことは簡単なことではないが，目標に向けて取り組むことはHさんのやる気の向上に必要であると考えられた．このようなことから，生活行為向上マネジメントを用いて，主体的な目標を設定して介入することは有効だと感じた．最後に，障害に負けずに仕事復帰に向けて，常に前向きに練習に取り組んでいたHさんに心から敬意を表したい．

文献
1) 古川 宏（編）：作業療法のとらえかた PART2，文光堂，2008，p 294．
2) 社団法人日本作業療法士協会（監修）："作業"の捉え方と評価・支援技術 生活行為の自律に向けたマネジメント，医歯薬出版，2011，p 66．

Case 9（医療・回復期）

「一人暮らしに戻りたい」を目標にすることで自宅復帰ができたIさん
（80歳代，女性，脳梗塞，左片麻痺，運動失調）

図1　家事動作練習（調理）

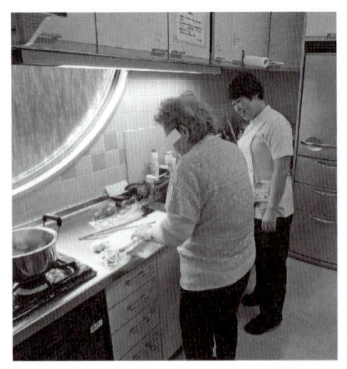

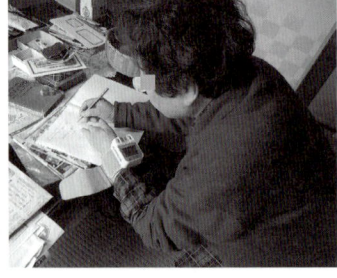

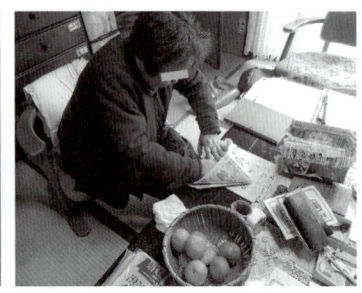

図2　メモリーノートへの記載

図3　クラフト作業

事例報告のポイント，価値

　Iさんは4年前に夫が亡くなってから一人暮らしとなり，80歳代ながら，午前中はスポーツジムでのプール，午後は近所の友人と一緒に趣味の手芸教室や友人宅でのおしゃべりなど，社会的交流を大切にしながら，楽しく忙しい生活を送っていた．

　脳梗塞を発症し，麻痺はごく軽度ではあったが，バランス障害などによる恐怖心のため，立位・歩行が困難で，さらに急性期病院での1カ月間の入院生活から易疲労となり，動くと疲れるからと臥床しがちの院内生活を送っていた．また，高次脳機能障害により，「いろんなことが思い出しにくくなっている．言葉や名前などが覚えられない」と不安を訴えていた．

　漠然と，「一人暮らしに戻りたい」との希望はあるが，今後については，「今のところはわからない，帰ってみないとわからない」と一人暮らしの生活が想像できず，入院生活はすべて受け身となっていた．そこで，具体的な目標を共有するため，生活行為向上マネジメントを活用した作業療法を実施した．生活行為向上マネジメントを導入し，聞き取りを行うなかで，「車椅子なしで身の回りのことをしたい．調理・洗濯を自分で行い，一人暮らしに戻りたい」との希望が聞かれ，具体的な目標を共有しながら作業療法を行うことができた．

　また，院内では，関係職種が連携し，安心した環境で日常生活を送れるよう配慮したことで，主体的な行動が出現し，退院後の一人暮らしのために，予定・出来事手帳（メモリーノート）の記載の定着化を図ることができた．さらに，地域スタッフや長女と早期に連携し，自宅での生活のイメージづくりや自宅への訪問，外出・外泊を重ねたこと，入院中からのケアプランの検討を行うことにより，一人暮らしの自信を得て，自宅復帰を行うことができた．

　本稿では回復期リハビリ病院入院時からの取り組みと，在宅生活導入までの取り組みについて報告する．

1. 事例紹介

　Ｉさん，80歳代前半，女性．小柄でふっくらとした体型．長女宅で嘔吐し，救急病院に緊急搬送．脳梗塞（左延髄部）と診断され保存的加療を受けた．発症から30日後に当院（回復期リハビリ病院）に入院し，翌日より理学療法・作業療法を開始した．

　年齢より若い印象であり，以前の生活状況などは答えられるが，今後については，「今のところはわからない，帰ってみないとわからない」と，現在の車椅子での入院生活や発症後の身体状態の変化や発症したことに対し，混乱困惑している様子であった．

　身体状況は，ごく軽度の運動失調・左片麻痺・感覚障害が認められるが，簡易上肢機能検査（STEF）は右93点，左96点と上肢の実用的な使用は可能であった．しかし，立位や歩行では，身体や重心が左に傾くなど正中位の定位が困難で，支持物のない立位に恐怖心が強かった．また，易疲労性からセルフケアは車椅子を使用し，不安感や安全確保の理由で食事以外は見守りで行っており，車椅子の自操も未経験であった．

　高次脳機能面では，「いろんなことが思い出しにくくなっている．言葉や名前などが覚えられない」と記憶障害に対しての訴えが聞かれた．HDS-R は26点で，見当識・記憶・計算で失点があり，軽度の注意・構成障害が認められた．また，エピソード記憶は特に低下しており，前日のことなどはなかなか思い出せない様子であった．

　病棟での生活は，看護師によるセッティング・声掛けが必要で，自分から何か行うことはなく，時間やスケジュール，今後の見通しなど関知しない生活となっていた．理学療法，作業療法，食事・整容・更衣・トイレ・入浴以外の時間は，ベッド臥床していることが多かった．介護保険は未申請であった．

●作業歴（生活歴）

　4年前に夫と死別してから一人暮らし．1日の流れは，朝起床し，朝食と洗濯・掃除を終わらせ，午前中は電動自転車に乗って片道約15分のスポーツジムでプール，午後はプールの友人と昼食（外食）をとり，帰宅後は，近隣の友人と自宅でのおしゃべりや，一緒に手芸などの習いごとをするのが楽しみであった．夕食を自宅で済ませた後に再び友人とおしゃべりという生活を送っていた．夫が拾ってきた猫に餌をやるのが日課で，また，週1回ほど車で10分ほどの長女宅での食事が習慣になっていた．入浴はプール後にジムで行い，自宅ではシャワーですませていた．

●他職種情報，家族からの情報

　主治医：糖尿病はコントロール良好．今後，一人暮らしが可能か精査し検討．

　看護師：促せばADLは実施可能．臥床傾向で，危険動作はない．

　長女：（Ｉさんは）国鉄勤務の夫を長年支えながら，子ども2人を育てあげ，仕事経験はなかった．主婦の仕事全般に長けていて料理は上手で，家族と暮らしていた頃は手の込んだ料理も行っていたが，一人暮らしでは簡単なものしかつくっておらず，また糖尿病もあるため食事のバランスが心配である．退院時に一人暮らしが難しいのであれば同居も可

表1 生活行為聞き取りシート

生活行為聞き取りシート

生活行為の目標	自己評価	初回	最終
☑A（具体的に生活行為の目標が言える） 目標1： 　　左の身体全体が弱い，左の握力がないのを戻したい． 合意目標： 　　車椅子なしで身の回りのことをできるようになる．	実行度	1/10	8/10
	満足度	1/10	9/10
	達成の可能性	☑有　□無	
☑A（具体的に生活行為の目標が言える） 目標2： 　　プールに行けなくても，自宅で一人暮らしの生活をしたい． 合意目標： 　　調理・洗濯を自分で行い，一人暮らしに戻る．	実行度	1/10	8/10
	満足度	1/10	9/10
	達成の可能性	☑有　□無	

ご家族の方へ

利用者のことについて，もっとうまくできるようになってほしい．あるいは，うまくできるようになる必要があると思う生活行為がありましたら，教えてください．

　退院時に一人暮らしが難しいのであれば，自分の家（長女宅）での同居も可能である．しかし，仕事をしているため，日中は一人となってしまう．自分の家の周りには友人もいないため心配である．
　まずは，車椅子を使用せず，身の回りのことを自分でできるようになってほしい．
　自宅で一人暮らしという，本人の慣れ親しんだ地域で暮らし続けたい希望を尊重したい．

能であるが，日中は仕事をしているため独居となってしまう，友人も近くにいないため心配である．まずは，車椅子を使用せず，身の回りのことを自分でできるようになってほしい．仕事は忙しいが慣れ親しんだ地域で暮らしたいとの本人の希望を尊重して協力したい．

2. 生活行為アセスメント（表1）

　初回面接で生活行為向上マネジメントの適応があると考え導入を決定した．作業療法評価を行いながら，入院までの経過と発症・入院前の生活歴の聞き取りを行った．Ｉさんは現在の状態に困惑し，「左の身体全体が弱い，左の握力が弱いので戻したい．プールは行けなくても，一人暮らしの生活をしたい」と希望はあるが，今後については，「今のところわからない，帰ってみないとわからない」と具体的な目標設定が難しかった．
　そこで，入院生活でのADLについて聞き取りを行い，退院後にはどのように自宅で生活したいかをイメージしてもらい，現状と希望を照合していった．そのなかで，「車椅子

なしで身の回りのことをしたい」と具体的な希望が聞かれ,「車椅子なしで身の回りのことをできるようになる」ことを1つ目の合意目標とした.

次に一人暮らしを行うにあたりできるようになりたいことを聞き取ると,「調理と洗濯は最低限自分で行いたい」との思いがあり,「調理・洗濯を自分で行い,一人暮らしに戻る」を2つ目の合意目標とした.

これらの目標を合意した時点での実行度・満足度は,ともに1であった.

3. 生活行為の評価（表2）

生活行為を妨げている要因として,脳梗塞発症によるごく軽度の左片麻痺と感覚障害,協調性の障害による立位バランスの低下,臥床生活による全身耐久性の低下,さらに記憶障害や見当識障害などの高次脳機能障害と,入院生活という極度の環境変化による混乱困惑があると考えた.「一人暮らしに戻りたい」と漠然とした希望をもっているが,入院生活で車椅子の自操経験もなく,また立位バランス不良のため立位や歩行でのADLが安全に行えず,絶えず見守りや介助を受ける生活となり,ADL全般を自分で行うことがなくなり自信も喪失していた.

現状能力での強みとしては,脳梗塞の上下肢麻痺は軽く,手指の巧緻性は残存し,またコミュニケーションは良好で,エピソード記憶などは低下していたものの恐怖心から安全に対する配慮は十分であることなどがあげられた.PTと連携して立位バランス・歩行練習を実施しながら耐久性を向上させ,さらに病棟看護師の協力を得ることで早期に歩行器歩行によるADLが可能と考えた.

両手の巧緻性が残存していることから,立位・歩行の獲得後,耐久性が向上することにより,家事動作として簡単な料理や掃除は可能と考えた.一人暮らしについては,自宅は持ち家の一戸建てで室内は段差が少なく,また長女の協力が得られ,近隣にも親しい友人がいることがあげられた.高次脳機能障害もあるため,介護保険を申請しサービスを受け,地域のネットワークを調整することで一人暮らしに戻れる可能性があると考えた.

4. 作業療法実施計画（表2）

車椅子を使用せず安全に生活するためには,静的立位のための正中位の再学習と保持,易疲労性に対しての活動時間の延長や恐怖心払拭に向けての安全な歩行を経験することが必要と考えた.さらに,主体的な活動での成功体験が必要である.また,身体機能向上に合わせて,一人暮らしのための洗濯・調理など具体的な家事動作活動や日課管理を取り入れるなかで,記憶の代償手段の獲得や一人暮らし生活のイメージづくりを図ることとした.

●基本的プログラム

正中位での立位保持の阻害因子として,下肢筋力低下と身体図式の歪み,注意持続困難があげられた.そのため正中位の定位の確認・修正後に立位での輪入れやキャッチボール

表2 生活行為向上マネジメントシート

生活行為向上マネジメントシート

利用者： Iさん　　担当者： OT・○○　　記入日： X年10月21日

生活行為アセスメント

	生活行為の目標	本人	一人暮らしに戻りたい		
		キーパーソン	本人の慣れ親しんだ地域で暮らし続けたい希望を尊重したい		
	アセスメント項目		心身機能・構造の分析 (精神機能，感覚，神経筋骨格，運動)	活動と参加の分析 (移動能力，セルフケア能力)	環境因子の分析 (用具，環境変化，支援と関係)
	生活行為を妨げている要因		立位バランス低下 全身耐久性低下 記憶障害など認知面低下	立位・歩行でのADL未経験 家事動作未経験 外出・外泊の未経験	病院入院中 安全のため車椅子使用 ADL見守り実施
	現状能力（強み）		上下肢の麻痺は軽度 上肢巧緻性は残存	コミュニケーション良好 両上肢使用可能 ADL見守り	長女の協力が得られる 近隣の友人が数名 自宅内の段差は少ない
	予後予測（いつまでに，どこまで達成できるか）		立位・歩行はバランス再学習により獲得レベル	立位・歩行が可能となれば，ADL全般可能となる	長女・介護保険・友人の協力で一人暮らし可能
	合意した目標（具体的な生活行為）		1) 車椅子なしで身の回りのことをしたい． 2) 調理・洗濯を自分で行い，一人暮らしに戻りたい		
	自己評価*	初期	実行度 1/10　満足度 1/10	最終	実行度 8/10　満足度 9/10

*自己評価では，本人の実行度（頻度などの量的評価）と満足度（質的評価）を1から10の数字で答えてもらう

生活行為向上プラン

	実施・支援内容		基本的プログラム	応用的プログラム	社会適応プログラム
	達成のためのプログラム		①立位バランス・歩行練習・歩行器の導入 ②メモリーノート練習 ③座位耐久性の向上練習・注意課題の練習 ④飼い猫の餌やり	①病棟でのADL練習 ②メモリーノート ③趣味活動の再獲得 　（手芸活動・散歩） ④家事動作練習 　（掃除・洗濯・調理）	①退院後の生活の検討 ②自宅訪問で練習 ③長女と外出・外泊練習
いつ・どこで・誰が実施		本人	①②③は訓練室で実施し，②③は病棟でも実施	①〜④をOTと一緒に行う ①②はNsとともに行い，安定定着すれば，1人で実施	自宅訪問練習 長女と外出・外泊練習
		家族や支援者	OT：①〜③を本人とともに実施 長女：④を実施し，近所の方の近況を報告 PT：①を本人と一緒に実施，②の記入促し Ns：①歩行器でのADL不安時付き添う，②の記入促しを行う	OT：①〜④を本人とともに実施 長女：①〜④について感想 Ns：①病棟ADL歩行を促し見守る（不安時は近位見守り）	OT：①②を実施し，③を依頼する．その結果を確認 長女：①②を継続して実施 MSW：①②のため，早期訪問調整・介護支援専門員連携 介護支援専門員：①をOTとともに行い，継続支援を行うことを理解してもらう
	実施・支援期間		X年 8月 22日 〜 X年 11月 5日		
	達成		☑ 達成　☐ 変更達成　☐ 未達成（理由：　　　　）　☐ 中止		

の活動を行うなかで，両下肢への荷重やバランスを学習し歩行へとつなげていった．同時に座位耐久性の向上も図った．また，予定・出来事手帳（メモリーノート）を作成し，記入についての評価導入を行った．

●応用的プログラム

　歩行器での院内・院外歩行を行った．方法は，車椅子から歩行器へのADL動作へ移行するため，恐怖心を抱かないよう配慮し，病棟・院内エレベーターなど実際の生活場所で

の練習を実施した．また，手芸などの習いごとを多く行っていたことから，興味をもてるような活動を導入し，注意・構成障害に対する働きかけや座位耐久性の向上，他患者との交流を図るようにした．

さらに耐久性向上に伴い，洗濯や調理などの家事動作練習を開始し，メニューの立案や買い物も含めた一連動作，自宅でどのように行ってきたか，今後はどのようにできるかなどを話し合いながら，自宅外出練習につなげていった．また，看護師・PTと連携し，メモリーノートに，練習予定や行った事柄を書き込むことで，今後の在宅生活での薬や血圧の管理や介護保険サービスの連携手段の手がかりとした．

● 社会適応プログラム

早期に，長女・主治医・病院ケースワーカー・介護支援専門員と情報共有し，安全に一人暮らしの生活を行えるための援助を行うこととした．自宅訪問を行い，移動や家事動作，安全管理の確認を実施し，その後，長女の付き添いで外出・外泊練習での問題点を介護支援専門員と共有し，介護プランに反映した．

5. かかわりの経過

開始時は，立位での対称性の崩れにより，安定した保持は困難であったため，体幹・下肢のモビライゼーションや感覚再教育，姿勢鏡での再学習を行った．動的立位改善を目指して，輪入れやキャッチボールを行うなかで，姿勢の自己認識や修正が出現して安定した立位保持が可能となった．一方で，他患者のネット手芸に興味を示したことから導入を試みたが，編む方法の学習が困難で常時指示が必要であった．

歩行練習の結果，耐久性が向上し，病棟での歩行器歩行を導入した．導入にあたっては，看護師・PTと連携して不安時は必ず見守ることを確認した．また，歩行練習時に屋外で野良猫をみつけると飼い猫の話や餌の心配などの話題が出て，在宅への希望が聞かれるようになった．ネット手芸では，繰り返し行うことで手順の学習が促されエラーが減少し，自主練習を行いたいと希望した．病棟生活でも自ら廊下を歩行器で往復練習するなど自主的な行動が出現した．また，家事動作練習（図1）では，調理は材料の提示のみ・洗濯は一連動作が良好に遂行できた．

院内カンファレンスでは，介護支援専門員や長女と連携して，認知面の低下はあるが一人暮らしに向けて自宅への外出や自宅訪問を行う方針を共有した．また，看護師と連携し，スケジュール管理のためのメモリーノートを導入して日付・予定・出来事・薬管理の項目を作成し，スタッフとともに記入した．継続するなかで友人のお見舞いや食事の感想などを自主的に記入できる場面がみられた．

介護支援専門員に早期のリハビリの見学を依頼し，Iさんとともに今後の希望や練習の状況を共有した．自宅訪問では，介護支援専門員と長女とともに屋内の移動や庭や裏口の出入り，家事動作を確認した．自宅での動作は良好で，退院後のケアプラン，通所介護やヘルパーの家事援助，退院後の服薬管理，食の支援について話し合い，1週間後に長女と

ともに初外泊を行うこととした．外泊後，「外泊中に，友人も家に来てくれ，何とか帰れそうです」と話され，退院まで外出練習を継続することとした．

6. 結果（表3）

　病棟生活では，不安時（夜間）は歩行器，日中は独歩となり，入浴を見守りする以外は自立となった．作業療法後のネット手芸の自主練習が日課となり，作業中は熱中して完成後が楽しみと話されるようになった．身体機能面は，STEF右97点・左100点，立位バランスは動的にも改善があった．高次脳機能面は，HDS-R 26点で，見当識・記憶・計算で変わらず失点があり，注意・構成障害，記憶障害は残存しているものの，繰り返しでの学習がみられること，メモリーノートへの記入・活用を生活の一助とできることがわかった．家事動作では，動作手続きは良好で手順も安定していることから，環境設定のみで行えることを地域サービススタッフと共有し，洗濯と昼食づくりを継続してもらうこととした．

　これらの結果により，生活行為向上マネジメントの最終評価では，「車椅子なしで身の回りのことをしたい」は，実行度8，満足度9，「調理・洗濯を自分で行い，一人暮らしに戻りたい」は，実行度8，満足度9となった．

　長女の協力による週末の外出練習時に，院内で行った家事動作練習の再確認を自宅で行った．退院後の介護保険サービスは，プールのある通所介護へ週2回，ヘルパーは家事援助が週3回，通所介護への外出準備の援助が週2回のプランとなった．

　退院後訪問を行い，介護支援専門員と実際に訪問しているヘルパーに，薬の飲み忘れの防止や血圧管理のためのメモリーノートの記入方法を申し送った．

7. 考察

　Iさんは，入院時は一人暮らしをしたいという漠然とした希望をもっていたが，具体的なイメージはなかった．しかし，本人との話し合いで，車椅子を使用しない独歩での生活および調理や洗濯などが行える一人暮らしでの生活を目標に掲げることができた．また，長女もIさんの今後の人生の楽しみを考え，慣れ親しんだ地域で継続した生活という共通の思いをもっていた．

　立位・歩行の獲得のため，歩行器で実際に病棟生活をシミュレーションして実施するなかで，自分で行える実感を得て主体的な行動が出現した．ネット手芸を通して生活の楽しみや日課ができたことは，病室での臥床時間の減少と生活のリズム獲得の一助となったと考える．また，歩行器歩行での生活やメモリーノートへの記載のために，看護師やPTと目標を共有して連携することや，自宅での一人暮らしに向け，介護支援専門員と早期より連携し，現状の認知面の問題点やIさんのこれまでの生活で大切にしていたことを共有する必要性を改めて見直すことができた．

　外泊時には近隣の友人が自宅を訪ね交流の再開を行えたことが，Iさんにとって慣れ親

4. 事例編

表3　生活行為申し送り表

生活行為申し送り表

氏名：Iさん　　年齢：80歳代　　性別（男・⊗女）　　作成日：X年10月28日

退院後も健康や生活行為を維持するため，下記のとおり指導いたしました．
引き続き継続できるよう日常生活のなかでの支援をお願いいたします．

担当者：OT・○○

【元気な時の生活状態】
　4年前に夫と死別後一人暮らし．午前中はスポーツジムでプール，午後は近隣の友人とおしゃべりや，手芸などの習いごと．入浴は，プール後にジムで行い，自宅ではシャワーですませていた．

【今回入院きっかけ】
☐ 徐々に生活機能が低下
☑ 発症（脳梗塞など）
☐ その他（　　　　　）

【ご本人の困っている・できるようになりたいこと】
　調理・洗濯などを自分で行い，一人暮らしに戻る．再発をしない安全な生活（服薬・血圧管理）．友人との交流の再開．

【現在の生活状況】（本人の能力を記載する）　※該当箇所にレをつける

ADL項目	している	していないができる	改善見込み有	支援が必要	特記事項
食べる・飲む	☑	☐	☐	☐	
移乗	☑	☐	☐	☐	
整容	☑	☐	☐	☐	
トイレ行為	☑	☐	☐	☐	
入浴	☑	☐	☐	☐	シャワーのみ，入出槽可能
平地歩行	☑	☐	☐	☐	
階段昇降	☐	☑	☐	☐	手すりの使用を推奨
更衣	☑	☐	☐	☐	
屋内移動	☑	☐	☐	☐	
屋外移動	☑	☐	☐	☑	外出には付き添いが必要
交通機関利用	☐	☐	☐	☑	もともと実施経験が少ない
買い物	☐	☑	☐	☐	付き添いを推奨
食事の準備	☐	☑	☐	☐	練習実施し動作は良好でした
掃除	☐	☑	☐	☐	動作可能
洗濯	☐	☑	☐	☐	動作可能（1階に干す）
整理・ゴミだし	☐	☑	☐	☐	動作可能（裏口から出す）
お金の管理	☑	☐	☐	☑	記憶面で援助必要
電話をかける	☑	☐	☐	☐	
服薬管理	☑	☐	☐	☑	メモリーノートで確認必要

【リハビリテーション治療における作業療法の目的と内容】
　「車椅子なしで身の回りのことをできるようになる」「調理と洗濯は最低限自分で行い一人暮らしに戻る」という目標を掲げ介入をしてきました．機能向上練習やADL練習・家事動作練習とともに，記憶障害や注意障害に対し，一人暮らしの管理のため，予定・出来事手帳（メモリーノート）を作成し，服薬や血圧について記入する習慣が身に付くよう，支援職員とともに連携して行ってきました．

【日常生活の主な過ごし方】
　手芸活動が好きで，熱中して行っています．また，歩行についても自主練習を行うなど，入院生活では，一人暮らしという目標に向けて，自主的に動けるようになってきました．ADLは時間管理を援助していますが，全般行えています．自宅では，できたら友人に訪ねて来てもらって，おしゃべりをする時間をつくり，交流を再開したいと考えています．

【アセスメントまとめと解決すべき課題】
　介入時は，易疲労から臥床傾向，立位・歩行が不安定で，車椅子で介助の生活でしたが，現在は独歩でADL全般が行えるようになりました．家事動作も退院前訪問で実施したところ，安全管理はおおむね良好でした．長距離歩行後はややふらつきがあります．記憶・注意障害残存のため，予定・出来事手帳（メモリーノート）に，血圧管理と服薬管理，食事（糖尿病のため）の記載を継続して行い，長女さんや主治医との連携ツールとしたいです．独居生活ですので，1日の生活や1週間の生活のなかで，ポイントごとに安否・安全確認が必要と考えます．退院後の生活の定着に向けて長女さんとともに相談にのっていただけると幸いです．

【継続するとよい支援内容またはプログラム】
　退院後訪問でお話しさせていただいたように，①通所介護で本人の興味をもったプールの再開，②趣味としてさまざまな手芸活動を行われており，興味をもてる趣味活動の再開（入院中はネット手芸に凝っておられました），③食事を1品程度自分で調理し，バランスのとれた食事を継続すること，④友人との交流の再開（家で集まっておしゃべり），があげられます．
　退院後，当院の訪問看護師より，フォローアップのご連絡をさせていただくと思います．必要に応じ，退院後訪問に同行させていただき，在宅生活での課題について検討させていただければと考えています．引き続き，ご支援をよろしくお願いいたします．

しんだ地域での生活を再出発したいとの強い想いにつながった．入院のみのアプローチだけではなく，実際に生活する在宅環境での評価・練習の必要性を強く感じた．

　退院1年後の介護保険サービスは，通所介護が週2回から週1回へ，ヘルパーの家事援助も週1回と減少していった．メモリーノートは継続していて，血圧の記録や薬の管理，美容院に行ったことや食事の内容などの出来事の記載も行えていた（図2）．1日の生活は，朝起床し，朝食や洗濯を終わらせ，午前中は趣味のクラフトや通所介護に持参する広告紙の箱をつくり（図3），午後は友人が訪ねて来ると近隣を数人で散歩し，お茶を飲みながらおしゃべりをする．夕食は一人で済ませ，再度友人が訪ねて来て夜遅くまでおしゃべりと，長女と近隣の友人のフォローを受けながら，楽しみながら生活していた．「病気をしたけど今の生活が楽しい．また，病院に入れられないように元気でいることをメモリーノートに書いている」と話していた．

　生活行為向上マネジメントを実施したことで，Ｉさんや家族，看護師，セラピスト，ケースワーカー，介護支援専門員それぞれが目標を共有し，役割を明確化したなかでアプローチを行えたことが，退院後に援助を受けながらもＩさんの理想とする生活の再獲得の一助になったと考える．

Case 10 （医療・回復期）

「公園での散歩」を目標として整容，更衣ができたJさん（70歳代，女性，頸髄症）

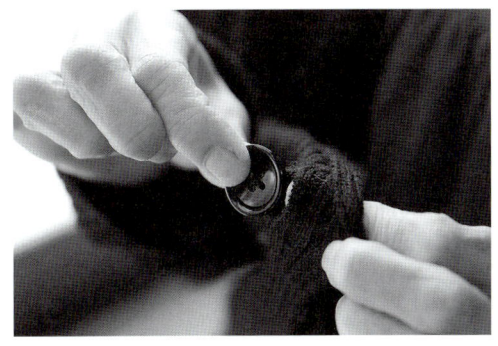

図1 ボタンの留め外しをしている様子

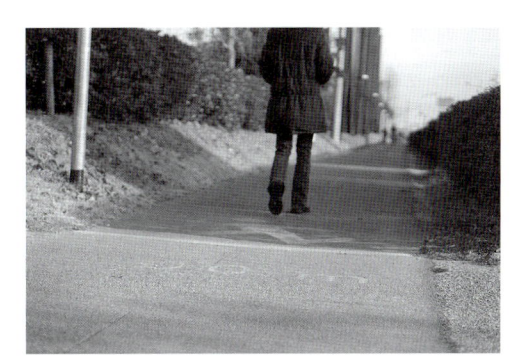

図2 公園で散歩をしている様子

事例報告のポイント，価値

　Jさんは，頸髄症の手術目的で入院後，屋内歩行は自立したが上肢・手指機能に障害が残存し，整容，更衣に介助を要した．退院の目処が立った時期に生活行為向上マネジメントを実施した．
　Jさんの生活行為の目標は「入院前のように公園で散歩がしたい．友だちとおしゃべりをしながら歩きたい」だった．そこで「週に数回，自宅近くの公園周囲を，友だちとおしゃべりをしながら，安全に散歩をする」を達成可能な目標とし介入した．
　「公園での散歩」について公園周囲の環境や散歩の目的，頻度を聞き取り，実際を想定した練習を行った．家族指導は，自動車での公園への送迎と散歩の付き添いを依頼し，休憩箇所，連続歩行時間，歩行距離の注意点を指導した．また，作業療法では散歩に必要な整容，更衣に少しでも関心が向くよう促した．「公園での散歩」の達成に向け，退院後も継続的に支援が行えるよう，外来作業療法担当者に申し送りを行った．
　その結果，話をしながら屋外を20分連続歩行が可能となった．また，退院後の生活で散歩をするイメージがつき，前向きな発言があった．「身だしなみを整えて散歩をしよう」と主体的に取り組み，整容，更衣が自立した．日常の身だしなみを整える習慣は，上肢，手指の使用頻度を向上させ，さらなる機能の改善を促した．
　入院中から退院後を見据えた目標を設定することは，リハビリの動機付けとなり有効だった．また，目標達成に向けたOTのマネジメントにより，Jさん，家族，支援者の役割が明確になり，チームとしてかかわることが可能となった．

1. 事例紹介

　Jさん，70歳代後半，女性．X年9月頸髄症の手術目的で入院．半年前より徐々に両手のしびれが増強し，ボタンの留め外しが行いにくいといった巧緻運動障害が出現した．

　入院1日目，C4/5頸椎後方固定術，骨移植術，C3-6椎弓形成術を施行．その後数日は安静臥床．4日目，理学療法，作業療法開始．22日目，急性期病棟から回復期リハビリ病棟へ転棟．46日目，退院の目処が立ち生活行為向上マネジメントを実施．64日目，自宅退院．外来作業療法が継続となった．

　Jさんは話し好きで，入院前の生活や家族，趣味を話された．体型はふくよかで，笑顔が好印象だった．入院中に伸びた髪を看護師に結んでもらい，「かわいいでしょ」と言って周囲を笑わせる一面があった．

・入院46日目評価（生活行為向上マネジメント実施時評価）

　身体機能：上肢，手指に筋力低下がみられ，握力は右12 kg/左17 kg，上肢挙上は顔に手が届く程度だった．また，両手指にしびれがあり，巧緻運動障害がみられた．関節可動域制限や疼痛はなかった．5分以上連続歩行が困難で全身耐久性低下があった．また，上肢支持がないと片脚立位困難で立位バランス低下があった．

　認知機能：MMSE 22点．コミュニケーションは良好で，新たな課題も反復で学習可能だった．

　ADL：FIM 96点（食事5点/整容3点/更衣上2点/更衣下3点/トイレ6点/入浴3点/歩行6点）で整容，更衣，入浴に介助が必要だった．また，「入院中は病人だから」と洋服への着替えは消極的で，夫が毎日面会に来て身の回りのことを手伝っていた．歩行は病棟内を独歩で移動していたが，ふらつくことがあるため手すりのそばを歩くようにしていた．また5分以上連続歩行で疲労し，歩行中に声をかけられると立ち止まらないと話ができなかった．屋外歩行では，悪路や障害物への対応，咄嗟の判断で大きくふらつき，身体を支える程度の介助を要した．

　IADL：改訂版FAI 0点，老研式活動能力指標6点だった．

●作業歴（生活歴）

　夫との2人暮らし．既往歴なし．ADL自立．専業主婦で夫を支えていた．子どもは近隣で暮らし関係は良好．最近では数年前よりはじめた散歩が趣味だった．

●他職種情報，家族からの情報

　医療ソーシャルワーカーから，介護保険申請歴はなく，「退院後も介護保険サービスを利用せずに生活したい」と情報があった．また，夫は元大工で，「必要があれば自分で家の改修をする．家事も手伝う」と子どもとともにJさんを支援する体制が整っていた．

2. 生活行為聞き取り結果（表1）

　入院46日目，退院後の生活をイメージするため生活行為向上マネジメントを実施した．

表1 生活行為聞き取りシート

生活行為聞き取りシート

生活行為の目標	自己評価	初回	最終
☑ A（具体的に生活行為の目標が言える） 目標1： 　入院前のように公園で散歩がしたい． 　友だちとおしゃべりをしながら歩きたい． 修正目標： 　週に数回，自宅近くの公園周囲を，友だちとおしゃべりをしながら，安全に散歩をする．	実行度	1/10	3/10
	満足度	1/10	8/10
	達成の可能性	☑ 有　□ 無	

ご家族の方へ

利用者のことについて，もっとうまくできるようになってほしい．あるいは，うまくできるようになる必要があると思う生活行為がありましたら，教えてください．

本人の思うようにやれたらいい．
そのためならできることは手伝う．
身の回りのことくらいはできるとよい．

Jさんの生活行為の目標は「入院前のように公園で散歩がしたい」だった．詳細を聞くと，公園で会う友だちとのおしゃべりが日課であり，楽しみだったことがわかった．「きっとみんな心配している．元気な姿をみせに行きたい」と発言があった．散歩の理由は人によってさまざまであるが，Jさんは人とのコミュニケーションがその目的だった．

一方，OTとして，現状では整容や更衣に介入の必要性を感じた．そのため，散歩に必要な整容，更衣に少しでも関心が向くよう促した．

夫は「本人の思うようにやれたらいい．そのためならできることは手伝う．でも身の回りのことくらいはできるとよい」とJさんの思いを尊重する反面，身辺動作の自立を希望する発言があった．

3．生活行為アセスメント

「公園での散歩」について評価した．公園は自宅から自転車で10分の場所で，周囲に約1kmのウォーキングコースがある．整備された道には100mごとに距離表示があり，休憩を取るためのベンチが設置されていた．Jさんは，晴天時はほぼ毎日同時刻に通い，友だちと散歩を楽しんだ．コース3周を1時間程度で歩いていたとのことだった．

生活行為の目標である「入院前のように公園で散歩がしたい，友だちとおしゃべりをしながら歩きたい」について生活行為アセスメント（表2）を実施した．頸髄症で全身耐久性低下，立位バランス低下がみられ，屋外歩行は介助を要した．また，筋力低下，感覚障害，巧緻運動障害で，整容，更衣，入浴に介助が必要だった．しかし，下肢筋力は比較的

表2 生活行為向上マネジメントシート

生活行為向上マネジメントシート

利用者： Jさん　　担当者： OT・○○　　記入日： X年9月Y日

		本人	入院前のように公園で散歩がしたい，友だちとおしゃべりをしながら歩きたい		
生活行為アセスメント	生活行為の目標	キーパーソン	本人の思うようにやれたらいい，そのためなら何でも手伝う，身の回りのことくらいはできるとよい		
	アセスメント項目		心身機能・構造の分析 (精神機能，感覚，神経筋骨格，運動)	活動と参加の分析 (移動能力，セルフケア能力)	環境因子の分析 (用具，環境変化，支援と関係)
	生活行為を妨げている要因		上肢筋力低下 巧緻運動障害 感覚障害 全身耐久性低下 家族にやや依存的	立位バランス低下 屋外歩行不安定(悪路への対応困難，5分程度の連続歩行で疲労あり) 整容・更衣・入浴に介助が必要	散歩をする公園まで距離が遠く，乗り物(これまでは自転車)を利用しなければならない
	現状能力 (強み)		下肢筋力良好 認知機能良好 積極的に歩行練習や自主トレへ参加	コミュニケーション良好 病棟内独歩自立	家族の協力良好 作業療法の介入が可能 散歩する公園周囲はウォーキングコースであり舗装されている
	予後予測 (いつまでに，どこまで達成できるか)		上肢・手指機能は筋力・巧緻運動の向上が見込まれる 全身耐久性の改善が見込まれる	立位バランス向上 環境や方法設定下で整容・更衣自立，入浴一部介助 屋外独歩自立	夫の協力により公園への送迎・付き添い可能
	合意した目標 (具体的な生活行為)		週に数回，自宅近くの公園周囲を，友だちとおしゃべりをしながら，安全に散歩をする．		
	自己評価*	初期	実行度 1/10　　満足度 1/10	最終	実行度 3/10　　満足度 8/10

*自己評価では，本人の実行度(頻度などの量的評価)と満足度(質的評価)を1から10の数字で答えてもらう

	実施・支援内容		基本的プログラム	応用的プログラム	社会適応プログラム
生活行為向上プラン	達成のためのプログラム		①上肢機能向上練習，筋力増強練習 ②立位バランス練習 ③自主トレーニング	①歩行(屋内外)練習，階段昇降練習 ②ADL練習(整容，更衣など) ③ADLへの参加	①公園での散歩に向けた本人・家族指導 ②外来作業療法担当者への申し送り
	いつ・どこで・誰が実施	本人	①②はPT・OTと一緒に行う ③はPT・OTの指導後，自己で取り組む	①②はPT・OTと一緒に行う ③は初めにNsや家族と行い，徐々に自己で取り組む	①を受け退院し，公園での散歩を行う
		家族や支援者	家族：③の促し PT・OT：①②を本人と一緒に行う，③の指導を行う	家族：①を本人と一緒に行う，③を行う際に見守る PT・Ns：①を本人と一緒に行う OT：①②を本人と一緒に行う OT・Ns：③ではできるだけ本人に行ってもらうよう促す	家族：①を受け退院し，公園までの送迎を行う，また初めは本人の散歩に付き添う OT：①を本人・家族に行う，②を外来作業療法担当者に行い，退院後に達成できたかを確認してもらう
	実施・支援期間		X年 9月 Y日 ～ X年 9月 Y+17日		
	達成		☑達成　□変更達成　□未達成(理由：　　　)　□中止		

良好で，すでに病棟内は独歩で自立していた．認知機能は良好で，自己での体調管理が行え，家族の支援を得られる環境だった．予後予測は，筋力向上，巧緻運動改善，全身耐久性向上，立位バランス向上が見込まれ，屋外独歩や整容，更衣の自立が図れると考えた．

　以上をJさんとともに共有し，「週に数回，自宅近くの公園周囲を，友だちとおしゃべりをしながら，安全に散歩をする」という合意目標を設定した．目標に対しJさんの評価

は，実行度，満足度ともに1だったが，「散歩ができるとうれしい」と笑顔がみられた．

4. 生活行為向上プラン

「週に数回，自宅近くの公園周囲を，友だちとおしゃべりをしながら，安全に散歩をする」を目標に，基本的・応用的・社会適応プログラムを組み合わせた生活行為向上プラン（**表2**）を作成した．多職種間で目標を共有し，生活行為向上プランに沿ってチームで取り組んだ．基本的・応用的プログラムの頻度は週7回，1回の時間は40〜60分の個別練習とした．また，社会適応プログラムは家族の面会時や退院前に適宜かかわった．

●基本的プログラム

理学療法，作業療法内での上肢機能向上練習や筋力増強練習，立位バランス練習を立案した．また自主トレーニングの指導と，夫からの自主トレーニングの促しを依頼した．

●応用的プログラム

理学療法，作業療法内での応用歩行練習，屋外歩行練習を立案した．実際の散歩を想定し，「話しながら20分連続歩行ができる」を副目標とした．また，作業療法では，散歩をするうえで身だしなみを整える必要性をJさんと確認した．整容や更衣動作練習を行い，身だしなみを整えてからの屋外歩行練習を心がけた．さらに理学療法でも同様の取り組みを提案した．

看護師へは理学療法，作業療法以外での歩行練習や階段昇降練習を立案し，夫とともに行うよう促した．また，生活場面での整容，更衣は，Jさんができるところと介助が必要なところを具体的に提示し，できるところは見守りを依頼した．

●社会適応プログラム

Jさん，夫と公園周囲の危険場所や休憩場所の確認を行った．また，夫に自動車での公園への送迎と散歩の付き添いを依頼した．OT間では入院担当者から外来担当者へ生活行為申し送り表（**表3**）を使用した申し送りと退院後の散歩の確認を依頼した．

5. かかわりの経過

基本的プログラムと並行して応用的プログラムを実施した．

理学療法，作業療法では機能向上練習や立位バランス練習と並行して，人混みを歩く，病院周囲を話しながら歩くといった実践に近い形で歩行練習を行った．また，看護師との歩行練習も実施し，歩行量が増加した．継続的に行うことで全身耐久性が向上し，20分連続歩行が可能となった．また，話しながらでも立ち止まらずに歩けるようになった．屋外を歩くことで気分転換が図れている様子だった．

洋服の着替えに消極的だったJさんに対し，散歩では多くの人と出会うため身だしなみを整える必要性を伝えると，徐々に着替えを受け入れた．作業療法では着用しやすい洋服の選択，着脱方法の指導を行い，身だしなみを整えてからの屋外歩行を心がけた．また，理学療法も洋服に着替えて行うことや，生活場面での整容，更衣はできるだけ本人に行っ

表3　生活行為申し送り表

生活行為申し送り表

氏名： Jさん　　年齢： 70歳代　　性別（男・**女**）　　作成日： X年9月Y+17日

退院後も健康や生活行為を維持するため，下記のとおり指導いたしました．
引き続き継続できるよう日常生活のなかでの支援をお願いいたします．

担当者： OT・○○

【元気な時の生活状態】	【今回入院きっかけ】	【ご本人の困っている・できるようになりたいこと】
夫との2人暮らし．これまで大きな病気はなく，ADLは自立していました．専業主婦として夫を支え子どもを育て，関係も良好．趣味は散歩です．	☐ 徐々に生活機能が低下 ☐ 発症（脳梗塞など） ☑ その他（　頸髄症　）	入院前のように公園で散歩がしたい，友だちとおしゃべりをしながら歩きたい．

【現在の生活状況】（本人の能力を記載する）※該当箇所にレをつける

ADL項目	している	していないができる	改善見込み有	支援が必要	特記事項
食べる・飲む	☑	☐	☐	☐	
移乗	☑	☐	☐	☐	
整容	☑	☐	☐	☐	
トイレ行為	☑	☐	☐	☐	
入浴	☐	☐	☑	☐	付き添いのもと可能
平地歩行	☑	☐	☐	☐	
階段昇降	☐	☑	☐	☐	練習で実施
更衣	☑	☐	☐	☐	かぶり服，ボタンの大きな服などの配慮必要
屋内移動	☑	☐	☐	☐	独歩
屋外移動	☐	☐	☑	☐	付き添いのもと可能
交通機関利用	☐	☐	☑	☐	付き添いのもと可能
買い物	☐	☐	☑	☐	夫と協力しながら可能
食事の準備	☐	☐	☑	☐	夫と協力しながら可能
掃除	☐	☐	☑	☐	夫と協力しながら可能
洗濯	☐	☐	☑	☐	夫と協力しながら可能
整理・ゴミだし	☐	☐	☑	☐	夫と協力しながら可能
お金の管理	☐	☑	☐	☐	
電話をかける	☑	☐	☐	☐	
服薬管理	☑	☐	☐	☐	

【リハビリテーション治療における作業療法の目的と内容】

退院後の生活をイメージするために生活行為向上マネジメントを実施し上記の希望から，「週に数回，自宅近くの公園周囲を，友だちとおしゃべりをしながら，安全に散歩をする」を達成可能な目標として介入してきました．

作業療法では機能向上練習，自主トレの提示だけでなく，散歩するために必要な整容，更衣に少しでも関心が向くよう促してきました．また，公園周囲の環境や散歩の目的，頻度を聞き取り，実際の散歩を想定した練習を行ってきました．

【日常生活の主な過ごし方】

Jさんは笑顔が好印象でおしゃべり好きです．日中は臥床することはなく，他患者と歓談したり自主トレを行ったりと活動的な生活を送っています．現在，入浴以外のADLは自立しています．また今後，主婦業の再開の希望もあります．

【アセスメントまとめと解決すべき課題】

介入時は疲労しやすく応用歩行の不安定さがありましたが，現在はおしゃべりをしながらでも屋外を20分歩き続けることができるようになりました．退院後の生活で散歩をするイメージがつき，前向きな発言がみられています．「身だしなみを整えて散歩をしよう」と主体的に取り組み，整容，更衣も自立しました．また夫もJさんの現状を理解し，できることは見守る姿勢に変わっています．一方入院中であるため，実際には公園での散歩ができていません．退院後の外来OT時には，散歩ができているか，問題点はないかなどの確認などの相談に乗っていただけると幸いです．

【継続するとよい支援内容またはプログラム】

Jさんが散歩する公園は，自宅から自転車で10分の場所で，周囲は約1kmのウォーキングコースとなっています．道は整備され，100mごとに距離表示があり，ところどころにベンチもあるため体調に合わせて休憩できます．これまで晴天時はほぼ毎日同時刻に通い，友だちと散歩を楽しんでいました．コース3周を1時間程度で歩いていたとのことです．Jさんのご家族（主に夫）には自動車で公園への送迎と散歩の付き添いを依頼し承諾していただけています．また，散歩では徐々に距離を伸ばすこと，適宜休憩をとること，おしゃべりに夢中になってしまうと周囲がみえなくなること，疲労を感じず歩き続けてしまうことを注意点としてお伝えしました．上記内容を踏まえ，引き続き，ご支援をよろしくお願いいたします．

てもらう対応を提案した．継続するなかで整容，更衣が自立し，巧緻運動の改善が図れた．人に洋服を褒められ笑顔をみせる場面があった．

社会適応プログラムは，家族面会時に公園周囲の聞き取りを行い，退院前には家族指導と外来作業療法担当者への申し送りを実施した．家族指導は，自転車の運転は困難なため自動車での公園への送迎と，慣れるまでの散歩の付き添いを依頼した．また，散歩では徐々に距離を延ばすこと，適宜休憩を取ること，話しに夢中になると周囲がみえなくなること，疲労を感じず歩き続けてしまうことの注意点を伝えた．外来作業療法担当者へは，生活行為申し送り表を使用して，入院中の経過や目標に向けての取り組み，「公園での散歩」の達成に向けた継続支援内容を申し送った．

6．結果

・入院 64 日目評価（退院時評価）

「公園での散歩」を目標に介入した結果，話をしながら屋外を 20 分連続歩行が可能となった．また，「散歩をするイメージがついた．退院したら散歩に行ってみる」と前向きな発言があった．

身体機能：上肢，手指の筋力は向上し，握力は右 16 kg/左 18 kg，上肢挙上は頭まで手が届くようになった．また巧緻運動の改善により，大きなボタンであれば自身で留め外しが可能となった．連続歩行時間は延び，全身耐久性の向上が図れた．また，上肢支持なしでの片脚立位が短時間可能となり，立位バランスが改善した．

ADL：FIM 111 点（食事 6 点/整容 6 点/更衣上 6 点/更衣下 6 点/トイレ 6 点/入浴 3 点/歩行 7 点）まで向上．整容，更衣は自立し，身だしなみを整える習慣ができた．また，夫が身辺動作を見守る場面が増え，依存的だった J さんの行動は，主体的に身辺動作に取り組む姿勢に変わった．

IADL：改訂版 FAI 6 点，老研式活動能力指標 10 点に向上した．

整容，更衣の自立目標は達成され，「公園での散歩」について前向きな発言があった．J さんの評価は，実行度 3，満足度 8 まで向上した．「週に数回，自宅近くの公園周囲を，友だちとおしゃべりをしながら，安全に散歩をする」の達成は外来作業療法に引き継ぎ，継続して支援できる体制を整えた．

7．考察

入院でのリハビリは，本人の意思を十分に反映しないまま，「まずは ADL 改善」とセラピストが目標設定し，具体性なく練習を進めてしまうことが多い．今回，退院後の「公園での散歩」を目標としたことで，「身だしなみを整えて散歩をしよう」と動機付けがされた．そのため J さんが主体的に取り組み，整容，更衣の自立に至ったと考えられた．日常の身だしなみを整える習慣は，上肢，手指の使用頻度を向上させ，さらなる機能の改善を促した．介助者となる夫が生活場面で J さんの介助の有無を理解し，身辺動作を見守る

139

姿勢に変えた点も，退院後の生活につながるよい変化だった．

　生活行為の目標は，「公園での散歩」とし，実際を想定した練習を行った．家族に対しては，公園までの移動手段，休憩箇所，連続歩行時間，歩行距離の注意点を指導した．Jさん，夫とも「公園での散歩」を退院後の生活のなかで具体的にイメージできるようになった．これは生活行為の評価が具体性の高い介入を促し，退院後の生活に直結しやすいためと考えられた．また「公園での散歩」の達成に向け，入院から外来へ継続した支援の提示は，病院から地域への円滑な連携の一助となったと考えられた．

　生活行為向上マネジメントを実施し，余暇活動である「公園での散歩」を目標にしたことは，セラピストのより具体的な行動につながり，Jさんの取り組みに対する意欲の向上となった．また，目標達成に向けたOTのマネジメントにより，Jさん，夫，看護師，セラピストの役割が明確になり，チームとしてかかわることができた．

4. 事例編

Case 11 （医療・回復期）

調理活動から退院後の生活を具体的に
イメージできたKさん
（70歳代，女性，脳挫傷，意欲発動性低下）

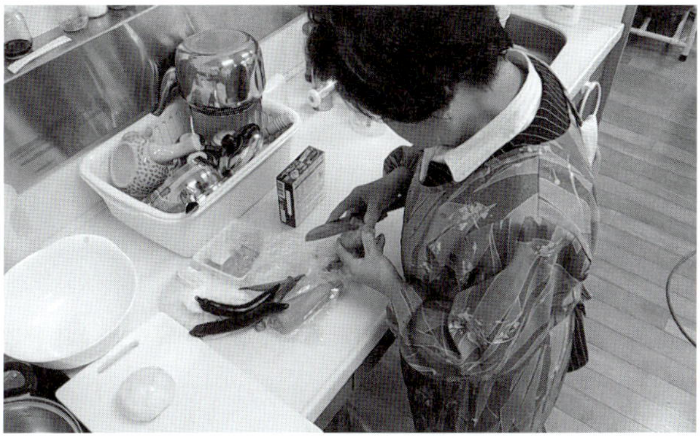

図1 作業療法室での調理練習

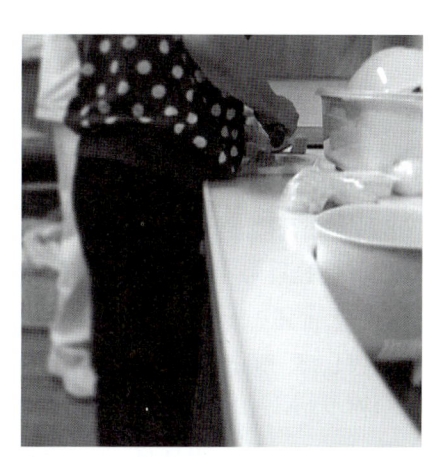

図2 調理姿勢の工夫

> **事例報告のポイント，価値**
>
> 　頭部外傷の急性期治療後，四肢に強い運動障害を認めないにもかかわらず，入院中はリハビリ介入時間以外を臥床して過ごすKさんを担当した．中山間地に暮らし，高齢の夫との二人世帯で家事全般を担う女性であったが，介入当初は漠然と「歩けるようになればよい」と具体的な生活や作業療法で取り組む課題を想定できずにいた．
>
> 　今回，入院中の作業療法介入のみならず，退院調整経過と退院後の療養生活再構築までの期間を「調理課題」を通じてアプローチした．その結果，家事全般を担う主婦としての自己の役割を再認識し，意欲の回復や生活活動の賦活も少しずつ果たした．介護保険サービスとの連携により円滑な在宅移行支援を果たせたため，その経過，取り組みについて報告する．

141

1. 事例紹介

Kさん，70歳代後半，女性．脳挫傷．X年7月，外出から戻らないため心配した夫が自宅付近で倒れているKさんを発見し，急性期病院へ救急搬送された．左前頭葉急性硬膜下血腫，脳挫傷，外傷性クモ膜下出血の診断を受け，保存的治療が行われた．約1カ月間，急性期病院での治療を終え，リハビリと退院調整目的に当院へ転院となる．

急性期病院からの転入院日より臥床不活発の状態であったが，リハビリ時間を中心に少しずつ活動機会を再獲得しつつあった．リハビリ介入初期評価において，四肢に明らかな運動麻痺は認めないものの，リハビリ時間以外はベッド上臥床し不活発状態であった．どこかボーっとして対話に返答が遅れることがあり，ごく軽度の遷延する意識障害（JCS1-1）があるものの，全般的な認知機能の低下は目立たず（MMSE 30点），簡易な疎通は可能な状態にあった．一方で前頭葉機能検査ではFAB 8点と低下を示し，BADS：総プロフィール10点，標準化得点61点，全般性区分：障害あり，TMT part A 75秒，part B 528秒と遂行機能低下，注意・概念の変換能力の低下も認めた．

改訂版FAIは11点で，老研式活動能力指標2点という活動性の低下は，発動性や意欲の低下と前述の遂行機能低下がもたらすものととらえられ，症状の多くが前頭葉機能障害と一致した．Barthel Index（BI）は90点で日常生活の遂行能力は保たれていた．しかし，活気が少ないことや動作が不安定で日常生活の多くに見守りや声掛け，手添え介助を要す状態は，FIM運動項目66点，認知項目29点，合計95点と，「しているADL」にはまだ向上の余地があった．入院時には介護認定を受けておらず，退院調整開始に間に合うよう，地域医療連携室を通じて介護認定調査が速やかに計画された．作業療法ではベッド周囲でのADL向上練習を開始しながら生活行為向上マネジメントを用いて介入を開始した．

●作業歴（生活歴）

Kさんは受傷前，炊事や洗濯を一人でこなし，家事のみならず畑での草抜きや水稲の手伝いまで行うことができた．自動車運転はしないものの，日用品や食材の買い物は夫の運転する車でともに出かけていた．自宅は中山間地にあり，近所との距離は一定程度あるものの，互いに訪問し茶話会を開くなど健常な同年代女性と同等の活動性を保っていた．

●家族からの情報

夫は家事への参加はほとんどみられず外出機会も多いことからKさんが家事全般を担っていた．Kさんは，夫を長年支え続けてきたことを自己の役割の一つとして生活していた，と家族より情報を得た．

2. 生活行為聞き取り結果（表1）

リハビリ開始時，生活行為聞き取りシートを用いて，困っていることや問題を感じていることについて面接聴取したところ，自己目標には漠然と「歩けるようになればよい」と

表1 生活行為聞き取りシート

生活行為聞き取りシート

生活行為の目標	自己評価	初回	最終
☑ A（具体的に生活行為の目標が言える） 目標1： 　　調理ができるようになる． 合意目標： 　　調理ができるようになる． 　　（訪問介護の家事援助量減少と調理の実施頻度増加）	実行度	4/10	6/10
	満足度	2/10	6/10
	達成の 可能性	☑ 有 □ 無	

の返答を得た．たとえば，台所仕事に不安はないか尋ねてみたところ，「歩けるようになればできるようになると思います」と具体的に生活や現在直面する課題を想定できずにいた．不使用性の筋力低下や不活発状態もあるものの，意欲や活気の低下による生活障害を主たる問題ととらえ，退院調整に向けて生活行為向上マネジメントを用いることとした．

今回，意欲や活気の低下を問題点としてあげ，また前頭葉脳挫傷に伴う遂行機能障害・注意・概念の変換能力の低下も初期評価で認めたことから，Kさんにとっての"意味ある作業"を引き出すことは容易ではないと考えた．試験的に入院作業療法の時間に調理課題を複数回取り組んだうえで，少しずつ現実検討を重ねながら生活行為聞き取りを行い「調理ができるようになる」を生活行為の目標とした．

3. 生活行為アセスメント（表2）

生活行為アセスメントで抽出した目標「調理ができるようになる」は，作業療法における調理動作練習の取り組みを始めた時期でもあり，初期評価時は実行度4，満足度2であった．評価時，献立立案はOTの誘導を要し，手順に適時助言を加えながらの調理練習を反復して実施した．介入当初の調理課題は簡易なものであっても，その調理手順を自ら示すことができず，多くをOTの誘導で実施した．退院後の生活を想定し，一品ずつ得意な献立を想起し，準備や調味，片づけまでの一連の調理動作を反復練習することで，少しずつ在宅生活における調理動作の必要性が再認識され始めた．

心身機能・構造についてはこの目標を達成する基盤として，依然不安定な基本動作能力の回復を理学療法とともに介入することをあげた．そのうえで，活動と参加には模擬練習を作業療法室で実施するとともに，退院前訪問指導の実施，外来での再評価と調理練習機会，実践の振り返り，具体的な検討を重ねる準備を計画した．環境因子としては，介護支援専門員および訪問介護を利用した人的環境の調整に重点をおき，在宅療養への円滑な移行と支援が適切になされるよう連携体制の整備をポイントとして考えた．

中山間地の高齢夫婦世帯の療養生活において調理という生活の基盤を支える「作業」は欠くことのできないものであった．入院期間中反復した調理課題を通じ，達成可能な目標

表2 生活行為向上マネジメントシート

生活行為向上マネジメントシート

利用者： Kさん　　担当者： OT・○○　　記入日： X年8月○日

	生活行為の目標	本人	調理ができるようになりたい		
		キーパーソン	家事ができるようになってほしい		
生活行為アセスメント	アセスメント項目	心身機能・構造の分析 (精神機能, 感覚, 神経筋骨格, 運動)		活動と参加の分析 (移動能力, セルフケア能力)	環境因子の分析 (用具, 環境変化, 支援と関係)
	生活行為を妨げている要因	筋力低下 難聴, 頻尿 倦怠感, 意欲や活気の低下 遂行機能障害		屋内伝い歩き 屋外歩行器 活動範囲の狭小化 訪問介護による家事援助要す状態	近隣に商店なく買い物援助要す 夫の難聴 支援者が限られている
	現状能力 (強み)	運動麻痺を認めない 簡易疎通と理解が保たれる		調理手順は軽微な助言で遂行 家事などへ取り組み意欲出現	台所の動線は短く使い勝手良好 孫の支援
	予後予測 (いつまでに, どこまで達成できるか)	移動の安定化と遂行機能の改善を得る 理解疎通性の向上（難聴改善）		訪問介護の家事援助量減少	献立や買い物リストアップなど計画立てまでの円滑化
	合意した目標 (具体的な生活行為)	調理ができるようになる (訪問介護の家事援助量減少と調理の実施頻度増加)			
	自己評価*	初期	実行度 4/10　　満足度 2/10	最終	実行度 6/10　　満足度 6/10

*自己評価では, 本人の実行度（頻度などの量的評価）と満足度（質的な評価）を1から10の数字で答えてもらう

	実施・支援内容	基本的プログラム	応用的プログラム	社会適応プログラム
生活行為向上プラン	達成のためのプログラム	支持物がある環境で動作安定, 持久性向上を目指すため ①歩行練習 ②下肢筋力増強練習 ③持久力練習 ④遂行機能課題	支援者見守り体制で調理を計画するため ①献立立案と②手順確認を経て ③調理練習の実施	活動性向上へ向けて主体的な取り組みを目指す ①訪問介護見守りのもと調理試行と実践
	いつ・どこで・誰が実施 — 本人	①〜④入院期間中, 病棟とリハビリ室でPT, OT, STと取り組む	①〜③入院時, 外来通院時にOTと取り組む	①自宅で夫, 訪問介護とともに取り組む
	いつ・どこで・誰が実施 — 家族や支援者	夫：リハビリ見学と心理的支援 PT：①〜③を本人とともに OT：①〜④を本人とともに ST：①④を本人とともに	夫：材料準備の協力 OT：①〜③を反復し在宅での実施へつなげる Kさん：自宅で夫と①〜③試みる 介護支援専門員：在宅移行へ連携を図り支援者の介入と①〜③介助量の調整	介護支援専門員：家事取組の課題と介助量調整を訪問介護へ伝える 訪問介護：①を実施, 調理練習経過と達成状況をOTと共有 OT：サービス担当者会議等で①介助量の調整
	実施・支援期間	X年 8月 ○日 〜 X年 11月 ○日		
	達成	☑ 達成　　☐ 変更達成　　☐ 未達成（理由：　　　　　　　　）　　☐ 中止		

を主介護者である夫を交えて話し合い, 外来および訪問介護を利用しながら徐々にその実用性が再獲得されるよう, 「調理ができるようになる（訪問介護の家事援助量減少と調理の実施頻度増加）」を合意した目標とした.

4. 生活行為向上プラン（表2）

入院期間中より反復実施した調理練習は, 退院前訪問を実施することで, より具体的な

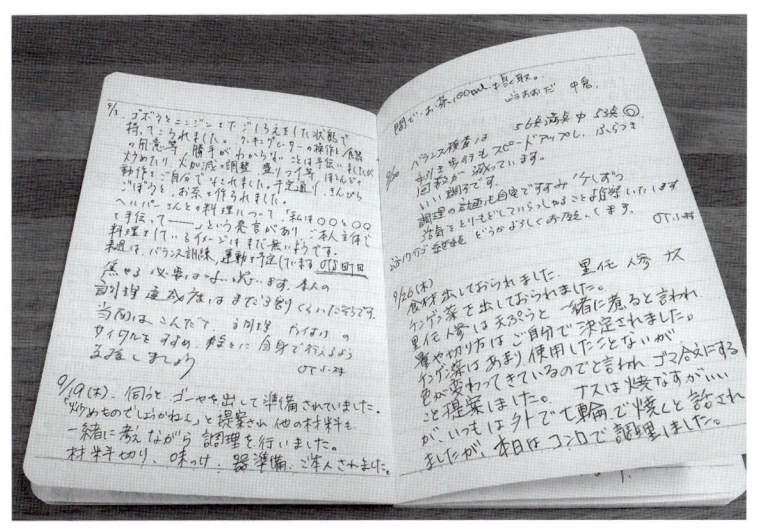

図3 連携ノート（訪問介護での支援内容を調整）

　生活イメージの構築へと歩みを進めた．作業療法の介入は直接的な動作練習にとどまらず，在宅療養生活開始に向け，病前からKさん自身の役割であった調理が再獲得されるよう人的環境因子への介入がポイントであった．

　介護保険サービス（訪問介護）が支援するのみではなく，外来作業療法の実施経過を受け，訪問介護の支援内容調整を行うことで，Kさんの変化する「できる能力」を活かし，主体性を引き出し，役割再獲得を目指すことに努めた．介護支援専門員への外来経過報告とサービス担当者会議での生活行為申し送り表の活用，連携ノート（**図3**）での経過把握を計画し，随時介助量の調整を提案する体制を構築した．

5. かかわりの経過

●退院調整開始期
　意欲や活気の低下から具体的な生活も想定できず，「歩けるようになればよい」と述べた入院初期であったが，生活行為向上マネジメント介入による作業療法での調理練習，退院前訪問指導において自宅環境に触れることで，自身が受傷前に長年役割を果たしていた家事・調理動作を目前の課題と認識でき，少しずつではあるが主体的，意欲的に参画できるようになった．動作不安定は依然残存し，調理の際はシンクに腹部を押し当て支持面をもつことで安定性を得た．献立立案には助言を要し，担当OTの助言のもとで献立作成と調理を実施．調理においても順序に迷う場合があり，誘導下における成功経験が次の課題につながるよう配慮した．

●退院前後の介護保険移行期
　退院前後に介護保険サービス担当者会議を開催し，支援者の支援体制について「生活行為申し送り表」（**表3**）を用いて共通認識を図った．外来リハビリで担当OTが継続支援

表3 生活行為申し送り表

生活行為申し送り表

氏名： Kさん　　年齢： 70歳代　　性別（男・㊛）　　作成日： X年9月○日

退院後も健康や生活行為を維持するため，下記のとおり指導いたしました．
引き続き継続できるよう日常生活のなかでの支援をお願いいたします．

担当者：OT・○○

【元気な時の生活状態】	【今回入院きっかけ】	【ご本人の困っている・できるようになりたいこと】
夫との２人暮らしで調理のみならず家事全般を担っていた．	□ 徐々に生活機能が低下 ☑ 発症（脳梗塞など） □ その他（　　　）	調理ができるようになる．

【現在の生活状況】（本人の能力を記載する）　※該当箇所にレをつける

ADL項目	している	していないができる	改善見込み有	支援が必要	特記事項
食べる・飲む	☑	□	□	□	準備があれば摂取に介助を要さない
移乗	☑	□	□	□	支えるものがあれば緩慢実施
整容	□	☑	□	□	化粧などをしない習慣を脱す必要あり
トイレ行為	☑	□	□	□	トイレ動作に介助を要さない
入浴	☑	□	□	□	家族の見守りで実施可能
平地歩行	□	□	☑	□	院内は歩行器歩行を実施していた
階段昇降	□	□	☑	□	院内では未実施，玄関段程度
更衣	☑	□	□	□	準備があれば介助を要さない
屋内移動	□	□	☑	□	伝い歩きで移動が可能
屋外移動	□	□	☑	□	歩行器歩行を当面計画する
交通機関利用	□	□	□	☑	夫の運転で移動が可能
買い物	□	□	□	☑	夫が当面は買い物を担う
食事の準備	□	□	☑	□	献立や調理に一定の誘導を要す
掃除	□	□	☑	□	動作不安定により未実施の状態
洗濯	□	□	☑	□	動作不安定により未実施の状態
整理・ゴミだし	□	□	☑	□	動作不安定により未実施の状態
お金の管理	□	☑	□	□	夫の管理で当面は行っている
電話をかける	☑	□	□	□	電話の使用に介助を要さない
服薬管理	☑	□	□	□	内服管理に介助を要していない

【リハビリテーション治療における作業療法の目的と内容】

足腰がまだ弱く不安定なことがありますので，その回復を目指しています．体の衰え・動く活気を取り戻す必要があります．

病前から行っていた「調理」を課題として活動の機会をもてるよう，退院に向けた支援を行ってきました．

台所仕事を通じてやりがいを取り戻しながら，退院後の療養ができるよう支援を要すと考えます．

【日常生活の主な過ごし方】

病院では臥床傾向にあるため，リハビリ時間を中心に少しでも動く機会をもてるよう周囲が配慮していました．

ベッドから離れて過ごす時間をもつとともに，冷蔵庫の残り物から献立を考えたり，必要な買い物の項目をあげるなどの準備も生活のなかで課題となるでしょう．

【アセスメントまとめと解決すべき課題】

足腰が弱って不安定であること以上に，頭のけがにより活気が減っていることを心配しています．入院期間中のリハビリによって，少しずつ活気を取り戻しつつあります．特に台所仕事は退院後，ご自身で料理をしなくてはならず，課題意識がはっきりしてきつつあります．頭のけがの影響から，献立を考えたり・要領よく調理を進めることにはまだ苦手であるため，退院当初は訪問介護の職員と一緒に調理を行っていただきます．

ご自宅に退院するとご主人と２人の生活となりますので，訪問介護サービスによる支援を要します．外来作業療法と症状の経過に応じて介入方法の調整を相談しましょう．

【継続するとよい支援内容またはプログラム】

退院当初は，ご自宅での調理を訪問介護も一緒に取り組んでください．転倒の危険性への配慮も必要ですが，それよりもご自身で「計画」（献立検討），「準備」（冷蔵庫の中身の確認と必要な買い物），「実施」（調理の手順），「片づけ」（食器洗い）を，一連の流れとします．必要な介助の量が減るよう，外来作業療法での様子を連携ノートを通じてお知らせいたします．

徐々に支援の量が減り，自身で上記の流れを進めていけるようになることを目指しています．献立アイデアの抽出や必要な材料の検討といった相談から，まずは介入を計画してください．

するほか，自宅での調理は週3回，訪問介護が介入し家事援助を実施した．退院直後は調理したものの提供であったが，外来リハビリにて献立立案や手順の円滑化がみられ始めたことから，訪問介護においても献立検討・調理の手伝いとしての訪問介入を提案した．実施状況は連携ノートを作成し，訪問介護介入状況，Kさんが独力で実施した家事内容の記録をつけ，活動性の向上をモニタリングした．

●在宅生活期

活動機会は徐々に向上，日中近隣の歩行器歩行，差し入れのイカをさばく，献立立案が能動的に示されるなどの変化を認めるようになった．調理中の不安定は軽減し，支持がなくとも立位保持し調理が可能となった．外来リハビリでは基本練習の継続に加え，献立に必要な材料を持参してもらい，調理機会を継続した．夫は入院期から退院，在宅療養を通じ，直接的に介入するよりも見守りと環境準備，情報共有に介在し，心理的支援とKさんが自己の役割を再認識する役割を担った．

6. 結果

Kさんは現在も週1回の外来リハビリ，週3回の訪問介護での家事援助を受けて在宅生活を継続している．椅子を置くなどの環境調整を実施し，支援下での実践課題は家庭のなかで自己の役割を再認識させ，日中臥床することはなく家事動作に加え，徐々にではあるが庭での軽作業まで取り組み始めている．屋内移動は安定化し，屋外歩行も歩行器から杖への移行を検討している．

考察時の評価は，JCS 0，MMSE 30点，FAB 15点，BADS総プロフィール12点，標準化得点70点，全般性区分は境界域．TMT part A 110秒，part B 284秒，FIM運動項目76点，認知項目29点，合計105点．BI 90点，改訂版FAI 23点，老研式活動能力指標5点であった．前頭葉機能は十分ではないものの検査数値に改善を認めており，ADLにおける介助量は軽減し，自宅での家事動作実施状況と活動性も回復しつつある．

生活行為向上マネジメントの合意した目標「調理ができるようになる（訪問介護の家事援助量減少と調理の実施頻度増加）」は実行度6（介入開始時4），満足度6（介入開始時2）であった．再度，サービス担当者会議を計画し，訪問介護の介入方法の再検討（調理時介入ではなく調理後の介入で実施状況をモニタリングや助言的介入でもよいか）を行う予定である．

7. 考察

Kさんは頭部外傷に伴い意欲発動性低下を生じたものの，作業療法における調理課題と退院前訪問などによる在宅環境確認により，自己の果たすべき役割に気付きを生み，生活行為向上マネジメントによる介入でより具体的に生活行為の目標を掲げることができたと考える．病院内であれば細かな目標設定，環境準備により継続的に具体的な課題提供が可能であるが，退院後の療養環境においては，十分な支援がなされない場合がある．今回

サービス担当者会議と生活行為申し送り表を用いて支援者の共通認識を図った点が在宅への移行を円滑化した要因の一つである．連携ノートを作成しKさん自身も記入することで課題を習慣化し，他者からも見守られていることを間接的に自覚する手段ともなったと考えた．TMTにみられる注意の障害（全般性注意障害）やBADSが境界域である点など，いまだ課題は残存しており生活上に見守り機能を維持しながら介入を継続する必要があると思われる．

　本事例のように身体機能が比較的保たれるなかで高次脳機能障害による生活障害が課題となる場合においては介入が長期化する例も多い．医療機関から自宅退院を目指す際に生活行為向上マネジメントによる介入は，具体的な課題を対象者自身が主体的に捉え，介入する支援者にとっても目標に向けた役割分担を明確化し実践することができる．

Case 12 (医療・精神科病院)

「嫁さんに座布団をつくってあげたい」を目標に生活行為が向上し，嫁さんに感謝を伝えることができたLさん
(90歳代，女性，レビー小体型認知症)

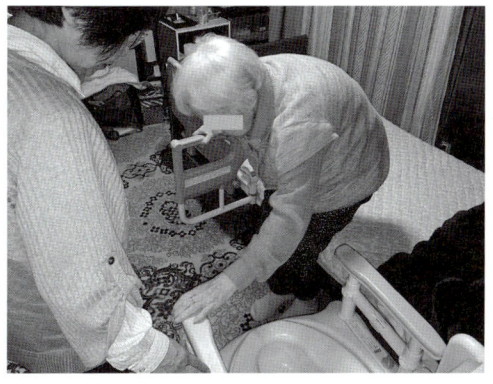

図1 高さ42cmに調節したベッドとポータブルトイレ

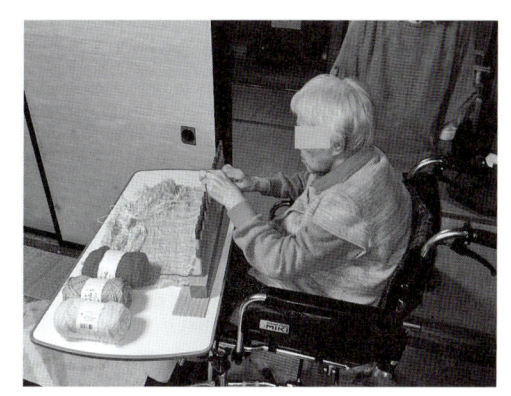

図2 車椅子座位での手織り

事例報告のポイント，価値

　事例の報告するポイントは3点である．1点目は，寝たきり・うつ状態まで至った超高齢女性が車椅子で編み物ができる状態まで回復したこと，2点目は，役割の再開が心身機能のみならず環境因子（家族との関係性）までも改善させたこと，3点目は，退院後の生活を見据えて入院時から家族と介護支援専門員，通所リハビリ担当者としっかりと協働したことである．

　筆者が勤務する病院は400床の単科精神科病院である．そのうち150床を高齢者専用として運用しており，認知症のBPSD治療を中心に，老年期精神障害の患者に対してリハビリを提供している．入院患者としては，超高齢者や身体合併症を呈したもの，ADL低下例などの複雑かつ難渋するケースが増加している印象がある．家族関係が破綻しているケースや経済的問題を抱えているケースも多く，当然のことながらオーダーメイドの介入が求められる．当院は日本作業療法士協会が展開している厚生労働省老人保健健康増進等事業に2008年から参画しており，認知症高齢者に対する生活行為向上マネジメントを実践してきた．

　今回，腰椎圧迫骨折後に家事や老人クラブといった役割をすべて喪失し，寝たきりとなったLさんに対して，入院初期から退院後の生活を見据えて生活行為向上マネジメントを導入した．介入の結果として，車椅子に座って毛糸で座布団を編める状態まで回復し，排泄行為も軽介助で可能となった．退院後も編み物を役割として継続しながら家族と一緒に在宅生活を続けることができている．Lさんに対する生活行為向上マネジメントの流れと回復経過に合わせた作業療法・地域移行支援の内容について報告する．

1. 事例紹介

　Lさん，90歳代，女性．レビー小体型認知症，うつ状態．合併症は腰椎圧迫骨折（L4-5），高血圧症．介護度は要介護4．

　X-3年より物忘れや親戚や息子が来ているといった幻視が目立つようになった．徐々にベッドで過ごすことが増加し，「迷惑をかけている」と話すこともあった．X年Y-5月に当院を初診し，レビー小体型認知症と診断を受けた．Y-3月に自宅で転倒し，腰椎圧迫骨折のため整形外科病院に入院した．退院後は要介護4となり，ポータブルトイレでの排泄もできなくなった．胸や足の痛みを頻回に訴え，不安になると「お母さん，助けて」と昼夜問わず嫁を大声でよぶようになった．大声でよぶ行為は通所リハビリやショートステイでも続き，施設の利用を拒否されたため，家族は在宅介護に疲弊してしまい，X年Y月に当院に医療保護入院となった．入院日より精神科作業療法が開始された．

　心身機能面はMMSE 15点，HDS-R 10点と見当識障害と短期記憶の低下，視空間知覚の障害があり，夜間の睡眠障害も認めた．NPI 50と幻覚，不安，易刺激性，睡眠の症状が著明であった．腰部痛は起居時に強く，車椅子に座ることに拒否的だった．全身の筋力低下と体力低下を認め，痛みと昼夜逆転のため廃用症候群が進むといった悪循環に陥っていた．

　ADLはBarthel Index（BI）35点．食事はベッド上で自力摂取，移乗・立位保持は介助が必要．尿意・便意は保たれ，ほぼ失禁はなし．オムツ内で排泄することに強い抵抗があった．

● 作業歴（生活歴）

　尋常小学校を卒業後，試験を受けて高等女学校に進学した．女学校卒業後は実家近くの織物工場で働き，夫と結婚後は専業主婦となった．編み物などの細かい仕事が好きで，子どもにチョッキなどを編んでいた．10年前に夫が死去し一人暮らしとなったが，家事や畑，老人クラブのバス旅行や散歩の会に参加して活発に暮らしていた．5年前に息子夫婦が定年となり，同じ敷地内の家に引っ越してきた．1～2年前から，外出や地域活動の機会が減少し，家のなかで過ごすことが多くなっていた．

● 他職種・家族からの情報

　介護支援専門員：通所リハビリを週2回導入し理学療法に参加していたが，ベッドで寝ているばかりでほとんど自分から動くことはなかった．電動ベッドと車椅子，ポータブルトイレ，スロープなどのレンタルをしているが，家族の介護負担感も強く，在宅生活は限界だった．

　家族：自宅で介護を続けたいがLさんが大声でよぶため，「何もしてあげられなくてつらい」と介護負担感が非常に強い状態であった．家族としては，日中は穏やかに車椅子で過ごせること，つかまり立ちができるようになることを希望していた．

2. 生活行為聞き取り結果

　入院当初は「こんな体になる前は何でもできていたのに，情けないね」と悲観的な発言

表1 興味・関心チェックシート

興味・関心チェックシート

氏名： Lさん　　年齢： 90歳代　　性別（男・㊛）　　記入日： X年10月○日

　表の生活行為について，現在しているものには「している」の列に，現在していないがしてみたいものには「してみたい」の列に，する・しない，できる・できないにかかわらず，興味があるものには「興味がある」の列に○を付けてください．どれにも該当しないものは「している」の列に×をつけてください．リスト以外の生活行為に思いあたるものがあれば，空欄を利用して記載してください．

生活行為	している	してみたい	興味がある	生活行為	している	してみたい	興味がある
自分でトイレへ行く		②		生涯学習・歴史			
一人でお風呂に入る		○		読書			
自分で服を着る		○		俳句			○
自分で食べる	○			書道・習字			
歯磨きをする	○			絵を描く・絵手紙			
身だしなみを整える		○		パソコン・ワープロ			
好きなときに眠る		○		写真			
掃除・整理整頓				映画・観劇・演奏会			
料理を作る		○		お茶・お花			○
買い物		⑤		歌を歌う・カラオケ			
家や庭の手入れ・世話				音楽を聴く・楽器演奏			
洗濯・洗濯物たたみ		○		将棋・囲碁・ゲーム			
自転車・車の運転				体操・運動			○
電車・バスでの外出				散歩			④
孫・子供の世話				ゴルフ・グランドゴルフ・水泳・テニスなどのスポーツ			
動物の世話				ダンス・踊り			○
友達とおしゃべり・遊ぶ				野球・相撲観戦			
家族・親戚との団らん		①		競馬・競輪・競艇・パチンコ			
デート・異性との交流				編み物			③
居酒屋に行く				針仕事			
ボランティア				畑仕事			○
地域活動（町内会・老人クラブ）		○		賃金を伴う仕事			
お参り・宗教活動				旅行・温泉			○

※チェックリスト内の○数字は，してみたい生活行為のうち，本人が重要と思う順番を①〜⑤で表している．

しか表出されず，具体的な生活行為の目標は聞き取れなかった．興味・関心チェックシート（表1）を用いると，「昔から細かい仕事が好きやった．チョッキなど子どもの服は何でも自分で編んでやった．元気な頃は民謡や散歩の会，老人会に参加して楽しくしていたよ」と自身の作業歴を楽しそうに話す様子がみられた．Lさんのしてみたい項目としては，自分でトイレに行く，料理，買い物，洗濯，老人会，体操，散歩，民謡，編み物，畑仕事などがあげられ，「自分で立ってトイレに行けるようになりたい，嫁さんに編み物で感謝を伝えたい」の2点を生活行為の目標とした．家族（息子夫婦）としては「笑って会話ができるようになってほしい，トイレ介助の際に立っていられるようになってほしい」と希

望された.

3. 生活行為アセスメント（表2）

　Lさんの生活行為の目標を阻害している要因としては，腰部の痛みのため起居・移乗が困難なことと廃用症候群による筋力・耐久性の低下が著しいことであった．精神機能面では，視知覚障害，注意の配分の低下のため，棒針編みや鈎針編みでの複雑な課題は困難なことが予測された．「何もできない，情けない」といった悲観的な状態であり，機能向上練習的な介入は本人の痛みや自己否定感を助長し，逆効果となることが考えられた．

　腰部の痛みを評価したところ，骨折部の痛みよりも体幹回旋時の胸椎の痛みが中心であった．また，車椅子に座っているときには後弯している胸椎の隆起部がバックサポートで圧迫されることも痛みの要因であった．体幹を回旋しない起居方法の指導と車椅子の背張り，クッションの調整で痛みの緩和が図れると予測された．

　活動と参加面としては，日課や役割がセルフケアだけになっており，1日のほとんどの時間をベッド上で何もせずに過ごしていた．Lさんとしては，家族に「何かしてあげたい」という思いや，家事や老人クラブに参加したいといった希望をもっていた．そこで，単純な編み物などの作業を再開し，自己効力感の回復を図るとともに，徐々にADLに対して介入していくことで1カ月程度で排泄行為は軽介助で可能となることが予測された．

　環境因子としては，嫁は介護に熱心なものの，本人にどのように対応すればよいのかわからず，過介護なためLさん・家族ともに心理的負担が高い状態となっていた．また，通所リハビリも本人にうまく対応できていないことが課題であった．

　以上より，1カ月程度で排泄行為は軽介助で可能となり，3カ月後には通所系サービスを利用しながら自宅で編み物をして過ごすことが可能と予測した．主治医としては，副作用に注意しつつ少量の抗うつ薬を開始する方針であり，多職種での情報交換後，本人・家族に対して作業療法士の見立てを伝え，生活行為の目標を，「1）軽介助でポータブルトイレに行けるようになる，2）嫁さんに編み物でつくった座布団をプレゼントする」ことに設定した．この時点での目標に対する実行度は1，満足度は1であった．

4. 生活行為向上プラン（表2）

　まずは痛みを誘発しやすい体幹の回旋を伴わない起居方法を指導するとともに，クッションを殿部に当て，脊柱の変形に合わせた車椅子座位姿勢を調整することとした．食事の際に車椅子で過ごすことができるようになった時点で，Lさんの好きな編み物（単純なスティック手織りを選択）を導入し，日中の座位時間を延長していき，日中4時間以上は車椅子で過ごせるように看護師と協働してプログラムを進めることとした．

　食事，睡眠，表情をモニタリングし，意欲の改善が認められたタイミングで運動プログラム（体操，下肢筋力強化など）と立位，平行棒歩行練習を追加し，テーブルからトイレまで歩行車で移動できるようにする．Lさんに対しては，できるようになったことを一つ

表2 生活行為向上マネジメントシート

生活行為向上マネジメントシート

利用者： Lさん　　担当者： OT・○○　　記入日： X年10月23日

	生活行為の目標	本人	自分で立ってトイレに行けるようになりたい，世話になっている嫁さんに感謝を伝えたい
		キーパーソン（嫁）	笑って会話ができるようになってほしい，トイレ介助の際に立っていられるようになってほしい

生活行為アセスメント	アセスメント項目	心身機能・構造の分析 (精神機能，感覚，神経筋骨格，運動)	活動と参加の分析 (移動能力，セルフケア能力)	環境因子の分析 (用具，環境変化，支援と関係)
	生活行為を妨げている要因	活力レベルの低下 悲観的な思考パターン 夜間幻視により混乱することがある 胸椎部の痛み 股関節・膝関節の軽度屈曲拘縮 下肢の廃用性筋力低下 難聴	家事や趣味，社会参加の機会といった日課・役割の喪失 痛みによりベッド上臥床状態 移動・運搬はしていない 難聴のため，他患者と交流できない	玄関は35cmの上がり框，ベッド〜トイレまでは7m程で入口が狭く車椅子は入らない 嫁は過介護となる傾向 通所リハビリでは寝てばかりだった インフォーマルサービスの少ない自治体に在住
	現状能力（強み）	元々の知的機能が高い 高次認知機能が保たれており，洞察・判断ができるため危険行動はない 穏やかで社交的な気質	学習は可能 編み物や老人会などの楽しみがあった 立位保持は3秒程度可能 尿意，便意は問題ない	家族は介護に積極的 ベッドや車椅子，ポータブルトイレあり 家族も知的に高いため，指導が入りやすい
	予後予測（いつまでに，どこまで達成できるか）	1カ月：日中は車椅子に座って編み物などをして過ごすことができる．つかまり立ちが見守りで可能となり，軽介助で排泄行為ができる 3カ月：自宅退院，家族・通所系サービス職員がADL維持と日課の遂行を実行 6カ月：退院後，編み物と歩行練習を継続しており，ベッド〜トイレ間の移動が歩行車を使えば見守りでできるようになる		
	合意した目標（具体的な生活行為）	1）軽介助でポータブルトイレに行けるようになる 2）嫁さんに編み物でつくった座布団をプレゼントする		
	自己評価*	初期　実行度 1/10　満足度 1/10　　最終　実行度 3/10　満足度 3/10		

*自己評価では，本人の実行度（頻度などの量的評価）と満足度（質的評価）を1から10の数字で答えてもらう

	実施・支援内容	基本的プログラム	応用的プログラム	社会適応プログラム
生活行為向上プラン	達成のためのプログラム	①安楽な座位姿勢の調整（車椅子のシーティング） ②運動プログラム	①歩行練習（平行棒⇒歩行車） ②スティック手織り ③家族指導	①ケア会議：プログラムの引継ぎ ②退院前訪問：車椅子・ベッド・ポータブルトイレの高さ調整，日中過ごす場所・作業内容の調整 ③通所リハビリへの情報提供
	いつ・どこで・誰が実施　本人	日中は車椅子で過ごす	プログラムに参加 完成した座布団を嫁にプレゼントする	退院後は通所リハビリを利用し，トイレでの排泄を目指す．居間で手織りを続ける．
	いつ・どこで・誰が実施　家族や支援者	看護師：痛みに合わせて日中は車椅子乗車（4時間以上），プログラムへの誘導 OT：①②の実施．看護師との日中の座位時間の調整	家族：本人への「よくなった」ことの声掛け，退院後の生活の想定 看護師：ナースコールの指導，排泄誘導・介助 OT：2週目から②の導入，4週目から①の追加，家族の面会時に③の実施	家族：自宅の車椅子やポータブルトイレ，ベッド，織り機などの整備とセッティング 介護支援専門員：退院までに福祉用具のレンタルと通所系サービスの調整 通所リハビリ：歩行練習の継続，10m以上介助歩行が可能となったら自宅のトイレ利用を検討 OT：6〜8週後に①を精神保健福祉士に提案，8〜10週目に②を実施，退院時に③を実施
	実施・支援期間	X年 10月 23日 〜 X年 12月 26日		
	達成	☑ 達成　□ 変更達成　□ 未達成（理由：　　　　）　□ 中止		

ひとつフィードバックして，自信の回復と不安の軽減に努めることとした．

家族との面会時に本人のできるようになった行為と介助が必要な行為を具体的に伝え，外泊時に介護支援専門員と退院前訪問を実施して日中の過ごす場所・姿勢の設定と，排泄行為の介助指導や福祉用具の調整を行った．退院前には，通所リハビリの職員も含めたケア会議を開き，プログラムの引継ぎと今後の支援内容について協議・調整することにした．

5. かかわりの経過（表3）

入院当初は，起居時に腰部の痛みを訴えることが多く，車椅子に座ることも難しかった．睡眠・食事も不安定で，夜間に幻視を疑わせるような発言が続いていた．入院1週目から起居方法の工夫と車椅子のクッションの調整を実施し，痛みはあるものの食事時には車椅子に座ることができるようになった．入院2週目からスティック手織りを15分から導入し，本人の自覚的疲労感を確認しつつ，3週目には60分間の参加が可能となった．導入当初は「目がみえにくい，できないね」と話すことが多かったが，セッティングしてあればきれいに遂行可能であり，「今日は手芸あるんか，それなら先にトイレに行かんと」と職員に声をかけて準備をするようになった．

入院4週目には薬物治療の効果もあり，日中4時間以上は車椅子に乗って過ごすことが可能となり，運動プログラムにも5回/週の頻度で参加できるようになった．立ち上がり・移乗が見守りで可能となり，順調にADLが向上し，平行棒歩行練習を追加し，病棟での歩行車歩行練習に移行した．歩行車を使って5m程度は歩行可能となったものの，息切れと疲労感が強かったため，実用歩行までは至らなかった．家族は頻回に作業療法場面の見学に来ていたため，「嫁に感謝を伝えたい」との本人の思いや，ADLの回復具合を伝え，退院後に必要な介護や福祉用具について相談した．家族は日中することがないと，ベッドで寝たきりの状態に戻ることを心配していたため，入院7週目に介護支援専門員と同行して退院前訪問を実施した．ポータブルトイレとベッドの高さを42cmに調整し，移乗が見守りでできることを確認した．また，日中はテレビの前に座って手織りを続けられるようにセッティングした（図1, 2）．

入院9週目にLさんと家族，通所リハビリ職員，介護支援専門員が病院に集まって，退院後の介護サービスの利用と必要なプログラムについてケア会議を行った．入院10週目に自宅退院となり，家族・介護支援専門員・通所リハビリ職員に生活行為申し送り表を送付し，作業療法を終了した．

6. 結果

精神機能としては，MMSE 16点，HDS-R 16点と改善がみられ，NPI 0と精神症状はほとんどなくなった．腰部の痛みも起居・移乗時にも訴えることはなくなり，日中は車椅子に座ってデイルームで過ごすことが可能となった．ADLはBI 40点でトイレの際にナースコールを押し，看護師の見守りで移乗は可能となり，オムツから紙パンツに変更され

表3 生活行為申し送り表

生活行為申し送り表

氏名：Lさん　　年齢：90歳代　　性別（男・㊛）　　作成日：X年12月20日

退院後も健康や生活行為を維持するため，下記のとおり指導いたしました．
引き続き継続できるよう日常生活のなかでの支援をお願いいたします．

担当者：OT・○○

【元気な時の生活状態】	【今回入院きっかけ】	【ご本人の困っている・できるようになりたいこと】
若い頃は工場で働き，結婚後は育児・家事．夫の死去後も家のことや散歩の会，編み物，老人クラブの旅行など活発に過ごしていた．転倒後，腰部の痛みのため動けなくなり，嫁の介助で生活していた．	☐ 徐々に生活機能が低下 ☑ 発症（脳梗塞など） ☐ その他（　　　）	①自分でトイレに行けるようになりたい ②編み物で嫁さんにプレゼントをあげたい

【現在の生活状況】（本人の能力を記載する）※該当箇所にレをつける

ADL項目	している	していないができる	改善見込み有	支援が必要	特記事項
食べる・飲む	☑	☐	☐	☐	
移乗	☐	☐	☑	☑	立ち上がりに軽介助が必要
整容	☑	☐	☐	☐	
トイレ行為	☐	☐	☑	☑	手すりがあれば立位保持できる
入浴	☐	☐	☐	☑	シャワーキャリー利用
平地歩行	☐	☐	☑	☑	調子がよければ歩行車で5m程度
階段昇降	☐	☐	☐	☑	していない
更衣	☐	☐	☐	☑	袖を通すなどの協力あり
屋内移動	☐	☐	☐	☑	車椅子
屋外移動	☐	☐	☐	☑	車椅子
交通機関利用	☐	☐	☐	☑	町の介護車両を利用
買い物	☐	☐	☐	☑	転倒前は楽しみにしていた
食事の準備	☐	☐	☐	☑	
掃除	☐	☐	☐	☑	
洗濯	☐	☐	☐	☑	たたむことはできる
整理・ゴミだし	☐	☐	☐	☑	
お金の管理	☐	☐	☐	☑	
電話をかける	☐	☐	☐	☑	難聴もあるため，していない
服薬管理	☐	☐	☐	☑	

【リハビリテーション治療における作業療法の目的と内容】
・廃用症候群の改善と起居・移乗能力の向上を目的に，運動プログラム（体操・下肢筋力・風船バレー・季節の歌など）を導入
・意欲・自己効力感の回復を目的に，本人の好きなスティック手織りで座布団づくり．
・トイレ行為の介助量軽減のため，立位練習・歩行練習（平行棒・歩行車）を行っていました．

【日常生活の主な過ごし方】
日中は車椅子に座り，デイルームで過ごしています．難聴もあるため，他の患者さんとの交流はほとんどみられませんが，職員と女学校時代の話をすることは好きみたいです．
尿意があるとナースコールを押して職員をよぶこともできています．作業療法には毎日参加され，回復意欲もあります．

【アセスメントまとめと解決すべき課題】
転倒・腰椎圧迫骨折後にそれまでしていた家事や地域活動などの生活行為がすべて喪失し，寝たきり・抑うつ状態となって入院したレビー小体型認知症の女性です．長男の嫁さんが献身的に介護されていましたが，本人にとってはそのことも心理的負担になっていたようです．入院当初は腰部痛と胸水の影響のため，車椅子に乗ることも難しい状態で，睡眠・食事量も不十分な状態でした．本人・家族の希望を尊重し，①排泄行為の介助量軽減，②編み物で嫁さんに座布団をプレゼントすることを目的に，作業療法では腰部の痛みと意欲の回復具合を確認しながら介入していました．現在の状態としては，日中は車椅子で6時間以上過ごすことができるようになり，作業療法のプログラムやセルフケアにも積極的に参加できるようになっています．退院前訪問でベッド～ポータブルトイレ間の移乗方法の確認と日中の過ごす場所・日課の設定，スティック手織りをできる環境づくりを行いました．ご家族・介護支援専門員さんとも検討していましたが，歩行能力が歩行車で10mほど移動可能になると，自宅トイレでも排泄可能と思われます．ADLの状況に合わせて手すりの設置や自宅内の日課の再検討をしていただけると幸いです

【継続するとよい支援内容またはプログラム】
①スティック手織り：織り機を購入され，自宅でも日課として継続予定です．
②移乗・歩行練習：排泄行為が見守りでできるようになることを目標としていました．5m程度で息切れがでますので，しているADLとして，少量頻回の介入を行っていました．

た．トイレの失敗はほとんどなく，Ｌさんも「だいぶうまくなったね」と満足そうに話すようになった．「編み物でつくった座布団を嫁さんにプレゼントする」という目標については，入院中は完成しなかったため，退院後も継続できるように家族と通所リハビリ職員に方法を申し送った．「まだ完成していないからね」と，目標に対する実行度は３，満足度は３であった．家族の不安内容としては，自宅に帰ったら甘えて寝てばかりいるのではないかということであった．この不安内容については，自宅でも午前１時間・午後１時間の２時間は居間の本人の作業スペースで編み物を続けることを約束し，退院後も日課として続けていることが外来の診察時に確認された．

7. 考察

　転倒・骨折を契機に，セルフケア，家事，老人クラブといったそれまで楽しみにしていた生活行為がすべてできなくなり，寝たきり・抑うつ状態に至った事例である．レビー小体型認知症の約半数がうつを合併するとの報告もあり，Ｌさんの場合，介入前は非常にハイリスクであったにもかかわらず，本人・家族に対する精神面のフォローが何もなされていなかった．

　大川は「社会参加を向上することで，生活不活発病の改善が図れ，その結果として心身機能も回復する」[1]と述べており，Ｌさんにおいても「嫁さんに座布団をプレゼントする」という家庭内の役割の再開（社会参加）が，日中も座って編み物をすることや排泄行為といった活動の向上につながり，体力や意欲の改善といった心身機能の改善が図ることができたと考える．自宅に退院するための条件であった「排泄行為の介助量軽減」については，ポータブルトイレから病棟トイレ，自宅のトイレと具体的に目標を設定し，入院時から看護師と協働して段階付けた介入を行ったことが有効であった．

　Ｌさんの希望を引き出し，アセスメント内容をもとに綿密にプランニングを行い，Ｌさん・家族も含めた多職種チームでかかわるといった生活行為向上マネジメントが，寝たきりの悪循環から役割のある生活へと移行するスイッチの役割を果たしたように感じた．

　今回の事例は，骨折で入院したタイミングか通所施設で問題となったタイミングで，適切な介入・支援があれば廃用症候群の進行やうつ状態に至ることは予防できた可能性がある．認知症の人の家族は，大声や不安などの精神症状があると介護負担感が増すことが知られており[2]，何もしてあげられない無力感やつらさを感じやすいため，家族に対する支援も重要となる．本人・家族が適時・適切な介入・支援を受けることができる地域リハビリの体制づくりが重要と感じた事例であった．

文献
1) 大川弥生：新しいリハビリテーション，講談社現代新書，2013.
2) 武地 一，山田裕子・他：物忘れ外来通院中のアルツハイマー型痴呆症患者における行動・心理学的症候と認知機能障害，介護負担感の関連について．老年精医誌 **43**：207-216，2006.

Case 13 (介護・介護老人保健施設)

入所前の実態調査から家事と排泄動作に焦点を当てて自宅に退所できたMさん
(80歳代, 女性, アルツハイマー型認知症)

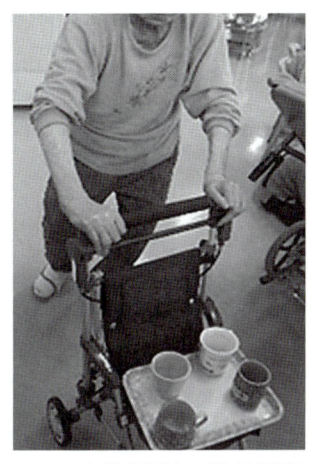

図1 食器を運んで洗う練習

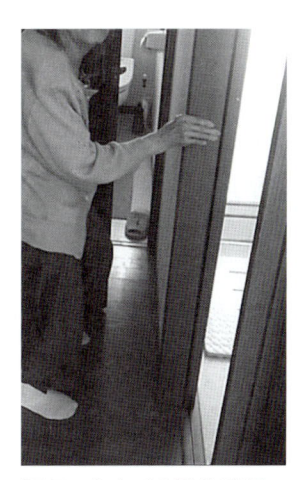

図2 自宅での動作確認

事例報告のポイント, 価値

　介護老人保健施設(老健)の役割は, 対象者が在宅生活を継続していけるように支援を行うことである. そのためには, まず対象者や家族の生活にどのような不具合が生じているのかを具体的にアセスメントすることが必要となる. しかし実際には, 生活の不具合が何なのか把握できていないまま, 何となく入所となってしまう場合もあるのではないだろうか. 通常, 老健に入所にするまでには, 入所に関しての相談, 入所申し込み, 実態調査, 入所判定会議の段階がある. 最初の段階では介護支援相談員が窓口となり, 対象者や家族がどのようなことで困っているのかを聞き取る. その後, 対象者の状態を直接アセスメントするために実態調査を行うことになるが, 筆者の知る限りにおいては介護支援相談員が一人で出向いている場合が多く, OTが同行している例は少ないようである. 入所前の段階からOTが対象者とかかわることができれば, 在宅生活を妨げる生活行為の支障を明確にして, それがどの程度まで改善できそうか予測し, 退所までの見通しをチームで共有したうえで入所してもらうことができる.

　今回報告するMさんは, アルツハイマー型認知症の発症後も在宅生活を送っていたが, 右大腿骨遠位部骨折の受傷で入院となり, 入院中に認知症の行動・心理症状 (behavioral and psychological symptom of dementia ; BPSD) の陰性症状が出現していた女性である. Mさんに対して実態調査の段階から生活行為向上マネジメントを用いてOTがかかわり, 在宅復帰のために必要なADLをアセスメントし, 以前の生活で役割として行っていたIADLについても調査した. これらの情報をもとに, 施設生活における意欲・活動性の向上に加え, 在宅復帰に必要なADLやIADLの改善を目的としたチームアプローチを展開し, 結果的に在宅復帰が可能となった. 以下に, その経過を報告する.

1. 事例紹介

　Mさん，80歳代，女性．アルツハイマー型認知症，右大腿骨遠位部骨折，要介護4．

　X－2年から物忘れが多くなり，同じ物を買ってきたり，鍋を焦がすようになった．失敗が続くうちに，徐々に料理をしなくなり，洗濯では洗濯機をうまく使えなくなったため，長男の嫁が行うようになった．その後は庭の草むしりや洗濯物をたたむことなどは行っていたが，こたつで寝ている時間が多くなり，月に1回近所の友人宅に行く以外は，ほとんど家のなかで過ごすようになった．X年11月に友人宅に行く途中で道路の側溝に落ちて救急搬送され，右大腿骨遠位部骨折の診断を受け手術となった．入院から2カ月後には退院許可が出たが，術後3カ月間は非荷重となっていたため，このままでは在宅での介護ができないとのことで，当施設への入所を申し込むことになった．

● 作業歴（生活歴）

　夫と農業を営みながら生活していた．明るく朗らかな性格で，近所の友人たちとお互いの家を行き来して，お茶飲みをするのが好きだった．長男家族と同居し，家事は長男の嫁と一緒に行い，カラオケ教室に通っていたこともあった．しかし年を取るにつれて近所の友人が少なくなって，行き来する友人は一人だけになり，さらにX－4年には夫が他界した．

2. 生活行為聞き取り結果 (表1)

● 実態調査時のアセスメントと退所に向けて必要な生活行為の聞き取り

　支援相談員とOTの2人でMさんの入院先を訪問し，長男にも同席してもらった．M

表1　生活行為聞き取りシート

生活行為聞き取りシート

生活行為の目標	自己評価	初回	最終
☑ A（具体的に生活行為の目標が言える） 目標1： 　自分で洗い物や洗濯するぐらいのことはできないと困る． 合意目標： 　1) 居間と台所を行き来して食器を運んで洗い物ができる． 　2) 自分一人でトイレに行くことができる．	実行度	/10	/10
	満足度	/10	/10
	達成の可能性　☑ 有　☐ 無		

ご家族の方へ

　利用者のことについて，もっとうまくできるようになってほしい，あるいは，うまくできるようになる必要があると思う生活行為がありましたら，教えてください．

　トイレにだけは自分で行ってもらわないと困る．

さんは臥床しており，話しかけると返答はあるものの，口数は少なく表情に乏しかった．入院しているとの認識はあったが，病院名は分からず，入院理由は「足が痛いからかな…」と答えていた．自分の年齢を5歳若く答え，季節や年月日は答えられず，30分前のことも覚えていないことから，近時記憶と見当識の障害が中等度であると思われた．身体機能面では，右膝関節に軽度の屈曲制限があるものの，痛みはなく両下肢ともベッド上での屈伸や挙上が可能で，長座位・端座位が可能であった．排泄は尿便意なくオムツを使用し，リハビリの時間以外は食事や排泄を含めてほとんどベッド上で過ごしており，心身ともに廃用性の機能低下が生じているようだった．また心理面においてはBPSDの陰性症状としての自発性や意欲の低下が生じていると考えられた．認知症の重症度は，Functional Assessment Staging（FAST）で中等度のアルツハイマー型認知症に該当する5段階であると考えられた．

次に，Mさんおよび長男から，退所に向けて改善が必要な生活行為を聞き取った．しかし，Mさんに何か困っていることややりたいことを聞いても，「何もないです」とぼんやりと答えるだけだったので，入所後に陰性症状の改善を図りながら，改めて希望を聞き取ることとした．長男からは，「自分は定年退職していつも家にいるので，母の世話をするのは問題ないが，トイレにだけは自分で行ってもらわないと困る」との希望があった．家の見取り図を描いてもらいながら家屋状況を聞き取ると，家のなかには手すりがなく居間からトイレへの移動距離は約15m程度あることが分かった．

●入所判定会議の結果と暫定プランの作成

実態調査の結果をもとに入所判定会議を行った結果，在宅復帰に必要な生活行為が改善する見込みがあり，家族の介護力もあることから，3～4カ月間の入所期間で退所してもらえるような支援を提供するという方針で入所が決定した．

作業療法では，施設入所によるリロケーションダメージを防ぎつつ，BPSDの陰性症状を軽減させていくこと，入所後1カ月間は非荷重のままなので，離床して座位で過ごす時間を増やすこと，下肢筋力や体力を向上させることを当面の目標としてアプローチすることとした．

3. 生活行為アセスメント（入所後の経過から）（表2）

●入所当初のアプローチ

入所当初は表情が乏しく傾眠傾向であった．病院ではオムツで排泄しており尿・便意はないとのことだったが，Mさんからはトイレに行きたいと訴えがあった．そこで，トイレでの介助方法を検討し，右下肢に体重をかけないような介助方法を介護スタッフと検討し，入所の翌日にはスタッフ2人の介助で便座に座って排泄してもらえるようになった．この時期は，施設のことを病院の類であるとは認識していたが，やはり骨折したことは分かっておらず，時折歩こうとすることがあり転倒の危険性が高かった．作業療法場面では，下肢筋力の強化練習を中心に実施し，その前後に生活史にまつわる記憶を想起しても

表2 生活行為向上マネジメントシート

生活行為向上マネジメントシート

利用者： Mさん　　担当者： OT・○○　　記入日： X年2月3日

生活行為アセスメント	生活行為の目標	本人	自分で洗い物や洗濯ぐらいはしたい		
		キーパーソン	自分でトイレに行けるようになる		
	アセスメント項目		心身機能・構造の分析 （精神機能, 感覚, 神経筋骨格, 運動）	活動と参加の分析 （移動能力, セルフケア能力）	環境因子の分析 （用具, 環境変化, 支援と関係）
	生活行為を妨げている要因		筋力は右下肢MMT 3+, 左下肢MMT 4レベル 立位バランス低下 近時記憶, 見当識, 実行機能障害 BPSDの陰性症状	移動は車椅子 歩行はOT時のみ平行棒で20m トイレでは移乗に見守り, 水洗レバー操作に声掛けが必要	自宅 ・手すりがない ・居間〜トイレまで15m 施設 ・椅子とテーブルの生活 ・伝い歩きには広すぎる
	現状能力 （強み）		疼痛がない 意欲・自発性改善傾向	尿・便意がある 見守りで排泄動作可能	家族が協力的
	予後予測 （いつまでに, どこまで達成できるか）		下肢筋力MMT 4レベル 立位バランス向上 BPSDの陰性症状消失	シルバーカー歩行自立 一連の排泄動作自立	退所までに住宅改修で手すりを設置
	合意した目標 （具体的な生活行為）		居間と台所を行き来して食器を運んで洗い物ができる 自分一人でトイレに行くことができる		
	自己評価*	初期	実行度　/10　満足度　/10	最終	実行度　/10　満足度　/10

*自己評価では, 本人の実行度（頻度などの量的評価）と満足度（質的な評価）を1から10の数字で答えてもらう

生活行為向上プラン	実施・支援内容		基本的プログラム	応用的プログラム	社会適応プログラム
	達成のためのプログラム		①下肢の筋力強化練習 ②歩行練習	①シルバーカーでの散歩 ②茶話会でのお茶入れと洗い物 ③座敷での茶話会 ④洗濯物を干す手伝い	①トイレ動作をスタッフの声掛けなしで実施 （以下は自宅訪問時） ②シルバーカー歩行 ③トイレでの動作練習 ④台所での食器洗い
	いつ・どこで・誰が実施	本人	①②をリハビリ時に行う	①②③をリハビリ時に行う ①②④を日常生活場面で行う	①を日常生活場面で行う ②③④を自宅訪問時に行う
		家族や支援者	OT：①②をリハビリ時に行う	OT：①②③を本人と一緒にリハビリ時に行う 介護スタッフ：①②④を日常生活場面で行う	介護・看護スタッフ：①を日常生活場面で行う OT：②③④を自宅訪問時に行う
	実施・支援期間		X年 2月 3日 〜 X年 7月 2日		
	達成		☑達成　☐変更達成　☐未達成（理由：　　　　　）　☐中止		

らったり, 冗談を言って意図的に笑わせる機会をつくるようにした. その後, 入所から2カ月目には右下肢への荷重が可能となり, 歩行練習を開始した. また, トイレ介助はスタッフ1人で行えるようになった. この頃には表情が穏やかになり, デイルームでは周囲の人たちとの会話もみられるようになってきた.

● Mさんへの生活行為の聞き取りと評価

陰性症状に改善がみられてきたことから, Mさんに家に帰ったら毎日どのように暮らしたいかを聞いてみると, 「自分で洗い物とか洗濯するぐらいのことはできないと困る」とのことだった. この時点での心身機能の状態は, 右下肢筋力はMMT 3+レベル, 左下

肢はMMT 4レベル，左下肢優位の体重負荷と立位バランスの低下，近時記憶および見当識の障害，実行機能障害，BPSDの陰性症状があった．活動と参加では，歩行は作業療法場面のみ平行棒内歩行20 m可能，移動は車椅子自操，トイレ内での移乗動作は見守り，水洗レバー操作に声掛けが必要な状態だった．環境因子では，施設内は家と違って伝い歩きするには空間が広い，自宅では日中の居場所は和室のこたつであるが施設では椅子とテーブルの生活，自宅には手すりがなく居間からトイレまで15 mある，といったことがあげられた．

3カ月後の予後予測としては，右下肢筋力はMMT 4レベルまで改善，立位バランスも改善，認知機能の改善は難しいが，自発性の向上は可能．活動と参加では，シルバーカーでの歩行が可能，自分から周囲の人に話しかけて会話を楽しむことができる，排泄動作は移動も含めて自立する，食器洗いをセッティングと促しで行えるようになると考えた．また，環境因子に関しては，必要に応じて手すりを付けるなどの住宅改修を行うことができると考えた．これらを踏まえ，合意した目標を「自分一人でトイレに行くことができる」「居間と台所を行き来して食器を運んで洗い物ができる」とした．実行度と満足度に関しては，近時記憶の障害や見当識障害の影響で自分の現在の生活状況を正しく認識していないことから，聞き取りを行わなかった．

4. 生活行為向上プラン（表2）

目標達成のためにMさんができるようになる必要がある事項として，①シルバーカーで30 m程度歩行する，②シルバーカーのブレーキの操作を安全に行う，③尿・便意を感じたら速やかにトイレまで移動する，④食器をシルバーカーで水道まで運ぶ，⑤10分程度立位で洗い物をする，の5点があがった．

これらをできるようになるための生活行為向上プランとして，基本的プログラムでは，①下肢の筋力強化練習，②歩行練習，応用的プログラムでは，①シルバーカーでの散歩，②茶話会でのお茶入れと洗い物，③座敷での茶話会，④介助用エプロンを干す手伝い，社会適応プログラムでは，①移動を含めた一連のトイレ動作をスタッフの声掛けなしで実施，②自宅内のシルバーカー歩行，③自宅トイレでの動作練習，④自宅の台所での食器洗い，を立案した．

5. かかわりの経過

基本的プログラムでは，手すりにつかまりながら大腿挙上や下肢の側方・後方への挙上などを実施した．歩行練習では，平行棒歩行から開始し，徐々に廊下の手すりにつかまりながら，茶話会の場所まで15 m程度歩行してもらうようにした．これと同時並行的に，応用的プログラムとしての茶話会ではお茶入れの複数の道具を並べ，一連の動作を遂行してもらうようにした．時折ポットのロックレバーを解除する段階で試行錯誤があり，物品使用にわずかな支障をきたしていたものの，試行錯誤するうちに正しい動作に至る場合が

多かった．お茶飲みの後は近くの洗面台までOTが湯飲みを運び，立位保持練習を兼ねて湯飲み数個を洗ってもらうようにした．

　また，茶話会の時には数名の他入所者にも参加してもらい，三波春夫の曲や愛染かつらの主題歌である「旅の夜風」などの往年の流行歌を歌ってもらうなどした．回数を重ねるうちに，自分から「籠の鳥」という大正時代の流行歌を歌ったり，周囲の人にも冗談を言って笑わせるようになっていった．茶話会の終わりには，「さようなら　さようなら　元気でいてね」と，都はるみの「好きになった人」を歌って機嫌よくデイルームに戻るようになった．デイルームでも自分から周囲の入所者を巻き込んで，歌を歌いながら掛け声をかけるなどして場を盛り上げるようになり，病前のような持ち前の社交性を発揮するようになった．この頃から，デイルームからトイレまでの10ｍ程度の距離を，スタッフの軽介助のもとシルバーカーで歩行するようにした．入所から3カ月目にはMさんの歩行は安定し，見守りレベルで安全に歩行できるようになったため，居室までの30ｍの歩行もスタッフ見守りのもとで行ってもらうようにした．さらに，茶話会の後には，シルバーカーの座面にお盆を置き，その上に湯飲みを載せて水道まで運んで洗ってもらうようにした（図1）．

　家族にもここまでの身体面および精神面の改善状況を伝え，在宅復帰後の生活を具体的にイメージするためにMさんを同伴して自宅に訪問することを提案し，4カ月目に自宅に訪問することが決まった．自宅では，家屋内のシルバーカー歩行や畳での立ち座りは安定していた．また，廊下やトイレでの動作確認では，手すりはないものの，壁や柱につかまれそうな所が数カ所あり，Mさんと家族に「ここにつかまってドアを開ければ安心ではありませんか」と実際に動作を行ってもらった（図2）．家族は，「ずいぶんよくなった．これなら安全だ」と安心した様子だった．家族がスタッフに出してくれたお茶を飲み終わってから，Mさんに茶の間から台所まで実際に湯飲みを運んで洗ってもらうと，安全に動作を行うことができた．Mさんの退所時期については，しばらくは農繁期に当たるということだったので，この1カ月後に退所することになった．

6. 結果（表3）

　退所までの1カ月間は，一連の排泄動作をスタッフは見守りのみでできるだけ声掛けせず行ってもらい，最終的にはスタッフの見守りがなくても完全に自立した．また，デイルームの同席者の湯飲み洗いをスタッフからお願いしてもらうようにし，その際はシルバーカーの座面にお盆に乗せて運んでもらうようにした．退所前には，居宅介護支援専門員や利用予定の通所介護担当者を交えたサービス担当者会議を実施した．このなかで，BPSDとしての陰性症状は完全になくなり，ADLでは家屋内歩行やトイレ動作，IADLでは簡単な洗い物や洗濯物たたみが習慣化したことを伝え，今後は通所介護で能力の維持を図ってもらいたい旨を伝え，入所から5カ月でMさんは予定どおり自宅に退所することができた．

表3　生活行為申し送り表

生活行為申し送り表

氏名： **Mさん**　　年齢： **80歳代**　　性別（男・**女**）　　作成日： **X年7月2日**

退院後も健康や生活行為を維持するため，下記のとおり指導いたしました．
引き続き継続できるよう日常生活のなかでの支援をお願いいたします．

担当者： **OT・○○**

【元気な時の生活状態】	【今回入院きっかけ】	【ご本人の困っている・できるようになりたいこと】
近所の友人の家を行き来してお茶飲みをしたりカラオケ教室に通っていた．認知症発症後は洗濯物たたみや草むしりなどを行っていた．	☐ 徐々に生活機能が低下 ☑ 発症（脳梗塞など） ☐ その他（　　　　）	1）自分で洗い物・洗濯をしたい 2）自分でトイレに行けるようになりたい

【現在の生活状況】（本人の能力を記載する）　※該当箇所にレをつける

ADL項目	している	していないができる	改善見込み有	支援が必要	特記事項
食べる・飲む	☑	☐	☐	☐	
移乗	☑	☐	☐	☐	
整容	☑	☐	☐	☐	
トイレ行為	☑	☐	☐	☐	
入浴	☐	☐	☑	☐	
平地歩行	☑	☐	☐	☐	シルバーカー歩行（屋内・屋外）
階段昇降	☐	☐	☑	☑	改善見込みあるが見守りは必要
更衣	☑	☐	☐	☐	
屋内移動	☑	☐	☐	☐	
屋外移動	☑	☐	☐	☐	
交通機関利用	☐	☐	☐	☑	
買い物	☐	☐	☐	☑	
食事の準備	☐	☐	☐	☑	
掃除	☐	☐	☐	☑	簡単な拭き掃除は可能
洗濯	☐	☐	☐	☑	干してある物を取り込んでたたむ
整理・ゴミだし	☐	☐	☐	☑	
お金の管理	☐	☐	☐	☑	
電話をかける	☐	☐	☐	☑	
服薬管理	☐	☐	☐	☑	

【リハビリテーション治療における作業療法の目的と内容】

認知症発症後徐々に活動の幅が狭まっていましたが，簡単なIADLは行っていました．骨折後の下肢への荷重制限や歩行不可能な状態でした．家族からは，自分でトイレに行けるようになることが在宅復帰に必須と話があり，この改善を中心的な目標としてリハビリを実施しました．また，入院中の低活動状態により，BPSDの陰性症状が顕著でしたので，この改善も図り，入院前に行っていたIADLについてもアプローチしました．

【日常生活の主な過ごし方】

現在は，シルバーカー歩行で施設内を移動しています．また，デイルームの同席者に自分から話しかけたり歌ったりして，周囲の人も巻き込んで盛り上げるようになりました．湯飲み洗いや洗濯物たたみの手伝いも進んで行ってくださり，排泄に関しては完全に自立しており，声を掛けなくても自分で管理できています．

【アセスメントまとめと解決すべき課題】

現在までに，歩行能力の回復や，陰性症状の改善がみられています．以前のような社交性も大いに発揮されて，入所者のムードメーカーになっています．ADLに関しては，平地歩行であれば独歩でも可能ですが，洗い物をする際に食器をもち運びすることも想定して，シルバーカー歩行の練習を行いました．その結果，常にシルバーカーで歩くことが習慣化しました．自宅訪問の際に動作確認をしたところ安全に歩行でき，またトイレ動作では壁や柱にちょうど良くつかまれるところがあり，手すりを付けるなどの住宅改修を行わなくても問題ないと判断しました．IADLでは，本人から洗い物や洗濯がしたいとの希望があったため，シルバーカーの座面に食器を載せて台所まで運んで洗う方法を練習し，自宅訪問時にご家族にも動作をみていただきました．

今後自宅で過ごす場合，施設のように活発な対人交流はなくなってしまうと思いますので，この点は通所介護で補っていく必要があると考えています．日中の活動量としては少ないかもしれませんが，できるだけ食器洗いや洗濯物たたみなどの役割を続けていただければよいと思います．

【継続するとよい支援内容またはプログラム】

上記のように，家では対人交流や活動性が低下するので，通所介護ではMさんに盛り上げ役となっていただきながら楽しんでいただく機会を多くもつようにしていただけるとよいと思います．

7. 考察

　Mさんが在宅復帰できた理由にはいくつかの要因が関係していると思われた．まずは，BPSDのなかでも徘徊や妄想などの陽性症状がなかったこと，骨折後の回復が順調だったことがあげられる．さらに今回のかかわりでは，入所前からOTが本人・家族とかかわったことが有益であったと考えられた．病前の生活状況を詳細に把握し，在宅復帰のために改善しなければならないことをアセスメントして達成の見通しをつけ，さらに支援の方向性を明確にしたうえで入所してもらったことで，在宅復帰支援を円滑に進めることができたのである．

　在宅生活のどんな生活行為に困っているのか，家族は今後の方向性をどのように考えているのかなどが不明確なまま入所してしまうと，支援の目標が心身機能の維持，施設生活の充実化といった漠然としたものになりやすい．生活行為向上マネジメントを用いることで目標はある程度明確になるかもしれないが，その目標が在宅復帰に資するものでなければ，いくらそれが達成されたとしても，老健の役割を果たすことはできない．今後も生活全体を捉えたうえで，早期から生活行為向上マネジメントを用いながら効果的な退所支援を展開していきたい．

Case 14 （介護・通所介護）

好きな料理活動で日常的に麻痺側を使用することができたNさん
（50歳代，女性，脳出血，右片麻痺）

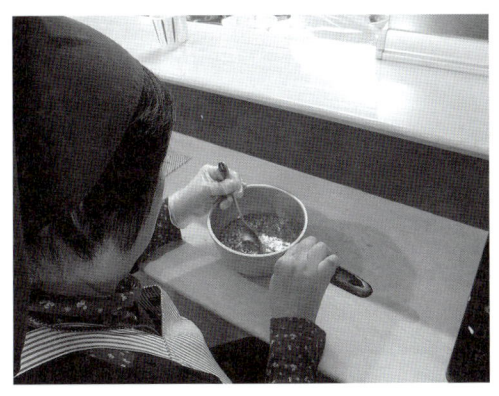

図1 右手でなべを押さえるNさん

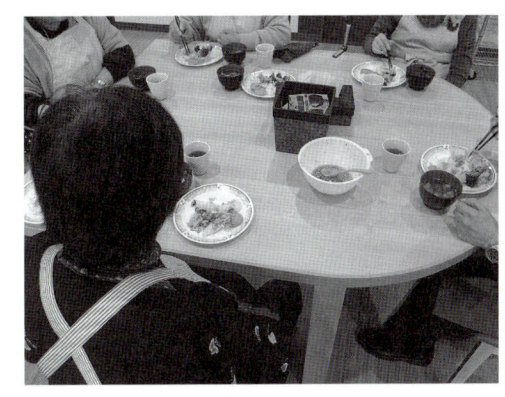

図2 料理教室での様子

事例報告のポイント，価値

　生活期のリハビリにおいても，対象者の希望は機能向上練習に偏ることが多いのが現状である．機能向上練習を継続して行うことも生活の基盤づくりには重要ではある．しかしながら，機能向上練習のみの取り組みではリハビリの時間は積極的に取り組むが，日常生活内で活動することが少なく，結果的に活動範囲が限定されていたり二次的な廃用症候群になることもある．今回のNさんも希望は活動・参加レベルであったが，具体的なリハビリの内容になると心身機能面の改善への期待が高く，改善しなければ活動ができないと考えている様子がみられていた．

　今回，担当したNさんの希望，活動に対するこだわりを明らかにし介入したことで，自宅での役割として活動が行えるようになり，生活全般へ影響をもたらすこととなった経験を紹介する．報告のポイントとして，2点をあげる．1点目は，生活行為向上マネジメントシートを使用することにより，Nさんの希望である料理活動のどこにこだわりをもってリハビリを続けているのかをあらためて確認することができ，その内容に沿ったリハビリプログラムを実施することができたことである．生活行為向上マネジメントシートは，アセスメントとプログラムが心身機能レベルから社会適応レベルまで連続した流れで記載してある．これらを説明し，同意を得ながら進めていくことができたことも活動へ取り組むようになったことにつながったと考えられる．2点目は，Nさんには料理活動を中心にかかわっていたが，結果として，掃除などの他の家事動作や更衣・入浴などのADLにおいても自発的に行う活動が多くなったことである．これは病前より好きな活動でもあり，自宅での役割であった料理を通して麻痺側を使用できることを実感でき，実際に活動したことが自信につながり，他活動へも影響を与えたのだと考えられる．以上を踏まえ，Nさんへの介入2カ月間を報告する．

1. 事例紹介

Nさん，50歳代，女性．要介護2．4年前に脳出血により右片麻痺となる．回復期リハビリ病院退院後，通所介護を週3回利用している．心身機能面はコミュニケーションは日常生活会話が可能．また，高次脳機能は注意機能の低下はあるが，日常生活では問題なし．右片麻痺に関して，Brunnstrom Stageでは上肢Ⅲ，手指Ⅳ，下肢Ⅳ．感覚障害はあるが，手指は握り動作や押さえる動作は可能．しかし，他動作へ注意を向けるとコントロールができず，実用性が低い状態である．歩行は，T字杖使用により屋内は自立している．立位での動作時間は，バランス能力の低下により10分程度で疲労がみられている．左上肢・下肢の動きは制限がない．

ADLは入浴以外は自立している．入浴は通所介護にて行っている．家事は夫が実施．料理に関しては，回復期リハビリ病院退院後，夫とともに行った経験がある．味見などを行い口頭で夫へ指示を出すことで参加していたが，実際の動作としては参加しなかった．

環境因子は夫・次男との同居．夫，次男は有職のため，1人で過ごしている時間もある．近所には長男家族も住んでおり，孫が遊びに来ることも多く，楽しみにしている．

● 作業歴（生活歴）

高校卒業後は販売員として勤務していた．その後退職し，主婦業を行い義母の介護や姉の小物店の手伝いを行っていた．趣味は料理，美味しい物を食べること，和裁である．

● 他職種情報，家族からの情報

介護士より，日常生活内では右上肢を使用することはみられていない．更衣動作などで両手動作が必要なときには，すぐに介護士に依頼している状態であると報告を受けた．

2. 生活行為聞き取り結果（表1）

生活行為の目標は「右手を使って料理をしたい」と自宅での活動に対する希望を聞くことができた．しかし，具体的な料理活動の話をすると，「右手がよくなってからね」「右手をよくするリハビリをしたい」と心身機能面の改善がなければ料理ができないと考えている様子が伺えた．そのため，片手であってもできる料理の方法があることを説明し，料理

表1 生活行為聞き取りシート

生活行為聞き取りシート

生活行為の目標	自己評価	初回	最終
☑ A（具体的に生活行為の目標が言える） 目標1： **右手を使って料理をしたい．** 合意目標： **右手で調理器具を押さえながら料理活動ができる．**	実行度	4/10	4/10
	満足度	4/10	5/10
	達成の可能性	☑ 有 ☐ 無	

活動を行っていくことを提案した．しかし，Nさんは再び麻痺側を動かすリハビリを希望した．Nさんの料理に対する気持ちや料理活動のなかで行いたいことなどの話を聞くうちに，Nさんにとっての料理活動は両手で行うものだという意識が強いためではないかと推察した．

これらを踏まえ，Nさんには麻痺側へのリハビリを継続していくことの大切さをあらためて伝えた．また，それに加えて現在の心身機能でも行える両手を使用した料理活動を提案し，通所介護利用時に両手動作の練習をしていくことを取り入れてみてはどうかと説明したところ，同意を得ることができた．またそのなかで，「右手で調理器具を押さえながら料理活動ができる」という目標に対し，同意を得ることができた．開始時の自己評価は，実行度4，満足度4であった．

3. 生活行為アセスメント（表2）

Nさんの生活では，自宅内の歩行や日中のADL動作では問題はみられず，基礎体力は維持されていることが分かった．しかし，右片麻痺の影響もあり，立位バランスの低下と10分以上の連続した立位での活動は疲労が伴っていた．料理活動を行っていくうえで，現在の体力や非麻痺側の筋力の維持向上は必須と考えられた．

実際の料理活動に関しては，右片麻痺はあるものの左上肢の動きには制限がなく，日常生活のすべてを左手で行っているため，片手での料理活動も可能であると考えた．しかし，依然として右手を使用しての料理活動へのこだわりがみられた．現在の右上肢の麻痺の状態では，活動のなかでスムーズに使用していくことは難しいが，押さえる動作や握り動作は可能である．加えて，新しい動作への取り組みも良好であり，注意点などの記憶も問題なかった．よって，補助的な動作であれば右上肢の参加も安全に行え，Nさんの希望している両手を使用した料理活動を行えるのではないかと考えた．

環境因子面では，料理活動の練習として通所介護内の料理クラブを利用することができる．特に，通所介護内には料理活動を希望する片麻痺の方が数名いたため，片麻痺の方限定での料理クラブも企画できるのではないかと考えられた．限定して行う利点として，同じ立場の利用者と行うことで料理活動への取り組みを行いやすくなるのではないかと考えた．また，自宅でも夫とともに料理を行った経験もあることから，家族の支援も得られることができると考えられる．

4. 生活行為向上プラン（表2）

麻痺側の改善に固執しやすい傾向があるため，プログラムのなかに実際の料理場面をイメージしやすい環境をつくることにした．現在の心身機能面でできることを明確にし，より活動への意識を高めることができるように介入していくこととした．

基本的プログラムでは，麻痺側の動作練習だけではなく，料理を行っていくために必要な基礎体力の向上，立位での活動時間の延長を目的としたプログラムを取り入れた．

表2　生活行為向上マネジメントシート

生活行為向上マネジメントシート

利用者：　Nさん　　　　担当者：　OT・○○　　　　記入日：　X年9月○日

	生活行為の目標	本人	右手を使って料理をしたい		
		キーパーソン	自宅で安全に生活をしてほしい		
生活行為アセスメント	アセスメント項目	心身機能・構造の分析 （精神機能，感覚，神経筋骨格，運動）		活動と参加の分析 （移動能力，セルフケア能力）	環境因子の分析 （用具，環境変化，支援と関係）
	生活行為を妨げている要因	右片麻痺 感覚機能低下 立位での動作時間低下 （10分程度）		杖なしでの移動困難 右手での物品操作困難 両手動作が困難 右手を使用する機会なし	自宅では家事をしていない
	現状能力 （強み）	左上肢下肢の動きは可能 機能向上練習を積極的に行っている		T字杖を使用して移動自立 料理手順は覚えている 左手での作業は可能	料理クラブに参加している 夫と一緒に料理した経験がある
	予後予測 （いつまでに，どこまで達成できるか）	環境が整えば，右手を補助的に使用して活動できる		料理の企画を行える 右手も一緒に使用しながら料理を行える 夫と一緒に料理を行う	料理クラブで両手動作を学ぶことができる 夫と自宅で料理を行う
	合意した目標 （具体的な生活行為）	右手で調理器具を押さえながら料理活動ができる			
	自己評価*	初期	実行度　4/10　満足度　4/10	最終	実行度　4/10　満足度　5/10

*自己評価では，本人の実行度（頻度などの量的評価）と満足度（質的な評価）を1から10の数字で答えてもらう

	実施・支援内容		基本的プログラム	応用的プログラム	社会適応プログラム
生活行為向上プラン	達成のためのプログラム		①手指把持練習 ②筋力・持久力向上運動 ③バランス機能向上練習	①両手動作練習 ②料理クラブへの参加	①自宅で夫と料理を行う
	いつ・どこで・誰が実施	本人	①②自主練習（通所介護・自宅） ②③体操メニューへの参加	①自主練習（通所介護・自宅） ②企画・準備・実行に参加	①夫と料理することを話し合う．一緒に行う． 両手での動作を行う．
		家族や支援者	OT，PT：①方法指導 CW，Ns：②③体操実施．方法指導	OT：①方法指導 OT，CW：②実施，方法指導	夫：①一緒に料理を行う
	実施・支援期間		X年　9月　○日　〜　X年　11月　○日		
	達成		☑達成　□変更達成　□未達成（理由：　　　　　　）　□中止		

　応用的プログラムでは，両手動作を中心として自主練習へ移行していくことができるようにした．今回，リハビリ室で練習していることが実際の料理場面でもスムーズに行えるように，調理用のボールなど実際の道具を取り入れた．実践練習として，通所介護での料理クラブに参加した．料理クラブは，介護士とともに片麻痺限定料理クラブを企画・発足した．片手で調理することだけではなく，料理の企画や必要物品の確認はもちろん，終了後には料理の感想などを言い合える時間を設けることとした．他の片麻痺利用者がどのように料理を行っているのかをみることができるように多くの動作を全員が体験できるように企画した．場面ごとに能力を評価しながら自助具の選定，方法の指導を行うこととした．

　社会適応プログラムは，自宅で夫とともに料理することをあげた．料理クラブで指導した内容を自宅でも行えたのかを話をしながらフィードバックしていくこととした．自宅で

困難であった動作を聴取し，リハビリの内容にも加えた．

それぞれのプログラムがどのようにつながっており，目標へと近づいていくのかを示し，基本的プログラムに偏らないよう同意を得ながら進めて行った．

5. かかわりの経過

基本的プログラムでは，従来から行っている体操メニューやマシントレーニングなどを中心として看護師・介護士とともに実施した．自身でも行う内容を把握し，積極的に参加することができている．

応用的プログラムでは，実際の調理用ボールなどを使用しながらの方法を新たに取り入れた．以前から行っていた麻痺側である右手での把持練習だけではなく，右手で物品を押さえながら左手での動作を行う練習を指導した．初めは把持の方法などを指導する回数が多かったが，次第に積極的に自主練習を行うようになった．徐々に無理な動作になっていないかの確認と再指導のみへ移行していった．

リハビリ室での練習と並行して，定期的に料理クラブを実施した．料理クラブでは，座位でも活動が行えるように環境を整備すること，右手を使用するときの注意点を指導した．リハビリ室での麻痺側で道具を押さえながらの両手動作練習を行っていたため，実際の料理活動でも両手での動作が自発的にみられるようになった．また，他利用者が片手でも自宅で実際に料理をしていることを知り，Ｎさんは「私も家でやってみる」と言い，活動に対し意欲的になっている様子がみられた．OTより口頭で伝えるだけではなく，実際に他利用者が行っている片手での料理について聞くことで，麻痺があるなかでも料理ができることを実感できた様子であった．

介入より2カ月後，自宅にて夫と一緒に料理を行い孫にふるまうことができたと報告を受けた．両手を使用して料理を行えたが，長い時間保持することは難しかったという．しかし，自宅で一人でも行えることを経験したことにより，その後毎日の米研ぎ作業は継続して行うようになったとうれしそうに話していた．

6. 結果

目標の「右手で調理道具を押さえながら料理活動ができる」に対し，2カ月後の実行度は4，満足度は5であった．調理用ボールやまな板を押さえながら両手で活動することができたが，実行度は変わらなかった．理由としては，「前よりは使うようになったけれど，もっと両手を使って料理をしたい」とＮさんは話した．実行度の点数では変化はないものの実際の場面では両手を使用する機会や料理を行う機会は増えていた．満足度は，料理活動に自宅で取り組むことができたことで，点数の向上がみられた．今回，料理クラブ開催日にＮさん担当の介護支援専門員が見学に訪れ，その際に申し送りを行うことができたため，申し送りシートは作成しなかった．

麻痺側が動くようにならなければ料理や両手での活動を行えないと考えていたＮさん

だが，今回の介入により現在の麻痺側の動きでもうまく動かせる方法を知ることや，方法を変えることにより活動できることを経験することができた．料理を行えるという自信がついたことにより「家でも一人で米を研いで，夕飯の準備をすることにした」と自発的に活動を行うようになっている．これまでは周囲へ介助を依頼していた場面でも「右手でうまくもてれば一人でできる」などの発言も多くなった．

このようにNさんは活動への自信をもてたことにより，心身機能面では変化はみられていないが，活動・参加面では自宅での米研ぎ作業，食器洗いや掃除を継続的に行うようになった．特に米研ぎ作業は毎日の日課となっており，必ず両手で行っていると報告を受けた．介護士からは，更衣や入浴でも麻痺側上肢を使用することがみられていると報告を受けており，日常生活のなかでも両手を使用する機会が増えていることがわかった．

今後は，「夫の代わりに料理や掃除をしたい．孫が遊びに来たときは，料理をふるまえるようになりたい」と料理以外の家事活動へも意欲をみせた．

7. 考察

Nさんは発症から4年が経過してなお，心身機能の改善を強く希望しており，日常的に麻痺側を使用することはなかったが，両手を使用しての料理活動を強く希望していた．今回の介入の結果，両手を使用しての料理活動を継続的に行うようになり，また料理以外の活動においても両手を使用する機会が増えることにつながった．

その理由として麻痺側の改善を目標とするのではなく，料理を行うことを目標として意識できたことがあげられる．麻痺が改善しなければ料理ができないと考えていたNさんだが，生活行為向上マネジメントシートを使用してリハビリ室で行っていることがどのように実際の活動につながっているかを知ることができた．また，麻痺があっても行える方法を学び，同じ立場である他利用者が実際に行っていることを知る機会になったことも，活動への意識を高めることへとつながったのではないかと考えられる．特に今回は，Nさんの両手動作での料理活動へのこだわりを目標の聞き取りの時点で知ることができ，そのために必要なプログラムを提案したことで，応用的・社会適応プログラムへの介入が行いやすくなったのではないかと考える．また，料理をするということはNさんにとって病前の家庭での役割であった．新たな方法ではあるが，料理を行えるという自信が役割の再獲得となり，自宅での継続的な料理活動となったと考える．また，1つの活動に自信をもって取り組めるようになったことがその他の家事活動を行っていきたいという新たな意欲へとつながり，日常的に両手動作を行うようになったと考える．

意欲的な生活を目指す生活期のリハビリ提供においても，対象者の希望を細やかに理解することができる生活行為向上マネジメントシートは有効に活用できると考えられる．

Case 15 （介護・通所介護）

片麻痺になったことを第二の人生と位置付け，会社社長として再出発したOさん
（50歳代，男性，脳出血，左片麻痺）

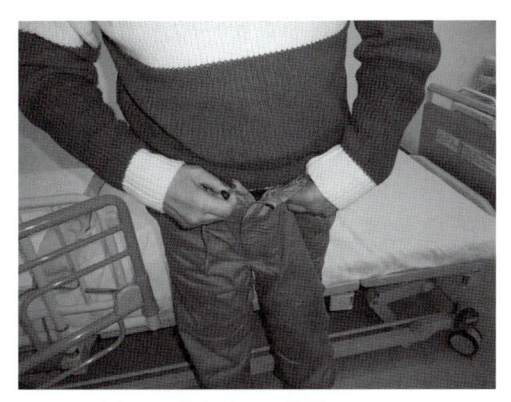

図1 ボタンの留め外しの練習

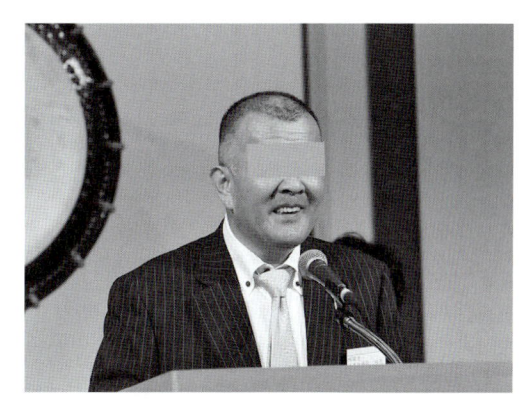

図2 スーツ姿で杖を持たずに壇上で話すOさん

事例報告のポイント，価値

　50歳代の若さで左片麻痺となったOさんは，精神面の不安定さと痛みによって回復期リハビリ病院でのリハビリが思うように進まなかった．そして，退院後仕事を再開するなかでさまざまな課題と直面し，今まで簡単にできたこと，人の手を借りずにできたことが，思うようにできないもどかしさをあらためて感じることとなった．通所介護開始から3カ月が経過したころ，生活行為における聞き取り調査を行った．そこでは，移動手段としての歩行の安定以上に，仕事に取り組むうえで生じた外出先での「スーツのズボンの上げ下ろし，ボタンの留め外し」という課題が語られた．「スーツのズボンを着こなして外出したい」というOさんの言葉から，具体的，実践的なズボンのボタンの留め外し，上げ下ろしの練習を行っていった．

　このような課題への介入や通所介護での同じ境遇の他者との出会いのなかで，徐々にできない自分を受け入れ，Oさん自身が今までの生き方を振り返るようになっていった．そして，課題に取り組むことで，駆け足で上りつめた人生から，一歩一歩スローな人生を歩むことの大切さを感じ，ライフスタイルを捉え直すきっかけを得ることとなった．

　さらに，病前，最も得意であった水泳に再び挑戦することで，昔とは異なる自分を認め，新しい人生を再出発させたい，というOさんの思いをOTとともに形にすることも行った．

　本事例では，生活行為向上マネジメントの手法を通所介護という場において取り入れたことで，Oさんが取り組む課題をスタッフや利用者同士が共有し，励まし合い，声を掛け合いながら，エンパワメントとしての効果をより一層高めることができた．そして，当事者による相互支援（ピア・サポート）の場を生み，家族や会社の仲間，仕事関係の仲間，介護支援専門員といったソーシャルサポートまでのつながりをつくり出したことに大きな意味がある事例と言える．

1. 事例紹介

Oさん，50歳代，男性．脳出血による左片麻痺．要介護度1，障害高齢者の日常生活自立度A1，認知症高齢者の日常生活自立度は正常．建設・住宅関連業の会社を設立して15年になる代表取締役社長である．

40歳代に糖尿病が悪化し入院．それでも仕事を第一に走り続けていたが，1年前の会議中に左半身の運動麻痺と構音障害が出現し，救急搬送された．右被殻出血を認め，発症から1カ月後に回復期リハビリ病院に転院．転院当初は起き上がりにも介助を要したが，発症後3か月で短下肢装具とT字杖での歩行が可能となり，発症から5カ月で自宅退院となった．

しかし退院翌日に自宅で転倒し，肋骨を骨折．リハビリの必要性を認識し，退院2週間後から介護支援専門員の勧めもあり，通所介護（週3回）が開始となった．その他のサービスとして，週1回訪問のマッサージを利用している．

通所開始時は，T字杖での歩行も介助を要し，平地でのバランスの不安定さも認められた．左上下肢は感覚脱失に近い状態であり，特に左手指の浮腫，硬さ，左肩・肘関節の痛みが著明であった．日常生活では注意障害や認知機能面による障害はほとんどみられなかったが，入院中に，運転免許センターでの検査を受け，左側の不注意・見落としなどの指摘を受けている．免許の更新は許可されているが，運転には十分注意が必要な状態であった．

回復期リハビリ病院では易怒性，感情のコントロール低下との報告があったが，通所介護開始時は穏やかで意欲的であった．会議にて血圧が上昇したことが脳出血の原因となっているため，病院からストレスを溜めないようにと指示も出ていた．自宅には玄関先，トイレ，浴室に手すりが設置され，自宅から200mほど離れた会社の出入り口にも手すりが設置されていた．日常生活では着替え，入浴にて介助を要すが，仕事に関しては退院翌日から会社に出社し，社長業を再開した．Oさんが発症してからは長男が社長代理を務め，入院中からOさんがメールを使って社員へ指示を出しながら，会社を存続させてきた．家族，社員ともに障害への理解と協力が大きい．趣味は仕事の延長での飲酒やゴルフで，ファッションなどへのこだわりもあり，妻の服もOさんが選びコーディネートしている．

●作業歴（生活歴）

水泳の特待生として高校に入学．国体選手として活躍したが，暴走族のリーダーとなり高校を中退．酒屋や米屋の配達から多くの会社を渡り歩き，20歳代前半で結婚．2男1女に恵まれ，建築関係の会社の営業マンとなり，つぶれかかった営業所を立て直すなど実績を上げた．20歳代後半に突発性難聴で右耳の聴力を失う．その後現在の会社を設立．人づきあいもよく，会社は順調に業績を上げ，生活は多忙を極めていた．

表1　生活行為聞き取りシート

生活行為聞き取りシート

生活行為の目標	自己評価	初回	最終
☑A（具体的に生活行為の目標が言える） 目標1： 　自宅と会社（200 m くらい）を一人で往復できる（坂道）． 合意目標：	実行度	/10	/10
	満足度	/10	/10
	達成の可能性	☐ 有　☐ 無	
☑A（具体的に生活行為の目標が言える） 目標2： 　スーツのズボンの上げ下ろし（外出時のトイレ時） 合意目標： 　仕事先での外出時のスーツのズボンのボタンの留め外し，上げ下ろしが一人で行える	実行度	1/10	10/10
	満足度	1/10	2/10
	達成の可能性	☑ 有　☐ 無	

ご家族の方へ

利用者のことについて，もっとうまくできるようになってほしい．あるいは，うまくできるようになる必要があると思う生活行為がありましたら，教えてください．

目標1，2の事柄と同じです．よろしくお願いします．

2. 生活行為聞き取り結果（表1）

　退院直後から仕事を再開させ対外業務もこなしていたが，仕事をすればするほど左上肢の痙性は高まり，麻痺側の管理の重要性は増していった．個別機能練習では，左上肢の浮腫や硬さ，痛みに対しての徒手的な練習，さらには施設内，自宅，会社での歩行の自立や不整地での歩行の安定に重点を置き実施していたが，ホテルでのパーティーへの参加，経営者たちの集まりなど外出が増えるなか，「ゴムのズボンでは格好がつかないし失礼にあたる．しかし，スーツで外出する自信がない」という言葉が聞かれた．夏はズボンが薄いことやノーネクタイでも参加できる場が多いが，秋から冬にかけてはスーツでの参加も多くなりトイレを我慢してしまうとのことであった．

　このような話のなかで，「自宅と会社（200 m）を一人で往復したい」という目標もあるが，「左手をもう少し使えるようにして，スーツを着こなしたい（今までのようにおしゃれでいたい）」との希望も聞かれたため，「外出先でのトイレ時のスーツのズボンの上げ下ろしとボタンの留め外し」を目標として，どのような方法で実施できるかを一緒に考えていくこととした．

　妻にも同様に困っていることを聞いてみたところ，Oさんと同じ目標とのことであった．

3. 生活行為アセスメント（表2）

　心身機能面では，左上肢の重度な感覚鈍麻と可動域制限，右上肢を使うことでの左上肢の筋緊張の亢進，立位バランス能力の低下といったことがズボンの上げ下ろしを困難にしていた．しかし，排尿における機能面での問題はなく，杖や支えのない状態での立位は可能となっていた．これにより，さらに骨盤・体幹の安定を図り，左下肢への重心の移動や体幹の回旋の練習を行うことで，ズボンの上げ下ろしが行いやすくなることが予測された．

　また，左手指の随意性が不十分なことでズボンの上げ下ろしは右手のみで行い，左側の衣類をズボンに入れることやボタンの留め外しには介助を要していた．これに対しては，左手指をベルト通しにひっかけながらズボンのずり落ちを防ぎ，ボタンの留め外しを行うことで一人で実施できると予測された．

　Oさん自身はとても社交的で，どのような場合でも他者に声をかけたり，電話やメールを使いこなして生活することも可能であった．慣れた場所での短時間の会合には自分一人で運転をして出かけるなど行動範囲も広がっていた．このように活動と参加の機会は増加していたが，ズボンの上げ下ろしやボタンの留め外しに関する動作に自信がなく，介助者がいない状態ではスーツを着ない，または飲食を控えるといった状況が続いていた．

　特にホテルでのパーティーや会議では，絨毯の上での歩行，広い空間での歩行，エレベーターやトイレまでの歩行などOさんの歩行能力，バランス能力では対応しきれない場面が多く，介助にて車椅子を使用することが多くなっていた．そのようなOさんの状況を妻や長男，次男は理解しており，フォーマルな場へのスーツでの参加や多くの人と接する場面，移動距離が長い場所への外出時には，家族の誰かしらが同行していたが，Oさん自身は家族への負担や自由にできないことをストレスに感じていた．そこで，移動は車椅子を自操し，トイレ内の動作は一人で行うことを提案した．

4. 生活行為向上プラン（表2）

　会社社長という役割を第一に考え，生活の基本を職場，仕事関係での動作に据えることとした．しかし，病前のように動けないことでのストレスや仕事に没頭しすぎる性格を考慮し，ワークライフバランスを保ちながら，社会的交流や職員との関係でも新しいワークスタイルをみつけ，仕事以外に打ち込めるものも同時に考えて行くことを提案した．

　基本的プログラムとして，立位バランス練習，施設内歩行練習，左上肢・手指の機能向上練習を継続することとした．併せて，手すりやベッドサイドでのスクワット，臥位での左上肢の挙上などの自主練習も導入した．

　応用的プログラムでは，iPadやお椀を支えるなど，左手を日常的に補助手として用いることを意識してもらうこととした．また，実際にボタンのあるズボンで通所してもらい，施設でのトイレ時も含め，ゴムのズボンやジャージ以外に慣れていく機会をつくっ

表2 生活行為向上マネジメントシート

生活行為向上マネジメントシート

利用者： Oさん　　担当者： OT・○○　　記入日： X年8月22日

生活行為アセスメント	生活行為の目標	本人	仕事における外出先でのトイレ時にスーツのズボンの上げ下ろしを一人で行いたい		
		キーパーソン	同上		
	アセスメント項目		心身機能・構造の分析（精神機能，感覚，神経筋骨格，運動）	活動と参加の分析（移動能力，セルフケア能力）	環境因子の分析（用具，環境変化，支援と関係）
	生活行為を妨げている要因		麻痺側の感覚鈍麻 左上肢の関節可動域制限 左上肢筋緊張亢進 立位姿勢保持におけるバランス能力不良	ズボンをつまみ，持ち上げ，保持する動作不良 更衣動作において介助要す 洗体において介助要す 屋外歩行不安定	フォーマルな場への参加が多い スーツでの外出が多い 手すりのない広い空間での移動が多い 外出先ではトイレまでの移動距離が長い
	現状能力（強み）		目標が明確で意欲が高い 排尿機能問題なし 左上肢の随意性・分離運動出現	コミュニケーション能力良好 メール，電話を使いこなす 自分で運転して仕事関係の会議・会合に出席できる 会社社長として多くの従業員を雇い仕事に従事している 会社を経営する立場から複雑な経済的取引に従事している 多くの社会活動に参加している スイミングに通っている	妻・次男・長女同居，長男一家近所に居住 妻・長男は本人の経営する会社社員，次男も会社経営に協力的 交友関係広い 自宅内のトイレ，浴室，玄関に手すりあり
	予後予測（いつまでに，どこまで達成できるか）		左手指のつまみ動作が改善 室内での杖なし歩行 動的バランスの改善 左への重心移動の改善	屋外歩行の改善 左手の補助手としての使用 ズボンの形状による履きやすさと動作方法がわかるようになる	介助者なしでの週に何日かの外出 冬までにはさまざまな環境下での更衣動作の工夫，支援の方法を得られる
	合意した目標（具体的な生活行為）		仕事における外出先でのトイレ時に，スーツのズボンのボタンの留め外しと上げ下ろしを，一人で行えるようになる		
	自己評価*	初期	実行度 1/10　満足度 1/10	最終	実行度 10/10　満足度 2/10

*自己評価では，本人の実行度（頻度などの量的評価）と満足度（質的な評価）を1から10の数字で答えてもらう

生活行為向上プラン	実施・支援内容		基本的プログラム	応用的プログラム	社会適応プログラム
	達成のためのプログラム		①立位バランス練習 ②左上肢機能向上練習 ③左手指巧緻動作練習 ④体幹・下肢筋力トレーニング（膝立ち，スクワットなど）	①iPad操作時，食事時の左手の使用 ②不整地・坂道での歩行 ③入浴動作，更衣動作練習 ④通所時にスーツのズボンを持参して練習	①外出先でのズボンのボタンの留め外し，上げ下ろしの実践 ②スイミング
	いつ・どこで・誰が実施	本人	①〜④を通所介護でOT，PTと行う ②〜③を自宅で一人で行う	①〜④を通所介護でOT，PTと行う ①を自宅でも行う ②，③を家族と行う ③を通所介護で介護士と行う	①，②を家族，OT，PTと行う ①を一人で行う
		家族や支援者	妻：自宅での自主練習の見守り OT・PT：①〜④を本人と行う	妻：外出時のスーツのズボンを通所介護時にもたせる 介護士：③を本人と行う 家族：①〜③の自宅での促し，見守り	家族：同行する外出時にトイレ動作の確認を行う OT：本人とともに外出し①を実施 OT，PT：②におけるスイミングコーチへのアドバイス 家族，OT，PT：②に立ち会う スイミングコーチ：OTのアドバイスでのプログラム実施
	実施・支援期間		X年 8月 22日 〜 X年 11月 18日		
	達成		☑達成　□変更達成　□未達成（理由：　　　）　□中止		

た．さらに，家族には外出時に履くズボンを通所時にもって来てもらうことを伝え，練習をすることとした．

施設外での不整地歩行や，自宅周辺の坂の多い環境を想定した坂の上り下りの練習を取り入れることで，歩行とバランス能力の向上を目標とした．その延長として，自宅や会社の移動はすべて歩行にて行うといった実践を繰り返すこととした．今までは自宅でシャワー浴しか行っていなかった入浴動作に対して，今後自宅でも湯船につかることができるようになることを視野に入れ，週に1回程度は施設での入浴を行うこととした．このなかで，更衣動作を介護士とともに練習していくプランを取り入れた．

社会適応プログラムでは，家族が同行した場合の外出先での実践を重視することとした．さらに，Oさんの仕事上での外出に，OTが実際に立ち会う機会があれば同行することを提案した．同時に，Oさんから水泳に挑戦したいという強い希望を口にされ，Oさん自身が交流のあったスイミングクラブの会長と直接交渉し，週に1回の水泳にOTも同行する計画を立てた．この水泳を通して，更衣や水中歩行といった身体的側面のみならず，気晴らしや生きがいといった，仕事以外の生活に目を向ける機会をもつこととした．

5. かかわりの経過

当初から立ち上がりや立位保持，歩行において，左への注意・関心が欠如すると左後方へバランスを崩しやすくなり，転倒につながる危険性があった．若くてパワーもある男性のため，右の上下肢のみで修正可能ではあったが，恐怖感が増し，緊張が高まると左への意識がますます向かなくなり，左上肢の痙性が高まっていった．それを繰り返すことで左上肢の硬さが増し，さらに感覚入力が難しくなっていったため，立位にて左に重心をかけていくことや臥位での左上肢の可動域向上練習は基本的プログラムとして毎回実施した．

通所介護の回数は週に3回であったが，それ以外の日に仕事が立て込んでおり，通所介護当日も遅刻や早退しながらでないと回数を確保しにくい状況であった．仕事が忙しかったり，外回りのあった翌日は，左上肢が硬くなっており，動きを引き出すまでに時間を要した．しかし，徐々に硬さも取れやすくなり，Oさん自身も自宅で左手のポジションを気にしたり，なるべく物を把持するよう意識していくことで随意的な動きを継続することができるようになっていった．

施設でのズボンのボタンの留め外しや上げ下ろしは繰り返し行われた（図1）．左手のつまみ動作が可能になってきたことで，外出時に，ズボンのベルト通しに指を入れ，ズボンが落ちないように支えながら，右手でボタンを留め，ベルトを締められるようになったと報告があった．

OTとの個別でのかかわりや入浴での介護士とのかかわり，屋外歩行練習や施設を利用している同世代の仲間との交流を通して，Oさん自身が人生を捉え直そうとしている様子もうかがえた．そのなかで，水泳への挑戦という新たなプログラムがOさん自身から提案された．もう一度何かに打ち込みたい，もう一度自分を見つめ直したいというOさん

の思いを受け，家族とOTが同行する形で，週に1回，通所介護以外の日にスイミングスクールの個別レッスンを受講した．

6．結果

　個別的なかかわりを通してOさんの障害に対する受け止め方や他者に対する考え方に変化がみられていった．第一線で働き，毎日が充実していた矢先の脳出血発症は，今までの自分とは異なり，日常生活の些細なことも思うようにできない歯がゆさや，仕事においても率先して動けないもどかしさ，病前の自分に戻りたいという思いを拭いきれない状態であった．そのようななかで，OTが「第二の人生をつくりましょう」「障害を負ったから出会えた人たちもいます．それがこれからの会社の経営や職員の教育に新たな視点を与えてくれるかもしれません」と話したことをきっかけに，「もう一度自分の人生を捉え直してみる」と変化した．それ以後，Oさんからは「昔の自分では考えられないくらい穏やかに社員をみていられる」という言葉も聞かれるようになった．

　そして，自身の会社が発行する情報誌のなかでOさんは，「障害者になってからの出会いは，今までと全く違うもので，何か心温まる，安心できる人との出会い・つながりを感じています．今までの猛スピードで走ってきた人生とは全く違う，何か新鮮な心持ちを肌で感じています．歩行も一歩一歩ゆっくりなので，スローな人生を楽しむことにしようと考え始めています」と記している．

　片麻痺となって挑戦した水泳では，もともと国体選手だったこともあり，右の上下肢のみで簡単に泳ぐことができた．しかし，Oさんは「昔を思い出すと悲しくなる．今は水泳の初心者，ここから始めるのです」と語った．

　先日，OさんはOT同行のもと1年ぶりに経営者の集まりに出席した．新調した冬用のスーツのズボンを履き，トイレまでの移動は車椅子を使用した．久しぶりに会う仲間と気取らず笑顔で話すOさんは，片麻痺の姿を気にすることなく，飲んだり食べたりしながら，トイレも一人で使用することができた．しかし，ズボンのボタンの留め外しは思うようにできず，次男の介助を要することとなった．トイレから戻ったOさんは，「やっぱりボタンができなかったよ」と，照れくさそうにOTに報告してくれた．

7．考察

　回復期リハビリ病院では否認・混乱を認め，思うようにならない体の回復に対しての苛立ちや焦りから，感情をコントロールすることができないまま，自宅に戻ったOさん．しかし，施設での他者とのかかわりが，この先の人生を見つめ直す時間を与えたと考えられる．前向きに努力する同世代の男性たちの姿は一番の励みになったと同時に，刺激にもなっていった．心の変化は，硬さ，痛み，浮腫に悩まされていた左上肢の動きにも影響を与え，左手が動くようになったという達成感につながっていった．「障害の種類を問わず治療・援助の対象となる人たちにとって，なんとかなりそうという思いがなによりも大き

な力となる」[1]．そして，それは，「その場を提供する治療者のひとに対する関心と信頼，ゆとりをもつ，あきらめない，といったポジティブな姿勢から生まれる」[1]といわれている．施設を利用する場合には，このような場の力を引き出すためのピア・サポートを意識した利用日の設定やスタッフとのかかわりは重要な要素となる．

個別でのかかわりは機能面のみへのアプローチにとどまらず，対話の時間をつくり，過去，現在，未来を整理する場ともなった．語られた内容は心の変化として，施設内の他職種にも伝え，介護支援専門員にもその都度報告を行った．家族には毎回の通所記録を連絡帳を通して確認してもらい，自宅での様子も書き込みながら解決すべき課題を明確にしていった．こうした周囲の理解もあり，会社社長という役割を保ちながら，ライフスタイルを再建していくことが可能となったと考えられる．

同時に水泳への挑戦は，今まで最も得意だった活動を，片麻痺になってから行うことで，思うようにならない体を受け入れ，過去にとらわれず新たな自分をつくりだそうとするためのOさんの意味のある作業であった．

生活行為向上マネジメントの聞き取り調査を通して明確になった「ズボンの上げ下ろし」という課題は，小さな目標であったかもしれないが，人生の捉え直しとなる重要なきっかけとなったといえる．

うまくできなくても「できなかった」と笑って介助を求められること．片麻痺の姿であっても今までの仲間と同じ空間に立ち会話を交わすこと．実際にともに外出し垣間みたOさんの姿は，明らかに利用開始当初より輝いているようにみえた（**図2**）．そして，一歩一歩スローな人生を歩みながら，今の自分に何ができるかを日々模索しているOさんの姿に，周囲の人たちもまた勇気づけられていると言える．

文献

1) 山根 寛・他：ひとと集団―ひとの集まりと場を利用する，第2版，三輪書店，2012，p 54.

Case 16 （介護・訪問リハビリ）

「お風呂に入りたい」が実現し，友人に会いに行けるようになったPさん
（80歳代，女性，変形性股関節症）

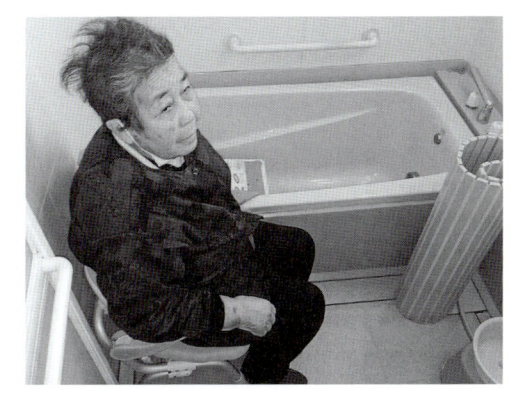

図1　入浴動作を練習するPさん
（本人の同意を得て，掲載しています）

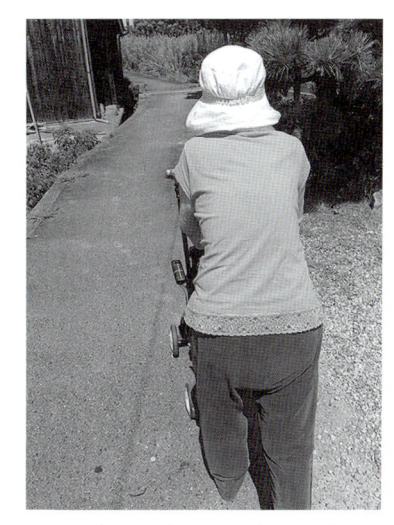

図2　友人に会いにいくPさん

事例報告のポイント，価値

　Pさんは，変形性股関節症の痛みにより人工関節置換術を施行し，在宅生活を送っていたが痛みの再発をきっかけに抑うつ傾向が強くなり，閉じこもりを呈していた．徐々にセルフケアの介助が必要になり，家族の介護負担も増大したため，通所介護を体験利用した．しかし，「ずっと寝ているから行っても意味がない」と利用に至らず，自宅のソファで横になり「テレビのお守りばっかりや」と口癖のように話し，不活発な生活を送っていた．このようなPさんに対し，担当介護支援専門員より「どのように目標設定したらよいか相談したい．少しでも家でできることがあればお願いしたい」とのことで，訪問リハビリに依頼があり生活行為向上マネジメントを活用し作業療法を実施することとなった．

　目標の聞き取りやアセスメントの結果，Pさんのできるようになりたかった"お風呂に入れるようになること"に焦点を当てることで"近所の友達に会いにいく"という新たな目標に意欲を示すようになり，入浴だけでなくIADLの向上や人とのつながりを再構築することができた．この成功体験をきっかけに，以前拒んでいた通所系サービスへの移行も可能となり，訪問リハビリ終了となった．

　在宅支援を行ううえでPさんのように何らかの原因で抑うつ状態を呈することで，活動や参加に悪影響を及ぼし閉じこもりの状態を呈している事例は少なくない．Pさんのマネジメントを通じて，想いを聞き取る大切さや目標を共有しともに考える重要性が伝われば幸いである．

1. 事例紹介

　Pさん，80歳代後半，女性．変形性股関節症．既往歴は脳梗塞，高血圧．要支援2．約2年前より股関節の痛みが出現し変形性股関節症と診断．日中臥床傾向となり徐々に活動性が低下．半年前より歩行状態が悪化し，介護保険を申請し歩行器のレンタル開始．3カ月前に歩行困難となり，総合病院で右股関節に人工関節置換術施行後，在宅復帰する．復帰後すぐに通所介護を利用するも長時間の座位による股関節の痛みと他の利用者になじめず1回で終了．その後股関節の痛みが増大，抑うつ傾向も強くなり日中臥床傾向となるなどADLの介助量が増加したため，訪問リハビリを導入することとなった．

●生活歴

　20歳半ばで結婚して隣町から嫁いできた．結婚してからも看護助手や工場などで50歳前後まで勤務し，近所でも働き者で有名であった．専業主婦になってからは婦人会や体操教室，民謡教室などに好んで参加しており，近所付き合いも多く，社交的であった．十数年前に夫を亡くされてからは趣味で知り合った友人とのつながりが生きがいとなっていた．夫とともに50歳過ぎまで働いてきたことに対して「自分のことは自分でやってたんよ」と自負している様子であった．

●家族からの情報

　自宅は長男とその妻の3人暮らし．持ち家の2階建てで，居室は1階，数年前にリフォームしバリアフリー構造である．現在歩行器のレンタルのみで他のサービス利用はない．

2. 生活行為聞き取り結果

　生活行為の聞き取りにおいて，初回は「何もないしできない」と話していたが，興味・関心チェックリストを活用した聞き取りと作業療法の役割を説明することで徐々に「お風呂は自分で入れたらいいかね，嫁さんにも迷惑かけてるし」と話すようになった．入浴は毎日長男の妻による清拭と週2回程度のシャワー浴のみであり右股関節の痛みの強いときは行っていないため，Pさんは「お風呂に入れるようになりたい」と話し，妻からも「浴槽につからせてあげたい」という共通の目標があげられた（**表1**）．実行度・満足度はともに3であった．介護支援専門員も同様の目標ではあったが，今後の家族の入浴に関する負担を軽減するために通所系サービスの利用を勧めたいという意向があった．Pさんの想いとしては，"お嫁さんに迷惑をかけている"という気持ちが自信や意欲の低下につながっていると考えられた．"自分のことは自分でする"という当たり前のことがPさんの人生では非常に大切であり，長男の妻に手伝ってもらうことがありがたくもあり歯がゆくもあったのだと思われた．入浴の介入開始後しばらくしてから「近所の友人に会いに行きたい」という想いを話され，段階的に進めていくこととした．生活行為のアセスメント後"準備や見守りのみでお風呂に入る"という合意した目標を掲げた．

表1 生活行為聞き取りシート

生活行為聞き取りシート

生活行為の目標		自己評価	初回	最終
☑ A（具体的に生活行為の目標が言える） 目標1： 　お風呂に入れるようになりたい（お嫁さんに迷惑をかけているので）． 合意目標： 　お嫁さんの準備や見守りのみで入浴できる．		実行度	3/10	8/10
		満足度	3/10	8/10
		達成の 可能性	☑ 有 ☐ 無	
☑ A（具体的に生活行為の目標が言える） 目標2： 　近所の友人に会いに行きたい． 合意目標：		実行度	1/10	8/10
		満足度	1/10	7/10
		達成の 可能性	☐ 有 ☐ 無	

ご家族の方へ

利用者のことについて，もっとうまくできるようになってほしい．あるいは，うまくできるようになる必要があると思う生活行為がありましたら，教えてください．

　浴槽につからせてあげたい（今はシャワーだけなので）

3. 生活行為アセスメント（表2）

「お風呂に入れるようになる」という目標に対する評価として，心身機能・構造の分析では，右股関節の痛み（視覚的評価スケール；VAS：73 mm），両下肢のMMT4レベル，座位・立位時の姿勢アライメントの崩れあり．起居動作は自立．端座位にて右股関節屈曲90度前後で痛みを訴えるため過度に骨盤後傾位となり，同時に腰部にも痛みの訴えがあった．立位姿勢も右に傾きアライメントが不良であった．精神面では，HDS-Rが21点，GDS-15が13点と見当識や短期記憶の低下，抑うつ傾向が確認された．立ち上がり・着座は物的介助があればゆっくり可能．歩行は屋内歩行器で自立も20 m程度移動すると疲労を訴える．Barthel Index（BI）が65点で，入浴動作は準備から更衣，洗体・洗髪，浴場内の移動まですべて介助が必要であった．IADLにおいては改訂版FAIが1点，老研式活動能力指標が0点で近所付き合いも途絶えていた．元来近所付き合いも多く話好きであったが，日中ソファでもたれて寝ているかテレビをみている状態であり，食事も運んでもらっている状態であった．

入浴動作を阻害している因子としては，右股関節の痛みがあげられた．同時に腰部の痛みも併発しており，股関節の痛みにより日中は柔らかいソファでもたれて座るか横になってテレビをみている状態であり，姿勢不良の影響で二次的に痛みが生じていると考えられた．予後予測としては，日中の姿勢や臥床傾向の改善により股関節の痛みが軽減すると考えた．活動面では痛みの軽減により，更衣や整容・洗身動作の自立や浴槽の出入りが可能

表2 生活行為向上マネジメントシート

生活行為向上マネジメントシート

利用者： Pさん　　　担当者： OT・○○　　　記入日： X年10月23日

生活行為アセスメント

	項目				
	生活行為の目標	本人	お風呂に入れるようになりたい（嫁に負担をかけているので）		
		キーパーソン	浴槽につからせてあげたい（今はシャワーだけなので）		
	アセスメント項目		心身機能・構造の分析 （精神機能，感覚，神経筋骨格，運動）	活動と参加の分析 （移動能力，セルフケア能力）	環境因子の分析 （用具，環境変化，支援と関係）
	生活行為を妨げている要因		全身持久力の低下 股関節の痛み 抑うつ傾向 座位姿勢不良 立位姿勢不良	歩行能力低下 整容動作能力低下 洗身動作能力低下 入浴動作能力低下 更衣動作能力低下	浴室内に手すりがない 浴室の福祉用具が不足している 家族の過介助
	現状能力（強み）		全身の筋力良好 指示理解可能	歩行器にて歩行容易 コミュニケーション良好	家族の支援が得られる
	予後予測（いつまでに，どこまで達成できるか）		姿勢の改善や日中臥床傾向の改善により痛みが軽減する	痛みの軽減により更衣や整容・洗身動作の自立が見込める 動作練習により浴槽の出入りができる	浴室の環境調整を行い練習実施することで，準備と見守りにて入浴ができる
	合意した目標（具体的な生活行為）		お嫁さんの準備や見守りのみでお風呂に入ることができる		
	自己評価*	初期	実行度 3/10　　満足度 3/10	最終	実行度 8/10　　満足度 8/10

*自己評価では，本人の実行度（頻度などの量的評価）と満足度（質的な評価）を1から10の数字で答えてもらう

生活行為向上プラン

	実施・支援内容		基本的プログラム	応用的プログラム	社会適応プログラム
	達成のためのプログラム		①臥位での両下肢の体操 ②座位での体操 ③立位での両下肢・体幹の体操 ④毎食時ソファでなく椅子座位で食事する	①模擬的入浴動作練習 ②更衣動作練習 ③整容動作練習 ④着替えの準備練習 ⑤杖歩行練習 ⑥応用歩行練習	①入浴動作練習（更衣、整容含む）
いつ・どこで・誰が実施	本人		①～③を1日2回行う ④を毎食時行う	①～⑥を練習し徐々に自分で行う	①を自宅で行う
	家族や支援者		家族：①～③の声掛け，④を促す OT：①～③を本人と一緒に練習する	家族：①～⑥を徐々に見守りで行う OT：①～⑥を本人と一緒に練習する	家族：①の準備実施，徐々に見守りで行う OT：家族への介助方法の指導 OT・介護支援専門員：通所リハビリの提案
	実施・支援期間		X年 10月 23日 ～ X+1年 2月 24日		
	達成		☑ 達成　　☐ 変更達成　　☐ 未達成（理由：　　　　　）　　☐ 中止		

になると予測した．また，環境因子としては浴室の環境調整が必要であり，練習も必要であると考えられた．

4. 生活行為向上プラン（表2）

　痛みの原因を確認するため主治医と相談した結果，姿勢調整や動作練習を実施し，痛みの少ない動作を学習することが必要と考えられた．また，介助者への介助方法の指導や浴室内の環境調整を行い環境適応の練習を中心に実施することとした．もう一方で「近所の

友人に会いにいく」という次の目標達成に向けて玄関の出入りや屋外歩行の練習を提案することとした．

訪問リハビリとして週1回40分実施した．基本的プログラムとしては臥位での殿部・体幹の筋力増強運動，座位での体操を計画し，徐々に自宅での自主プログラムに移行することとした．応用的プログラムとしては，着替えの準備や整容動作，脱衣場での更衣動作練習，浴室内の移動や浴槽への出入りの練習を実施し，長男の妻が過介助にならないよう介助指導を行うこととした．社会適応プログラムでは，浴室内の手すりの設置，シャワーチェアーの導入など環境調整を行ってから入浴動作練習を計画した．また，屋外への動機づけとして，まずは近所にいる友人に近況を伝えるための外出を計画した．

5. かかわりの経過（表3）

●第1期：痛みの軽減を図った時期（開始〜6週）

まず，痛みの原因を確認するため，介護支援専門員とともに主治医へ相談した．画像診断でも特に問題なく，姿勢不良と精神的な恐怖心が課題と考えられ，鎮痛薬とコルセットが処方された．基本的プログラムでは，痛みの少ない臥位での体幹・下肢の体操を実施，座位での棒体操や輪入れを実施した．日常ではソファでなく1日1回夕食時に椅子座位で食事をしてもらうことを提案し実施した．入浴動作では股関節が90度以上屈曲する場面で痛みが増強されていたため，下衣の着脱や洗身は介助し，上衣の更衣や上半身の洗身は見守りで実施するよう指導した．開始2週間で生活行為申し送り表を送付した．

●第2期：模擬的入浴動作練習と外出練習（6〜10週）

1カ月経過し，鎮痛剤とコルセットは継続しているが徐々に痛みが軽減，模擬的な入浴動作練習と更衣動作練習を開始した．下衣の更衣や浴室での洗身・浴槽のまたぎ動作など重点的に細分化して実施し，並行して手すりや椅子の配置，浴槽台の導入など福祉用具業者や介護支援専門員と協働して環境調整を実施した．また，この時期から屋外歩行を実施．最初はシルバーカーを使用し，家の庭に出る程度から始め，近所の友達の家まで往復で70m程度であることを確認した．

●第3期：入浴動作練習と近所への外出練習（10〜16週）

鎮痛薬は継続していたがコルセット着用はなくなり，環境調整が整ったため実際に入浴動作を実施した．最初はOTが実施し，徐々にPさんと長男の妻のみで行った．段階的に行うことで，着替えの準備とシャワー椅子の移動のみを手伝い後は見守りで可能となり，週3回家人と入浴することとなった．また，近所の友人宅へ訪問した際に家人も同行してもらい，週1回シルバーカーでの外出から始め，Pさん一人で外出することができるようになった．

目標達成に伴い，通所リハビリに週2回利用となり，訪問リハビリ終了となった．通所リハビリでは，得意の民謡を披露し他利用者と積極的に会話する場面がみられ笑顔が増えた．

表3　生活行為申し送り表

生活行為申し送り表

氏名： Pさん　　年齢： 80歳代　　性別（男・㊛）　　作成日： X年 11月6日

退院後も健康や生活行為を維持するため，下記のとおり指導いたしました．
引き続き継続できるよう日常生活のなかでの支援をお願いいたします．

担当者：OT・○○

【元気な時の生活状態】
　近所の友人と地域活動に参加するなど活発であった．家事は掃除と整理・整頓は自室のみ行っていた．

【今回入院きっかけ】
☑ 徐々に生活機能が低下
☐ 発症（脳梗塞など）
☐ その他（　　　　　　）

【ご本人の困っている・できるようになりたいこと】
お風呂に入れるようになりたい．
近所の友人に会いに行きたい．

【現在の生活状況】（本人の能力を記載する）　※該当箇所にレをつける

ADL項目	している	していないができる	改善見込み有	支援が必要	特記事項
食べる・飲む	☑	☐	☐	☐	ソファで配食にて
移乗	☑	☐	☐	☐	
整容	☐	☑	☐	☐	家族の介助
トイレ行為	☑	☐	☐	☐	
入浴	☐	☐	☑	☐	シャワーのみ介助にて
平地歩行	☐	☐	☑	☐	歩行器使用
階段昇降	☐	☐	☑	☐	手すりなど必要
更衣	☐	☐	☑	☐	下衣動作に痛みを伴う
屋内移動	☐	☐	☑	☐	歩行器使用
屋外移動	☐	☐	☑	☐	シルバーカー使用→現在実施なし
交通機関利用	☐	☐	☐	☑	車で受診あり
買い物	☐	☐	☐	☑	
食事の準備	☐	☐	☐	☑	
掃除	☐	☐	☐	☑	
洗濯	☐	☐	☐	☑	
整理・ゴミだし	☐	☐	☐	☑	
お金の管理	☐	☐	☐	☑	
電話をかける	☐	☐	☐	☑	
服薬管理	☑	☐	☐	☐	

【リハビリテーション治療における作業療法の目的と内容】
　お嫁さんの見守りでお風呂に入れるようになることを目標としてあげています．まずは生活習慣や姿勢の改善を図り痛みを軽減し，お風呂の環境調整を実施したいと思います．環境が整えばお風呂の練習とお嫁さんの介助指導を中心に介入することで目標達成できると考えています．また，友人に会いに行きたいという目標をあげており，玄関の出入りや屋外歩行などを徐々に練習します．

【日常生活の主な過ごし方】
　日中リビングのソファで寝て過ごしていることが多く，夜間は自室のベッドで過ごしています．食事も配食されており，活動量が極端に低下しています．トイレは歩行器にてご自分で行っていますが毎日行っている入浴は更衣・整容を含め過介助になっており，お嫁さんの介護負担が大きい様子です．

【アセスメントまとめと解決すべき課題】
　優先すべき目標は，「お嫁さんの見守りのみでお風呂に入れるようになること」と考えます．まず股関節の痛みと廃用症候群に対して生活の活動量を考え，姿勢管理を日常から指導したいと思います．また，お風呂の環境調整を実施し，環境に合わせて動作練習を実施することで目標達成（3カ月程度で）できると考えています．また「友人に会いに行きたい」という目標をあげておられ，屋外に出るための練習や屋外歩行をシルバーカーにてできるように練習が必要です．そうすることで通所系サービスへの移行も可能となり，よい生活の循環に変化すると思います．

【継続するとよい支援内容またはプログラム】
　お風呂のアプローチは実施いたしますが，整容や居室の整理・整頓また入浴準備など徐々にご自分で行ってもらいたいと考えています．痛みがあるので「してもらう」ことに慣れがみられるようになっているため，段階付けて実施いたしますので今後もご相談いたします．また，ご近所さんに会いにいく際にはご同行・調整のご相談をいたしますのでよろしくお願いします．

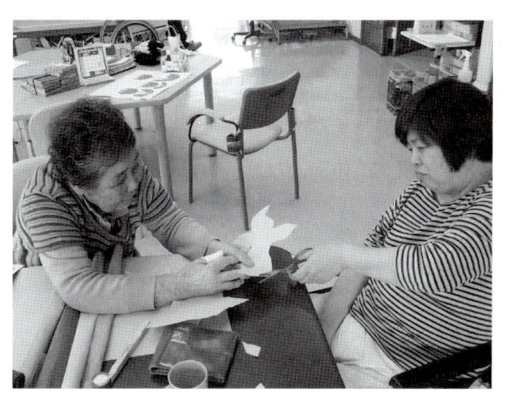

図3 通所リハビリで手作業するPさん
(本人の同意を得て,掲載しています)

6. 結果

4カ月の介入結果としては,目標とした準備・見守りのみでお風呂に入れるようになり,自己評価による実行度・満足度はともに3から8と向上がみられた.痛みはVASが73 mmから25 mm.抑うつ傾向はGDS-15が13点から8点へ減少,BIが65点から85点となり屋内や浴室内の移動は見守りで可能,更衣や整容に関しては自立となった.IADLに関しては改訂版FAIが1点から9点となり外出・掃除や整頓・屋外歩行で向上した.老研式活動能力指標が0点から3点となり友人の家に訪れるなどの項目で向上した.また,週2回の通所リハビリへとつながったため,訪問リハビリ終了となった.

7. 考察

今回,股関節の痛みがきっかけで抑うつ傾向が強く閉じこもりを呈し,今後さらに廃用症候群の進行が危惧されるPさんに対し,生活行為向上マネジメントを実施した.生活行為の聞き取りでは,興味・関心チェックリストや作業療法の説明を十分行うことで,本当にしたいことやできるようになりたいことが導き出されると実感できた.また,目標をマネジメントシートにより包括的に捉えることで,生活全体の変化をもたらすことができたと考えられた.

第1の目標である入浴では,原因となる痛みに対し主治医や介護支援専門員と連携を図り,原因を分析し姿勢や生活習慣をPさんや家族と相談し改善したことで早期に痛みの軽減を図ることができた.このことはアプローチではなく多角的に捉える視点とチームで支えるマネジメントの視点をもって生活を支援する重要性を物語っている.また,動作練習に留まらず,訪問リハビリ以外の24時間の自宅での過ごし方を意識した計画を立てることが生活を活発にするきっかけとなり,入浴のみならずIADLにも影響を及ぼす好循環を生んだ.

新たな目標である「近所の友人に会いに行きたい」という目標が達成に至った背景に

は，「やりたいことを相談すれば一緒に考えてくれるのではないか」というOTに対する期待が伺われた．想いを聞き取り，どの程度であれば達成可能であるのか具体的に目標設定していく過程を共有し，進めることが作業療法には必要であり，生活行為向上マネジメントツールの特徴でもある．そして共有した目標に対して自ら取り組むことで「してもらう」ではなく，自分で「する」という意識が生活に変化をもたらしたと考えられる．

　今回の事例を通して，生活行為向上マネジメントの目標からプログラムまでのプロセスを本人とともに共有することが閉じこもりの改善に有効であったと言える．

Case 17 （介護・訪問リハビリ）

住み替えを機に家族に支えられて 15年ぶりに掃除の習慣化に至ったQさん
（70歳代，女性，脳梗塞，左片麻痺）

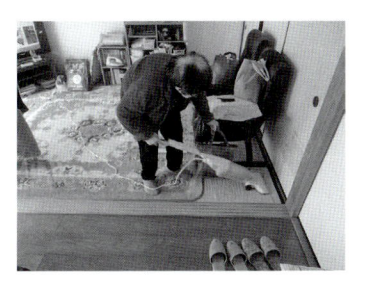

図1　スティック型掃除機で清掃するQさん

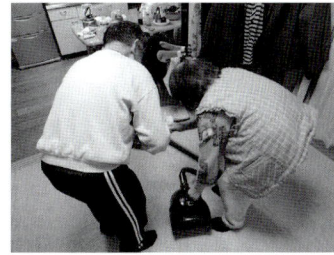

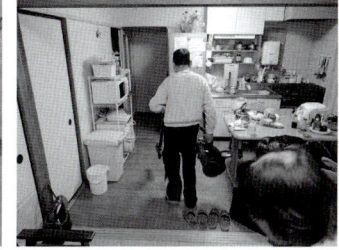

図2　夫が協力して掃除機を片づける

事例報告のポイント，価値

　病気になったり，配偶者の死去で一人暮らしになったりなどの大きな人生の転機に，生活行為（作業）の作り直しが必要になる．家族が本人に期待する役割意識の変化や，本人の生活に対する意識の変化などによっても，その人の作業がつくり直され，またはつくられる．このように個人を取り巻く内的外的要因の変化のなかで，その時々の生活行為の必要性や優先性が塗り替えられていくタイミングでの生活行為向上マネジメントによる介入が重要である．

　Qさんは脳梗塞発症後，認知機能の低下もあり，掃除への関心がなくなり15年間掃除の習慣がなくなっていた．OTは，古くなった住宅から集合住宅への住み替えを機に，掃除の習慣を取り戻せるよう，生活行為向上マネジメントを導入した．病前は毎日掃除を欠かすことがなく，家事と自営業を両立していた．主婦としてのプライド，家族の思いとそれに応えようとする思いが，掃除という生活行為の課題の価値を支えた．

　目標設定とその合意形成を図るために，家族の意向が反映され，実施には家族の協力が欠かせなかった．どのような掃除（範囲，時間，動作方法，環境設定など）をするかはQさん・家族の意思，価値に基づきながら，他の生活習慣とのバランスを踏まえ検討していった．準備から片づけまでの一連の動作のなかで，できる工程と動作練習などが必要な工程，できない工程を明確にし，工程全体が自立可能になるよう計画を立てた．同居していない息子夫婦，介護支援専門員，通所介護との連携の合意形成を得て，基本的，応用的，社会適応プログラムに分け実施された．自宅内の掃除は一般的に毎日〜週1回と程度の差はあるが，日常的に繰り返される生活行為である．できる作業から習慣化された生活行為とするための戦略を立てアプローチし成果を得ることができた．

1. 事例紹介

　Qさん，70歳代前半，女性．脳梗塞による左上下肢不全麻痺．Brunnstrom Stage 下肢Ⅵ，上肢Ⅴ，手指Ⅳ．環指に屈曲拘縮があり，握り動作は制限されている．50年以上経た古い町営住宅で70歳代後半の夫と二人暮らし．要介護1，障害高齢者の日常生活自立度A1，認知症高齢者の日常生活自立度ⅡA，長谷川式簡易知能評価スケール15点．

　40歳代のときにクモ膜下出血，60歳代で脳梗塞になり左上下肢の機能障害をきたした．体幹が大きく左前屈位となり，当初はADL全般で一部介助状態だったが，身の回り動作は夫の助けを借りて何とか可能となり，徐々に改善していった．身長150 cm，体重65 kgで肥満気味．生活行為向上マネジメント介入当初，歩行は伝い歩きで何とか可能．階段昇降は部分介助．その他のADLは時間はかかるが自立〔Barthel Index（BI）85〕．食事の用意，片付け，洗濯は行っていたが，ほうきや掃除機を使った掃除はしていなかった．食事は夫が自転車でQさんのリクエストしたものを買ってきた．出来合いのものが多いが，煮る，茹でるなどQさん自身が簡単な調理もしていた．生活上の重要な手続きや，経済的管理は長男が担ってきた〔改訂版Frenchay Activities Index（改訂版FAI）13点，老研式活動能力指標3点〕．入浴とリハビリ目的で週2回の通所リハビリを利用している．物忘れや見当識の低下がみられ，頑固な性格が発症後やや強調されたが，何事にも前向きで，通所リハビリや月1回の機能訓練事業にも意欲的に参加していた．

●作業歴（生活歴）

　Qさんは病前，夫とともに自営である縫製業を営み，主婦として家事をこなしていた．掃除機と固く絞った雑巾で床を拭く掃除は毎日徹底して行い，夫は家事を一切行わなかった．発症後，掃除を妻任せにしていた夫の協力はなく，やがて床は埃やゴミが散在し，また大きな紙袋やビニール袋で埋め尽くされ，足の踏み場がない状態となった．ホームヘルパーの活用を促しても「家に入れたくない，どうせ汚い家だから，しても一緒や」と拒否，掃除は長男家族が行っていたが，すぐにもとの状態になった．

　築50年以上の町営住宅は，柱が傾き，廊下が10 cm浮き上がり，隙間風が入るなど，冬は寒く夏は暑く，高齢者2人が暮らすには厳しい環境であった．ちょうど長男宅近くの公営住宅に空き部屋があり，長男が両親に引っ越しを提案した．長男への経済的負担を気遣う気持ちもあったと思われるが，当初は「もうここで居座って死ぬんや」などの発言があり，2人とも消極的であった．しかし，長男の強い説得で50年以上住み慣れた平屋木造住宅からコンクリート造りの公営集合住宅に引っ越しすることになった．長男宅から徒歩3分，5階建ての1階にある3LDKの間取りである．

2. 生活行為聞き取り結果

　長男夫婦から「掃除ができるようになってほしい」という強い要望が出ていた．OTはそれぞれの思いを認識し合うため話し合いの場をつくった（**表1**）．Qさんからは，「掃除

表1 合意形成を図るための掃除に関する心理

	掃除に対して	関連した心理
本人の思い	掃除をほとんどしなかったので，やり方が分からない． ヘルパーは入ってほしくない．	長男家族にはあまり迷惑かけたくない． 屋内はバリアがなく，動線が短いため生活しやすいが，引っ越し前の生活より運動量が減るのが心配．
夫の思い	ちゃんと借りるのだから，きれいにしておくのが普通かも． 汚れたらすればいいのでは．協力はする．	できることは手伝いたい．
長男の思い	衛生的な環境を維持し，健康的な生活を送ってほしい． 昔のように，掃除や整理整頓ができるようになってほしい．	生活環境が変わることで介助が必要な認知症状が出現しないか心配．
長男の家族の思い	長男の妻は以前に比べ，今後は掃除しやすいので協力しやすいと話す．	きれいな部屋になったので，孫は祖父母のところへ遊びに行きたいと言っている．

表2 生活行為聞き取りシート

生活行為聞き取りシート

生活行為の目標	自己評価	初回	最終
☑A（具体的に生活行為の目標が言える） 目標1： **広くて古い平屋の住宅からコンクリートの集合住宅1階に引っ越し，このままきれいな環境を維持したい．**	実行度	2/10	8/10
	満足度	3/10	10/10
	達成の可能性	☑有 □無	
☑A（具体的に生活行為の目標が言える） 目標2： **屋内は効率よく動けるが，以前のような運動量を維持したい．**	実行度	2/10	8/10
	満足度	3/10	8/10
	達成の可能性	☑有 □無	

ご家族の方へ

利用者のことについて，もっとうまくできるようになってほしい．あるいは，うまくできるようになる必要があると思う生活行為がありましたら，教えてください．

掃除ができるようになってほしい．

をほとんどしなかったので，やり方が分からない」と話し，前向きな発言は聞かれなかった．長男からは，衛生的な環境で健康を維持してほしい，昔のように掃除や整理整頓ができるようになってほしいなどの要望が聞かれた．夫からは掃除に対して協力的な言葉が聞かれた．OTは，できる範囲から始めればよい，やりやすい方法を一緒に練習しましょうと励ました．

家族やOTの話を聞くにつれ，Qさんから引っ越し前は拒否的だった掃除に対して，「長男の言うとおり，このままきれいな環境を維持したい，掃除をしてみる」という言葉が聞かれるようになった．このような時間をかけた聞き取りの結果，「広くて古い平屋の

住宅からコンクリートの集合住宅1階に引っ越し，このままきれいな環境を維持したい」（現在の実行度2，満足度3），「屋内は効率よく動けるが，以前のような運動量を維持したい」（現在の実行度2，満足度3）の生活行為の目標があげられた（表2）．

3. 生活行為アセスメント（表3）

　全体的な生活行為の評価としては，BI 85点，改訂版FAI 13点，老研式活動能力指標3点，認知機能では長谷川式簡易知能評価スケール15点であった．

　心身機能・構造面では軽度左片麻痺，手指の拘縮により指先の細かい作業は困難だが，両手の協調動作は可能．連続歩行など持続的な運動は息があがりやすく，高血圧のリスクがあるが，約15分の立位動作は可能．認知機能の低下もあり，掃除の手順を繰り返し教える必要があった．また，掃除機の操作はスイッチとコード巻きあげボタンとの区別がつかず戸惑い，学習ができなかった．床へかがむ，ひざまずく，床からの立ち上がりは何かつかまるところがないとかなりの時間がかかった．立位バランスの低下があるが，15mくらいはつかまらず歩けた．現状の身体・認知機能，動機づけを考慮すると，掃除機がけが適していると判断した．手順を繰り返し指導し，活動が習慣化されれば，機能も維持されると思われた．

　活動と参加面では，方向転換などの応用歩行がやや困難で，雑巾を絞れず，床拭き姿勢がとれなかった．杖なしで屋内移動は可能で，物をもって運ぶなど移動しながらの上肢操作も日常的に行われていることは強みであり，掃除機がけであれば，動作遂行は可能と思われた．「掃除方法が分からない」と話されるが，夫やわかりやすい環境のサポートがあれば繰り返すことで生活行為は習得されると予測した．

　環境面では，引っ越し以前より屋内が狭くなり，運動量の低下，心身の機能低下が懸念されたが，「何か運動でもしないと…」とQさんは思っていた．主な介護者である夫も認知機能に不安があるが協力的であり，長男家族は近所に住んでいていつでも支援できる体制があった．部屋が隣接して掃除しやすく，訪問看護などの指導も期待できた．

　以上のアセスメント結果から，達成可能な目標を「掃除機を使って毎日部屋を掃除することを習慣化する」としてQさんの合意を得た．

4. 生活行為向上プラン（表3）

　掃除をすることを習慣化していくためには，夫，長男夫婦の協力が必須であった．夫にはともに掃除を行うことが夫自身の生活にも必要であること，妻の健康にもつながることをしっかりと説明した．長男夫婦には細部の掃除や整頓を手伝ってもらいながら実施状況の確認，できていることをフィードバックしてもらい正の強化を図ってもらうこととした．介護支援専門員および訪問OT，訪問看護師，通所リハビリの担当者には目標を周知し，基本的・応用的プログラムを実施可能な限り協力してもらった．

　基本的プログラムとして，OTおよび訪問看護師が左上下肢関節可動域維持拡大他動運

表3 生活行為向上マネジメントシート

生活行為向上マネジメントシート

利用者： Qさん　　担当者： OT・○○　　記入日： X−1年11月10日

	生活行為の目標	本人	広くて古い平屋の住宅からコンクリートの集合住宅1階に引っ越し，きれいな環境を維持するために掃除をする．屋内が狭くなったが，以前のように運動量を保つ		
		キーパーソン	掃除ができるようになってほしい		
生活行為アセスメント	アセスメント項目		心身機能・構造の分析 (精神機能，感覚，神経筋骨格，運動)	活動と参加の分析 (移動能力，セルフケア能力)	環境因子の分析 (用具，環境変化，支援と関係)
	生活行為を妨げている要因		左上下肢軽度運動麻痺 手指の拘縮，左は巧緻性低い 立位バランスの低下 軽い物忘れあり 息があがりやすく血圧も高い 肥満　150 cm，65 kg	室内での歩行は可能だが，方向転換や掃除機を扱うことは病気後，経験がない 粘着ローラーのシートがめくれない 雑巾での床拭きは，雑巾を絞ることが困難，拭き姿勢もとりにくい 掃除方法がわからない	50年以上住んだ広くて古い平屋の住宅から，コンクリートの集合住宅1階に引っ越ししたばかり トイレも近くなり，楽になったが運動不足 夫と二人暮らし．夫も認知機能の軽い低下がある
	現状能力 (強み)		手指は補助手レベル，両手の協調動作も可能 ゆっくりであれば15分の連続作業は可能 下肢に筋力，15 mくらいはつかまらず歩ける	基本的な姿勢の変換が可能 歩行はワイドベースで小股だが杖を使わず移動可能 5 kgぐらいであれば片手で物をもって移動することができる	新居はコンパクトな3LDKで掃除実行は動機づけやすい 夫は妻の介護には協力的 長男家族は近くに住んでおり協力が得られる
	予後予測 (いつまでに，どこまで達成できるか)		現状の身体・認知機能，動機づけを考慮すると，掃除機がけが適している 活動が習慣化されれば，機能維持される 手順を繰り返し指導する必要がある	指先の細かい動作は難しい 掃除機がけくらいであれば，準備から掃除機をもっての動きまでを提示し繰り返し指導すれば，動作遂行は可能	準備や掃除範囲の段階づけは夫の協力作業で可能 訪問看護スタッフや長男家族が実施状況を確認する体制をとり，繰り返し指導することで習慣化が進む
	合意した目標 (具体的な生活行為)		掃除機を使って毎日部屋を掃除することを習慣化する		
	自己評価*	初期	実行度　2/10　満足度　3/10	最終	実行度　8/10　満足度　10/10

*自己評価では，本人の実行度（頻度などの量的評価）と満足度（質的評価）を1から10の数字で答えてもらう

	実施・支援内容		基本的プログラム	応用的プログラム	社会適応プログラム
生活行為向上プラン	達成のためのプログラム		①左上下肢関節可動域維持拡大のための他動運動 ②重心移動等の立位バランス練習	①片手で何かにつかまりながら屋内を歩く練習 ②床の物を拾い上げ片づける練習	①掃除機の使用準備の練習 ②掃除機の操作方法の習得 ③掃除機のかけ方の練習 ④決まった時間に実施（習慣化の約束）
	いつ・どこで・誰が実施	本人	①②をOTと一緒に実施 ②を訪問看護師と実施	①②をOTと一緒に実施	①〜④をOTと一緒に実施
		家族や支援者	OT：訪問リハビリにて①②を一緒に実施 訪問看護および通所リハビリ機能練習でも①を実施してもらう	OT：訪問リハビリにて①②を一緒に実施 夫：普段の生活でも本人が屋内移動したり床のものを片づけたりするよう声かけ，協力する	OT：①〜④の直接指導．「掃除分担表」作成と屋内掲示．「実行表」の作成．スティック型掃除機の紹介など道具等の環境整備 夫：掃除機の出し入れ準備を手伝う．毎日実行するよう本人に声かけしていく．「実行表」のチェックを行う
	実施・支援期間		X年2月25日　〜　X年8月26日		
	達成		☑達成　☐変更達成　☐未達成（理由：　　　　）　☐中止		

表4 清掃実行表

清掃実行表 ○ 月（実行したら○をつけて下さい）

日	曜日	居間	ダイニングキッチン	トイレ	寝室	書斎	玄関ホール
1	水	Qさん○	Qさん○	夫○	夫○	夫○	夫○	夫○
2	木	Qさん○	Qさん○	夫○	夫○	夫	夫○	夫
3	金	Qさん○	Qさん○	夫○	夫○	夫○	夫○	夫○
4	土	Qさん○	Qさん○	夫○	夫	夫○	夫○	夫
5	日	Qさん○	Qさん○	夫○	夫○	夫○	夫	夫○
6	月	Qさん○	Qさん○	夫○	夫○	夫○	夫○	夫
7	火	Qさん○	Qさん○	夫○	夫○	夫○	夫○	夫○
・	・	・	・	・	・	・	・
・	・	・	・	・	・	・	・

表5 掃除の分担表

	居間	台所	トイレ	寝室	書斎	玄関ホール
掃き掃除	Qさん	Qさん	夫	夫	夫	夫
拭き掃除	ー	夫		ー	ー	
整理整頓	Qさん・夫				夫	Qさん・夫

動，立位バランス練習を実施した．応用的プログラムとして，テーブル周りや部屋から部屋へと片手で何かにつかまりながらの屋内歩行，床のものを拾い上げながら歩くなどの動作練習を実施した．

　社会適応プログラムは，①掃除機の使用準備の練習，②掃除機の操作の練習，③掃除機のかけ方の練習，④決まった時間に実施するため（習慣化）の指導とした．①では夫に掃除機を収納場所から取り出す協力を求めた．②では掃除機の操作方法を，③では掃除機のノズルの扱い方や部屋の隅までの運び方などを指導，練習した．④では夫に毎日実行するよう声かけしてもらった．息子夫婦には細部の掃除とともに実行状況に対して声かけや励ましを行ってもらった．できたことを示す実行表（**表4**）を使用して実行状況を関係者で確認した．掃除機を扱うスキルを向上させつつ，それらを段階的に進めた．

　毎回，基本的，応用的，社会適応プログラムの順で実施したが，1カ月後からは習慣化のために夫と掃除の場所を分担（**表5**）し，実施時間も決め実施を促した．

5. かかわりの経過

　病前は掃除機をかける動作は可能だったので，動かし方のイメージはできていた．ノズル式掃除機の操作として，(1) 掃除機を取り出すのに，夫の協力が必要，(2) 本体を引っ張る際，ノズルやコードが動きを邪魔する，(3) 狭いところにノズルを伸ばすときなど，強い重心の安定が必要，(4) 指先に力がいる本体から電源コードを引っ張り出す動作，(5) コンセントの抜き差し動作は，かがみながらのリーチ動作で全身的に負担が大きい，

表6　道具の工夫

スティック型掃除機	当初は所有していたノズル型掃除機を使用したが，片手で抵抗なく操作しやすいスティック型掃除機を紹介し，購入してもらった．コンパクトでスタンド式なので取り出しやすい場所に置けるので，作業を始めやすい．ゴミ捨てもワンタッチで可能である．カーペット用粘着ローラーは，シールをはがすことが困難であったので使用しなくなった． 掃除機のスイッチ，ダストケース取り外し部分に名称や「はずす」など書いたシールを貼った．
ハンディワイパー	軽くなでるだけで什器類のホコリやゴミを吸着させるハンディワイパーは，長柄タイプを選び，座位，立位位置から約1.5mの範囲で手軽に掃除が可能である．決められた掃除作業以外に，手軽に行う掃除として手の届くところに置いてある．
パイプハンガー	洗濯は（引っ越す前から）毎日行っているが，乾いたものをタンスなどに収納することがうまくできず，畳などの床上に山積みされていることが多かった．パイプハンガーを利用して，ハンガーに吊るして整頓するようにした．寝室である畳間にはパイプハンガーが設置され，2つの季節の衣類がかかっている．

　(6) スイッチの場所がすぐ思い出せず，毎回あちこち押す，など操作について細かい課題がみえてきた．また，(7) 普通だったら目につくゴミも視力低下もあり捉えられない，こともあった．また，かけた場所の認識が不十分となり，(8) かけ残しがでることも課題であがった．プログラム経過中にスティック式掃除機に入れ替えたたことで，(1)〜(4)の問題は軽減した．また，抜き差ししやすいプラグを使用することで(5)は軽減，(6)は掃除機にスイッチの目印を付けるなど工夫した．(7)，(8)の問題はこの時点では，長男夫婦が週末などに来てフォローをお願いした．

　実行の習慣化は次の順序で時間をかけ実行した．まず掃除の分担表（**表5**）を使い，どの場所を誰が掃除するか役割分担を明確にした．次に実施時間の長さは問わず，毎日朝7時30分〜8時の間にわずかな時間でも実施してもらった．掃除機を取り出してから実施して片づけるまでの動作について無駄のない工程をつくり，パターン化し，訪問時に繰り返し実施するため手順を見直した．そして，1カ月の清掃実行表（**表4**）を用いて，実行したら自分で○をつけてもらい，実行の可視化を図った．最後に遂行を助ける環境の工夫としてスティック式掃除機への変更，洋服を片付けやすくするパイプハンガーの設置（**表6**）を行った．

6. 結果

　約半年の実施経過のなかで，掃除機をかける動作が練習で可能となり，「掃除分担表」「実行表」の活用によって，大雑把だが毎日15分程度の掃除機による掃除が習慣化した．また，夫，長男家族が掃除を分担し，手伝う体制が整った．掃除機動作の習慣化もあってか身体機能は維持された．

　Qさんからは「（掃除は）初めは面倒だったけど慣れたわ」との声が聞かれた．掃除内容は細かいゴミが残っているなど，細部をみればまだ不十分である．しかし，体重は開始時より2〜5kgの範囲で減量傾向を示した．この習慣化が進むとともに，テーブル拭きや棚の整頓やプランターの水やりなどの課題とは別の作業も習慣化されていった．また，

「鍵をかけること」や「息子夫婦に電話をかける」など，注意を喚起すべき生活行為が貼り紙をすることで行えるようになった．長男宅が近くなり，きれいな部屋に孫が遊びに来るようになり，Qさんは喜んでいる．

改訂版FAIは13点から18点となり，掃除，買い物，屋外歩行，趣味で活動頻度が高まった．BIは85点，老研式活動能力指標は4点で変化はなかった．実行度は2から8，満足度は3から10へ大幅に改善した．

7. 考察

住み替えという大きな環境の変化を強みにして，「掃除ができるように」という家族の強い希望から，その思いを受け止め，掃除という慣れない生活行為への取り組みに合意したQさん．家族の期待に応えたい，息子家族に迷惑をかけたくないという思いが動機づけになっていたと考えられる．介入前だけでなく，途中も話し合いの場をつくり，家族の考えや思い，Qさんの思いを直接聞くこと，また，家族やOTの前で行うべき課題をQさんが明言するなど，家族間の合意形成を繰り返したことが家族の協力や本人の自覚につながったと思われる．

習慣的に掃除を行っていくには，認知の機能の低下を代償する家族の協力と作業工程の工夫や環境整備が重要であった．作業，工程の単純化，必ず実行していく仕組み，作業しやすい道具の選定など作業内容，環境の調整を図った．OT，家族は日々の結果を評価し，できていることを視覚的にあるいは言葉で返し続けた．それら多様なアプローチが，毎日の行動パターンを安定化させ，作業の習慣化を進めたと考える．

他のIADLは不自由ながらも可能な限り行ってきたQさんが，掃除のためのホームヘルパーを家に入れようとしなかったのは，主婦としてのプライドがあったからなのかもしれない．そのような，掃除をすることが当たり前だった以前の自身らしさの認識や前述した家族への思いが，Qさんにとって掃除の価値を支えていると思われた．そのような個人的文脈があるからこそ，これらの経験と結果が自己効力感を高め，習慣化を形成させた．また，掃除の習慣化により日常的に身体を動かすことが増え，運動不足を心配していたQさんのもう一つの希望もかなえられた．

きれいな部屋を保っているQさん宅に孫が訪れることも増えた．今回の生活行為向上マネジメントの取り組み全体によって家族の思いが確認され，掃除に取り組むことで家族関係によい影響を与え，Qさん自身の精神的な充実感につながったと思われる．

文献

1) 山田勝雄：作業療法技術の再構築　家事．OTジャーナル　**41**（7）：588-592，2007．
2) Gary Kielhofner 編著（山田 孝監訳）：人間作業モデル　理論と応用，改訂第2版，協同医書出版社，1997．
3) 日本作業療法士協会監修：作業の捉え方と評価・支援技術　生活行為の自立に向けたマネジメント，医歯薬出版，2011．
4) 谷川真澄：講座IADLアプローチ　IADLアプローチの実際④　掃除訪問によるOTに実際の工夫．OTジャーナル**46**（5）：478-483，2012．

Case 18（介護・特別養護老人ホーム）

好きだった裁縫を通して家族と自宅への短時間帰宅ができるようになったRさん
（70歳代，女性，脳梗塞，右片麻痺）

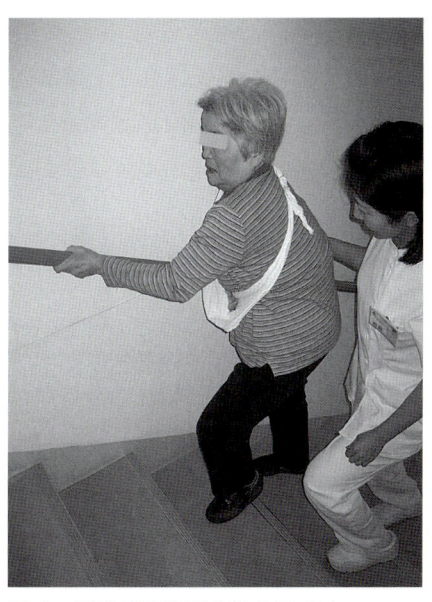

図1　階段昇降練習を行うRさん

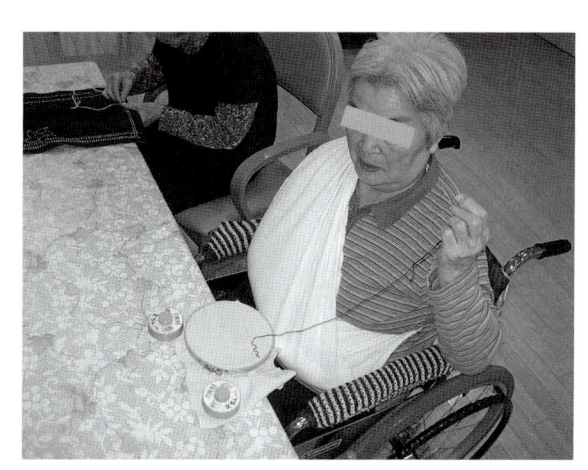

図2　刺し子布巾を作成するRさん

事例報告のポイント，価値

　特別養護老人ホームに入所したRさんは，脳梗塞を発症し右片麻痺となり，得意だった和裁もできなくなり「何もできない」と自己効力感の低い状態であった．ADLの自立度は高いものの，食事以外はベッドで臥床してばかりの生活で，家族にも「寝てばかりじゃないの」と怒られることも多く，さらに意欲が低下していた．もともと家族のために家事全般，和裁や着付けを行っていて細かい作業の得意だったRさんは，日常生活にやりがいや楽しみをみつけられず「家に帰りたい」と繰り返し言っていた．
　OTは生活に楽しみをみつけ，生きいきと施設で暮らせるようなかかわりが必要だと考え，生活行為向上マネジメントを導入した．結果，Rさん自身のやってみたいこととリハビリの目標が明確になり，得意だった和裁の一部である裁縫を再開し，自宅に一時的に帰ることができた．希望がない，「私は今もできる」と自己に対する評価が向上した経過について述べる．

1. 事例紹介

Rさん，70歳代後半，女性．X年Y月に脳梗塞を発症．入院を経てY+4月に在宅復帰した．その後は通所介護と訪問介護を利用しながら，団地の4階（エレベーターなし）で会社員の娘と2人暮らし，昼間独居の生活を送っていた．在宅での身辺動作は左上肢のみを使って自立していたが，伝い歩きで移動する際に注意散漫になりやすく転倒することがよくあった．X+1年，転倒により腰椎圧迫骨折を受傷し，歩行能力の低下から屋内歩行と階段昇降が困難となり，介護老人保健施設へ入所し，在宅復帰を目指した．しかし転倒を繰り返したことにより，昼間独居に対する娘の不安が強くなり，X+2年には特別養護老人ホームへ入所となった．

身体機能面では，Brunnstrom Stageは上肢Ⅰ，手指Ⅰ，下肢Ⅴ．感覚は表在・深部覚とも軽度鈍麻．著明な拘縮や痛みはないが肩関節亜脱臼予防のため三角巾固定が習慣化していた．利き手である右上肢は重度の麻痺であるため廃用手であった．左上下肢は特記すべき問題点はない．

認知・精神機能面では，HDS-R 20点で軽度の見当識障害および記銘力障害があり，描画テストでは軽度の注意障害および構成障害も認めた．

ADLはBarthel Index（BI）85点．改訂版Frenchay Activities Index（改訂版FAI）は2点，老研式活動能力指標では4点であった．Health Utilities Index（HUI）では歩行や手の機能についての評価が低く，全体的な健康感も低下していた．施設内での移動は主として車椅子を使用し，移乗や移動は自立していた．入浴時の浴槽への出入りや洗身動作には介助が必要．食事や排泄，更衣，整容については自立でできる部分も多かった．失語はなくコミュニケーションは良好で他者との交流を好み，集団体操やレクリエーションへは積極的に参加していた．しかし，個別の書字練習や作業活動への参加には「できません」と消極的で参加しなかった．

● 作業歴（生活歴）

40代で夫を亡くし，働きながら2人の子どもを大学まで卒業させた．また和裁を得意とし，呉服屋の下請けや家族の着物を縫うなど日常的に裁縫をしていた．家族の面会を非常に楽しみにしており，娘は週に1～2回面会あり，息子は他府県在住ながらも年5～6回の面会があった．毎日家族に電話をして近況を報告し合うなど関係は良好のようであった．息子の子である孫（中学生の女の子）も年2～3回は面会があった．面会時はともに過ごすことが多くRさんを慕っているようであった．

自宅環境は，自室からトイレ，台所への動線には段差があり，支持物の設置は困難であった．階段には昇る際右側にのみ手すりが設置されていた．

2. 生活行為聞き取り結果（表1）

生活行為の目標については「家に帰りたい」「和裁がしたい」「お墓参りに行きたい」と

表1 生活行為聞き取りシート

生活行為聞き取りシート

生活行為の目標	自己評価	初回	最終
☑ A（具体的に生活行為の目標が言える） 目標1： 　家に帰りたい． 合意目標： 　裁縫で作品をつくり自宅で孫にプレゼントする．	実行度	1/10	5/10
	満足度	1/10	7/10
	達成の可能性	☑ 有 ☐ 無	
☐ A（具体的に生活行為の目標が言える） 目標2： 　和裁がしたい． 合意目標：	実行度	1/10	/10
	満足度	1/10	/10
	達成の可能性	☐ 有 ☐ 無	

ご家族の方へ

利用者のことについて，もっとうまくできるようになってほしい．あるいは，うまくできるようになる必要があると思う生活行為がありましたら，教えてください．

寝てばかりなので，できる範囲で動いてほしい．
自宅ではつまずくことが多かったので，できるだけつまずかないで安全に過ごしてほしい．

3つがあがった．家に帰りたいという希望については「長年住んでいた家だから，帰ってくつろぎたい」と話し，具体的なイメージは聞かれなかった．1年間帰っていないことから実行度・満足度とも1であった．またRさんが在宅時に転倒を繰り返していたことから娘は帰宅することに対して強い不安があったが，動作としては歩行・階段昇降ともに可能と判断した．

和裁に関しては，片手動作になるため着物を縫うことは困難だが，裁縫という要素であれば施設生活で早期に達成可能と思われた．「右手があかんから何もできない」と言いながらも「昔は子どもや孫に晴れ着や小物などを縫った」と笑顔で語り，誇りに感じている様子だった．左手での裁縫動作は可能と予測できたが，発症後の経験がなく実行度・満足度とも1という結果であった．会話のなかで，他府県在住の孫の話は特に表情がよいのが印象的で関係は良好と思われた．そのため目標を「裁縫で作品をつくり，自宅で孫にプレゼントする」とし，合意した．

3. 生活行為アセスメント（表2）

心身機能面では，阻害因子として右利きにもかかわらず右片麻痺であること，左手は機能的には問題ないが利き手としては拙劣であること，年齢相応の視力低下，構成障害があげられた．強みとして左上下肢の運動自体は正常であり，視力は眼鏡を使用すれば細かいものもみえること，右下肢の麻痺は軽度であることがあげられた．

表2 生活行為向上マネジメントシート

生活行為向上マネジメントシート

利用者： Rさん　　担当者： OT・○○　　記入日： X+2年Y月Z日

生活行為アセスメント

生活行為の目標	本人	もう1回和裁をしたい，家に帰りたい
	キーパーソン	できる範囲で動いてほしい

アセスメント項目	心身機能・構造の分析 (精神機能，感覚，神経筋骨格，運動)	活動と参加の分析 (移動能力，セルフケア能力)	環境因子の分析 (用具，環境変化，支援と関係)
生活行為を妨げている要因	右片麻痺，右利き 左手巧緻動作拙劣 視力低下 構成障害	両手での動作が困難 病後，裁縫経験なし 骨折後，帰宅経験なし 歩行中に転倒する	裁縫の道具はもっていない 自宅は団地の4階 自宅内段差あり 娘さんの不安が強い
現状能力（強み）	左上肢の運動問題なし 眼鏡を掛ければみえる 右下肢の麻痺は軽度	レクリエーションや交流に意欲的 セルフケア自立 片手動作可能 杖歩行・階段昇降可能	家族は協力的 お孫さんと仲がよい 裁縫物品は施設で用意できる 自宅階段には手すりあり
予後予測（いつまでに，どこまで達成できるか）	麻痺回復は時期的に困難 左手での裁縫動作可能 毎日運動機会があれば歩行・階段昇降能力維持可	楽しみや人の役に立つことがあれば自信回復する 杖歩行可，階段昇降可 見守りがあれば外出可能	自宅への短時間帰宅可能 帰宅することで安心できる 娘さんの不安が軽減する

合意した目標（具体的な生活行為）	裁縫で作品をつくり，自宅で孫にプレゼントする			
自己評価*	初期	実行度 1/10　満足度 1/10	最終	実行度 5/10　満足度 7/10

*自己評価では，本人の実行度（頻度などの量的評価）と満足度（質的評価）を1から10の数字で答えてもらう

生活行為向上プラン

実施・支援内容	基本的プログラム	応用的プログラム	社会適応プログラム
達成のためのプログラム	①健側の体操 ②つくるものを決める ③材料を選ぶ ④平地歩行・階段昇降練習	①お針子クラブへの参加 ②伝い歩き練習 ③屋外歩行練習 ④危険な場面を理解する	①お孫さんに作品をプレゼントとして渡す ②家族とともに自宅へ短時間帰宅する
いつ・どこで・誰が実施 — 本人	①居室で行う ②家族・OTに相談する ③OTと一緒に行う ④OT・CWと一緒に行う	①自分で場に道具を持参する ②〜④ OT・CWと一緒に行う	①作品の渡し方を考える ②自宅へ短時間帰宅しお孫さんにプレゼントを渡す→反応を確認する
いつ・どこで・誰が実施 — 家族や支援者	OT：①プログラム作成，③④本人と一緒に行う 家族：②本人から相談を受ける，④本人・OTと一緒に行う CW：④本人と一緒に行う	OT：①進度の確認，準備や両手動作の介助，賞賛，②〜④本人と一緒に行う CW：①賞賛，②〜④本人と一緒に行う 家族：①賞賛，②〜④介助方法の確認	OT：①②自宅環境の確認，プレゼントの方法を本人と一緒に考える，翌日結果を確認する 家族：①一緒に喜ぶ，②歩行・階段昇降を見守る

実施・支援期間	X+2年 Y月 Z日 〜 X+2年 Y+4月 Z日
達成	☑達成　☐変更達成　☐未達成（理由：　　　）☐中止

　活動・参加面では，阻害因子として両手動作が困難である，発症後裁縫の経験がない，臥床時間が多い，骨折後帰宅経験がない，複数のことに同時に注意が向けられない，歩行中に転倒することがあげられたが，強みとしてはレクリエーションなどへの興味があり，人との会話を好むこと，セルフケアはほぼ自立で片手動作は可能，杖歩行・階段昇降が見守りで可能なことがあげられた．

環境因子面では，阻害因子として裁縫道具をもっていないこと，自宅が団地の4階であること，自宅内に段差があること，自宅内には手すりなどの支持物設置が困難なこと，娘さんは在宅介護に対し不安が強いことがあげられた．強みとしては，家族が協力的な姿勢であること，家族関係が良好で面会も多く孫もRさんを慕っていること，裁縫物品は施設で用意できること，施設生活では常時支援者がいること，自宅階段には右側のみ（昇段時）だが手すりがあることがあげられた．

これらのことより麻痺の回復は発症から2年以上経過しており困難だが，左手での裁縫動作は疲労に注意すれば可能，楽しみができたり人の役に立つことがあれば自信の回復につながるのではないか，と考えられた．右下肢の麻痺が軽度であることから歩行や階段昇降も可能，移動能力から家族の見守りがあれば短時間の帰宅が可能ではないかと予後予測した．また，短時間でも帰宅が可能となることで自宅とのつながりができ，お互いに成功体験を積むことで娘さんの在宅介護への不安も少し軽減できるのではないかと考えた．

4. 生活行為向上プラン（表2）

Rさんへのプランは，自宅へ一時帰宅することを目的としたプログラムと，孫へのプレゼントを作成するプログラムの2点について立案した．

自宅への一時帰宅に対する基本的プログラムは，歩行や階段昇降能力を維持することを目的に立案した．まず，平地歩行練習（平行棒歩行・杖歩行）と階段昇降練習をOTもしくは介護士の見守りのもと，毎日訓練室にて実施することとした．Rさんには右足先のつまずきに気をつけながら歩行することを伝えながら行った．階段は，自宅と同じ設定の右側手すりで約50段の昇降を行った．危険な場面があれば，その都度Rさんと確認し合い，自分でも注意できるよう意識付けを行った．また家族が面会の時には，ともに練習する機会をつくることとした．

応用的プログラムとして週1回程度，OTや介護士の見守りのもと，家具を使った伝い歩きや屋外の道路や砂利道など不整地での杖歩行練習の機会をもつこととした．Rさんにはつまずきへの注意や危険な場所での対応，休憩のタイミングなどを図れるよう意識づけを行った．

社会適応プログラムとしては，自宅環境を確認し，階段昇降や自宅内移動の介助方法や注意点を家族と確認することとした．また，自宅環境における動作の注意点をRさんと確認した後，自宅への短時間の帰宅を行うこととした．

孫へのプレゼントを作成するプログラムについては，基本プログラムを孫の好みに合った柄を情報収集し，その情報をもとにRさんに刺し子布を選んでもらうこととした．

応用的プログラムとしては，裁縫グループ「お針子クラブ」への参加を促した．クラブへの参加は生産的な活動を目的とするのではなく，楽しみの活動を得ることを目的として位置づけた．実施の際には，失敗体験にならないように配慮しRさんの自信につながるように配慮することとした．裁縫場面ではRさんが行える運針を中心に実施し，両手動

作を必要とする工程や，作業に必要な環境設定はOTが介入して行った．Rさんの心理的な負荷軽減を目的として，調子に合わせて見学のみの参加も可能であることを提示した．

社会適応プログラムとしては，孫にプレゼントをする日の調整を娘と行い，ラッピング方法や手紙の準備を行った．自宅への短時間の帰宅が可能となった際に，孫にプレゼントし，孫の反応を確認することを計画として立案した．

5. かかわりの経過

歩行・階段昇降練習については介入開始当初より意欲的で，4週目までは毎回あった右足先のつまずきが，それ以降は徐々に減少し，時折みられる程度となった．家具に囲まれての伝い歩きや道路および砂利道などでの歩行ではつまずく頻度は減ったが，特に屋外では人や車に気を取られ，注意散漫になりやすかった．

裁縫に関しては介入開始〜3週目はお針子クラブへの参加はするが自ら作業を行うことはなく「こんなのできません」とみていることが多く，時折利用者間でハサミの受け渡しで仲介役を担うなど間接的な参加程度だった．OTはRさんが今まで和裁で仕上げた着物や小物についての会話や苦労話を聞くことで，和裁に対する興味を探った．4週目に「やってみようかな」という発言が聞かれるようになり，練習と称して柄つきの刺し子布巾を作成した．方法はスムーズに理解され，運針を1人で実施された．作業参加に慣れた5週目で，孫へプレゼントする作品をつくるため，Rさんから家族へ連絡し孫の欲しいものを調査してもらい，「学校で使える巾着袋」をつくることとなった．布選びや柄の選択も迷いながらRさん自身が行った．徐々に間違いに気づいたときはやり直すなど完成度を高くしたいという意欲が伺えた．

8週目より，娘にも作品をみてもらいやすいよう居室へ未完成の作品を置いたところ「この前より進んでるね」と褒められる機会が増えた．介護士や看護師にも作品づくりの目的をOTから伝えておくことで職員から賞賛されることも多くなり，他者との会話が増えた．16週目にはラッピングをした巾着袋が完成した．娘の協力により息子家族の帰省日に合わせて自宅へ短時間帰宅することが決まり，事前に娘とともに歩行・階段昇降の練習を行い，注意点の説明を行った．当日は階段・屋内移動とも家族の見守りのもと転倒なく移動し，自宅で孫に巾着をプレゼントすることができた．「『おばあちゃんありがとう，大切に使うね』と言って喜んでもらえました」と翌日満面の笑顔で語ってくれた．また「次は嫁さんに何かつくらなあかんな」と次回作への意欲も伺えた．

6. 結果（表3）

短時間であったが帰宅することができ，なおかつ作品を孫にプレゼントすることができたことで，目標は達成した．自己評価では実行度5，満足度7とどちらも向上した．実行度が5に留まった理由は「和裁ではないからなあ」と本来したいと思っていた作業ではなかったことであった．しかし「もう一度裁縫ができると思ってなかった．家にも帰れた

表3 生活行為申し送り表

生活行為申し送り表

氏名： Rさん　　年齢： 70歳代　　性別（男・**女**）　　作成日： X+2年 Y+4月Z日

退院後も健康や生活行為を維持するため，下記のとおり指導いたしました．
引き続き継続できるよう日常生活のなかでの支援をお願いいたします．

担当者：OT・○○

【元気な時の生活状況】	【今回入院きっかけ】	【ご本人の困っている・できるようになりたいこと】
脳梗塞発症前は家事を行い，友人との外出を頻繁にするなど活動的な生活でした．和裁を得意とし，長年家族のために晴れ着や小物づくりをしていました．	☐ 徐々に生活機能が低下 ☑ 発症（脳梗塞など） ☐ その他（　　）	裁縫で孫に何かつくりたい，一時的にでも自宅に帰りたい，お墓参りに行きたい．

【現在の生活状況】（本人の能力を記載する）※該当箇所にレをつける

ADL項目	している	していないができる	改善見込み有	支援が必要	特記事項
食べる・飲む	☑	☐	☐	☐	左手で先割れスプーン使用
移乗	☑	☐	☐	☐	
整容	☑	☐	☐	☐	
トイレ行為	☑	☐	☐	☐	
入浴	☐	☐	☐	☑	洗身は一部介助，移動は介助歩行
平地歩行	☐	☐	☑	☑	杖使用
階段昇降	☐	☐	☑	☑	手すり使用（右側手すりでも可）
更衣	☑	☐	☐	☐	
屋内移動	☑	☐	☐	☐	車椅子
屋外移動	☑	☐	☐	☐	車椅子
交通機関利用	☐	☐	☐	☑	
買い物	☐	☐	☐	☑	店まで行くのは介助が必要
食事の準備	☐	☐	☐	☑	
掃除	☐	☐	☐	☑	
洗濯	☐	☐	☐	☑	
整理・ゴミだし	☐	☐	☐	☑	
お金の管理	☑	☐	☐	☐	
電話をかける	☑	☐	☐	☐	携帯電話の使用可能
服薬管理	☐	☐	☐	☑	

【リハビリテーション治療における作業療法の目的と内容】

裁縫で作品をつくり，自宅で孫にプレゼントをすることを目標として，
① 歩行練習・階段昇降練習
② 裁縫クラブへの参加（作品づくり）
③ 自宅への一時帰宅
を実施しました．
できないと思っていた裁縫ができ，また自宅にも一時的に帰れたことで自信がついたようです．各プログラムには意欲的に参加されています．

【日常生活の主な過ごし方】

介入前は食事とトイレ以外はベッドで臥床していましたが，現在は歩行練習，車椅子での散歩などにも取り組んでおり，ベッド臥床の時間は減っています．しかしお針子クラブ以外では余暇活動は行っていない状態です．最近折り紙にも興味があると話されていましたがまだチャレンジできていない状態です．

【アセスメントまとめと解決すべき課題】

右片麻痺あり．右上肢は重度麻痺のため生活動作では使用できず，下肢は軽度麻痺で杖歩行が可能な状態です．高次脳機能障害は軽度の注意障害があるものの見守りがあれば歩行での移動も可能です．歩行練習では当初あった右すり足も軽減し，ほとんどみられなくなりました．施設内では一人で自由に動きたいため車椅子を使用していますが，自宅への一時帰宅をする際には歩行と階段昇降が必要ですので今後も継続して行うべきと考えます．また，利き手の自由が利かなくなり「右手が動かないから私は何にもできません」と自信をなくし食事とトイレ以外は寝てばかりで余暇活動も全くしなくなっていましたが，少しずつ1日の生活のなかで活動機会が増えてきています．お針子クラブ以外の時間でもRさんが楽しんでできる余暇活動を模索していきたいと思います．また，娘さんは施設外で自分が介助をすることに関して不安を覚えているため，実際の練習場面に一緒に入っていただき不安な部分を解消するなど安心していただけるようなかかわりが必要と考えています．

【継続するとよい支援内容またはプログラム】

歩行練習（平地杖歩行・伝い歩き・介助歩行），階段昇降練習（右側手すりで約50段）．
裁縫やその他の手芸活動へ参加し作品づくりをする（家族へのプレゼント，作品展への出品）．
自宅への一時帰宅，お墓参りの実施．

し，ホッとしました．孫にも喜んでもらえて本当によかったです」と語り，孫以外の家族へのプレゼントも検討するなど作業に関する意欲は維持していた．娘からは「家に帰れたと喜んでくれてよかったです．また，連れて行ってあげたいと思います．でも階段昇降や自宅での歩く姿は危なっかしくて不安でした」との発言があった．

目標達成後も裁縫グループへの参加は自発的で継続できている．グループ活動のなかで他者交流も深めることができ，作業を通して娘やスタッフとのコミュニケーション量も増えた．改訂版FAIは6点へと向上，HUIでは感情と全体的健康感に改善がみられた．BIは85点，老研式活動能力指標は4点と変化はみられなかった．

7．考察

Rさんは右片麻痺をきっかけに和裁の全工程ができなくなったと思い込み，在宅復帰への自信を喪失していた．とくに圧迫骨折後は娘の在宅介護への不安感が強まり，より一層在宅復帰を困難にさせていた．そのことがRさんにとっては，「私は何にもできない」と自己効力感を低下させる大きな要因になっていると考えられた．

今回，生活行為向上マネジメントを用いてRさんの帰りたいという思いと和裁がしたいという思いに焦点を当てて介入した．その結果，Rさんの目標に対する満足度と自己効力感が向上した．これは諦めていた裁縫や自宅への帰宅を実際に体験できたことが大きな要因ではないかと考えられる．しかし実行度は5に留まっており，その要因はRさんの思い描いていた和裁ではなかったためであった．和裁に関しては構成障害の残存と，非利き手での作業となることから病前のような運針は困難な状態で，Rさん自身うまくできないと気付いている様子もある．裁縫にこだわらず，Rさんの自己効力感をうまく引き出せる作業をみつけることが今後の課題であると考える．

また，自宅への短時間帰宅は，単に自宅に帰るだけでなく，Rさんにとっては住み慣れたわが家が変わりないことを確認するという意味もあり，この体験を通じて自宅とのつながりを感じることができたのではないかと考えられる．娘にとっても，在宅復帰に対する不安を軽減するための第一歩となったのではないかと考えられる．短時間帰宅という体験をとおして，在宅復帰に対する漠然とした不安が具体的な課題につながり，それをRさん・娘・支援者間で共有できた．在宅復帰へは，娘の不安感をより一層軽減することが必要であり，さらなる成功体験の蓄積や団地環境の改善が必要と考えられる．当面は施設で過ごしながら，短時間の帰宅を繰り返し行いRさんと家のつながりを保ちながら両立を図れるようにアプローチを継続していく必要があると考える．

文献

1) 社団法人日本作業療法士協会監修："作業"の捉え方と評価・支援技術　生活行為の自律に向けたマネジメント，医歯薬出版，2011．
2) 一般社団法人日本作業療法士協会：作業療法マニュアル57　生活行為向上マネジメント，2013．
3) 一般社団法人日本作業療法士協会：平成25年度老人保健健康増進等事業「医療から介護保険まで一貫した生活行為の自立支援に向けたリハビリテーションの効果と質に関する評価研究事業」報告書Ⅱ．

5

作業と生活行為

1──作業が治療になる理由

　治療法にはいろいろある．薬を処方されたり，手術を受けたり，放射線を照射されたり，温められたり，冷やされたり，電気をかけられたり，患者は治療を受けることが多い．しかし，患者自身が行うことも治療になる．栄養のある食事をしたり，適度な運動をしたり，質のよい睡眠をとったり，作業をしたり．作業療法は，患者自身が行う治療法の一つである．

1．受け身でいるだけでは治らない

　病気になったり怪我をしたら，学校や仕事は休むものであり，心身機能障害があるといろいろな作業ができなくなる．病気や怪我が治ったら，あるいは心身機能障害が軽減したら，作業ができるようになるという考え方がある．作業療法は，こうした考え方とは違う．休んでばかりでは病気や怪我は回復しない．なぜなら心身機能障害軽減のための治療や訓練を受けても，その人がしたい作業はできるようにならないことを知っているからである．

　「その気になって考えてやってみれば，もっと健康な自分になれる」[*1]というアメリカ人作業療法士 Mary Reilly の言葉がある[1)]．その気になるとは，意欲的，主体的，能動的，積極的になるということで，内側から行為のエネルギーが湧き出てくる状態である．考えるとは，人間であることの理由の一つである．そして，何をどう考えるかが重要である．つまり，やり方を工夫するということである．しかし産業革命以降，工場で単調な反復労働を行うことになった労働者は，やり方を考えて工夫することがなく，来る日も来る日も同じことを同じように行うことを求められた．誰がやっても同じ結果になるような仕事を続け，作業をすることと人生の豊かさが結び付かなくなってしまったのである．やってみるということも重要である．「考える」と「やってみる」は，それぞれわかることが違う．「考えてやってみる」ことは，「やってみて考える」ことにもなる[*2]．

2．治療になる作業は人によって違う

　入院中の編み物が気晴らしになったり，作業療法室での料理が自信回復になったり，花の手入れが退院準備になったりする．休学や休職中の読書や映画鑑賞が，その後の人生の方向を決めることになったり，そのときに知り合った人が新しい世界をみせてくれたりする．退職後に生きがいをみつけたり，闘病経験からライフワークが生まれたりする．

　何が治療になるかは，人によって違う[*3]．多くの治療法は，症状が同じなら治療法も

[*1] 原文は…man, through the use of his hands as they are energized by mind and will, can influence the state of his own health[1)]．
[*2] これを，省察（reflection）と言い，専門職として有能になっていくための有効な方法だとされている[2)]．
[*3] 作業には，人によって特異的であるという普遍的性質がある[3)]．

表1 作業の意味を考えるための枠組み

感情	何らかの感情を引き出す作業は，何の感情も湧かない作業より意味がある．意味のある作業は喜びや楽しさなどの快感情だけでなく，悔しさや歯がゆさなど不快感情も呼び起こす．
手段，目的	報酬を得たり，他者からの賞賛を得たりといった目的のために，手段として行う作業がある．一方，その作業ができればよいという作業自体が目的となる場合もある．さらに，一つの作業が目的にも手段にもなる場合がある．
人，場所，時間とのつながり	作業をすることで出会う人がいたり，人とのつながりが維持される．作業をするために出かける場所がある．ある作業が自分の過去，現在，未来をつなぐことがある．世代を超えて受け継がれる作業がある．このように作業によって，人，場所，時間がつながる．
生活習慣	生活のなかに重要な作業が入ると，他の作業をいつどのように行うかが決まる．作業により時間が組織化される．
健康との関連	どの作業をどの程度行うかによって健康になったり，不健康になったりする．作業で健康を導くのが作業療法である．依存症や過労死は作業が不健康を招いた例である．
自分との関連	人にはそれぞれ自分にぴったりの作業がある．アイデンティティとなる作業がある．一方，無意味な工程の繰り返しなど自己喪失に陥るような作業もある．
社会的意味	作業には個人的意味の他に社会的意味がある．社会的意味は，時代や文化によって異なる．
分類	仕事か遊びか，義務か願望か，生産活動かレジャーかなど，多様な作業の分類があり，分類枠を使って作業の意味を表現することがある．

(吉川，2009)[4]を参考に作成

同じである．それぞれの治療法が，どんな病気や症状に効くか決まっている．しかし，作業療法は，どの作業がどの症状に効くか決まっていない．これは，作業療法の強みでもあり，弱みでもある．

人の症状だけをみても，どんな作業をするのがよいのかわからない．作業だけをみてもどんな人に効果があるかはわからない．そして環境が変わると，人も作業も変わる[*4]．

人にはそれぞれぴったりの作業がある[*5]．ぴったりの作業に出会い，その作業を続けるうちに，自分の内側からエネルギーが湧いてきて，健康になっていったり，満足できる生涯を送ることができる．作業には人の健康や生き方を左右する力がある．

3. 作業の視点で捉える

作業の力を見極めるためには，まず物事を作業の視点で捉える必要がある．たとえば，この人は何をしているときが幸せか，何をどのようにできると自分らしいと思えるのか，何ができないと悔しいのか，どんなやり方に満足したり不満足だったりするのか，などの疑問に答えようとする．これは，意味のある作業を探すプロセスでもある．何が意味のある作業なのかは，当事者にしかみつけ出すことができない．表1に示したように，作業の意味は，さまざまな側面から捉えることができる[4,5]．

[*4] 作業療法教育で修得すべきことの第一は，人と環境と作業の関係を理解することである（世界作業療法士連盟，2002）．
[*5] 人は作業的存在（occupational being）であるという考えにつながる．

表2 健康や障害に関連する考え方の変遷

時代	転機となる文書	考え方	課題
1970年代以前	国際疾病分類（ICD）	病気を明確に定義して治療を施す	病名が増え，専門分化した
1980年代周辺	アルマ・アタ宣言	病気の早期発見，早期治療	病気発見後，治療が続く
	オタワ憲章	すべての人がより健康になるようにする	医療だけでは対応できない
	国際障害分類（ICIDH）	障害には心身機能障害，能力障害，社会的不利という種類がある	環境の影響が考慮されていない
2000年代以降	国際生活機能分類（ICF）	障害の有無や程度は環境や個人といった背景因子と関連する	医学モデルからの転換が難しい

2 ── 作業と人の健康

すべての人の健康を考えることは，1970年代からの世界の保健医療の大きな転換のなかで方向づけられてきた[6]．

1. すべての人へ

世界保健機関（WHO）は，1970年代後半から，病人だけではなく，すべての人の健康（Health for All）を考えるようになった．そして，変調があったら身近な医療機関に相談し，普段から健康増進に努めることを奨励するようになった．当初は，職場や地域での健康診断を行い，病気を早期に発見して，軽症のうちに治療しようとしたが，次第に糖尿病や高血圧などの慢性疾患，うつや統合失調症などの精神疾患には，生活習慣や社会環境が大きく影響することがわかってきた．また，健康な人でも社会経済的状況や周囲の人々の態度などの環境が変われば，生活機能障害に陥ることもわかった．**表2**に，健康や障害に関連する考え方の変化を示した．現在は，健康は病気でないということではなく，連続する状態のなかのある地点として捉えるようになった．さらに，身体的，精神的，社会的状態を多面的に考慮するという考えが普及した[*6]．すべての人の健康を考えることが，社会の義務となった．わが国は，医療保険制度によって病気の治療を国民に保障し，介護保険制度によって生活機能障害への対応をしようとしている．

2. 作業

現在の世界作業療法士連盟による作業の定義（**表3**）[7]は，2006年に発表された人権に関する声明書[8]のなかに記載されていたものである．

この作業の定義を読むと，人が行う活動すべてが作業ではないことがわかる．リハビリ

[*6] WHOが1946年に提示した健康の定義「健康とは病気でない，虚弱でないということだけではなく，身体的，精神的，社会的に完全によい状態である（Health is a state of complete physical, mental and social well-being and not merely the absence of disease or infirmity）」が普及した．

表3 作業の定義（世界作業療法士連盟）

> 作業療法において，作業は人々が個人として行う日常生活の活動を指し，これは家族のなかや地域とともに行われ，時間を占有し，意味と目的を人生に持ち込む．作業は，人々がする必要があり，したいと思い，することを期待されていることを含む．
>
> In occupational therapy, occupations refer to the everyday activities that people do as individuals, in families and with communities to occupy time and bring meaning and purpose to life. Occupations include things people need to, want to and are expected to do.

(World Federation of Occupational Therapists)[7]

表4 動作と作業の区別

食事動作	Aさんの食事という作業	Bさんの食事という作業
安定した座位姿勢をとり，片手で箸を使って食物を把持し，口に運ぶ．もう片方の手で茶碗などの食器を支持する．食物を口腔内に取り込み，飲み込む．	得意メニューを料理し，お気に入りの器に盛り付ける．家族を呼び集め，それぞれの茶碗にご飯をよそう．家族で話しながら食事をする．全員が食べ終わってから片付けをする．	コンビニエンスストアに行って，弁当を選んで買う．家に戻ってテレビを見ながら食べる．ごみをゴミ箱に捨てる．

　専門職が，長年に渡って着目してきたADL（Activities of Daily Living）は，作業と同義ではない．食事，更衣，整容，排泄といった，誰もが日常繰り返す身体動作群と作業との区別が必要である．作業はADLを排除しないが，ADLそのものではない．表4は，食事を例に動作と作業を区別した例である．経管栄養や胃ろうによる栄養摂取の場合は，本人の食事動作は不要となるが，どこで誰とどのように食事時間を過ごすかという作業としての食事は残る．

　どんな食事をどのように行うことが満足かは，人によって違う．この違いに着目するのが作業に焦点を当てるということである．一方，食事動作に焦点を当てると，正常な身体動作と照らし合わせることになる．どの動作が困難か，どの工程に援助が必要かをみていくことになる[*7]．

　作業に焦点を当てると，何をどのように行うかを環境とセットでみていくことになる．身体障害があって思うように動けなくても，調整された環境で，興味のある作業を行えば，うまく作業遂行ができることがある．行う必要があるとわかっている作業でも，慎重な性格で自信がなく，道具や環境が整備されていないと，作業遂行がうまくできないか，行った作業遂行に満足できないことがある．作業に焦点を当てるということは，人と環境と作業がセットになったときに作業遂行がどのようになるかをみつめていくことを意味する（図1）．

[*7] 正常範囲からの逸脱や異常に着目するのは，医学モデルの考え方である．これは障害を基盤とするので障害モデル（disablement model）とも言われる．

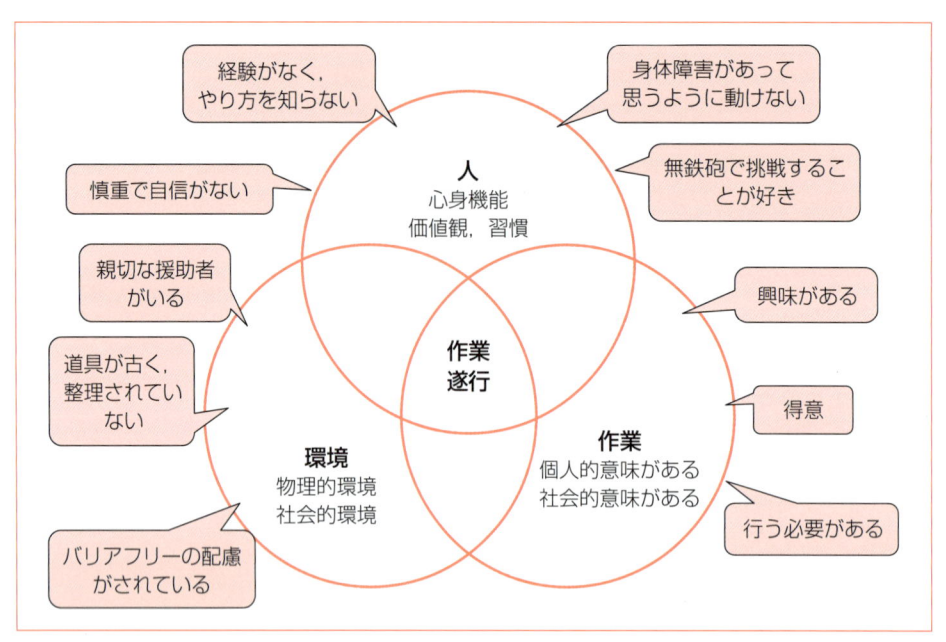

図1 人と環境と作業の関係

3 ── 作業と生活行為

作業と生活行為との関係について整理したい．

1. 作業の階層

　作業は，大きく捉えることもできるし，小さく捉えることもできる．作業には階層がある．作業の階層をどのように名づけるかについては，いくつかの提案がある．本書では，作業を行っているところを観察できる作業遂行について，「作業遂行」「活動・課題の遂行」「行為」「運動，精神プロセス」の4層に分けることを提案する[*8]（**表5**）．
　たとえば宴会に参加するという作業に参加してよかったと思うのは，作業遂行によって決まる．つまり，作業遂行に含まれる活動や課題がうまくできたか，満足できたかに関係する．料理がまずかったり，会費が高かったりしたら，参加全体の満足度は低下するかもしれないが，挨拶がうまくできたり，参加者との話が面白かったりしたら，宴会参加の満足度は高いままかもしれない．階層が下がるにつれ，作業遂行の満足度との関連は薄れていく．上肢の運動能力の高さと宴会参加の満足度には，ほとんど関係がないだろう．

2. トップダウンアプローチ

　約20年前から，作業遂行をトップとするトップダウンアプローチが推奨されてきた（**図

[*8] ポラタイコは，作業分類コードにおいて，活動と課題を分けている[3,9]．

表5 作業遂行の階層

	説明	例
作業遂行	意味のある活動や課題，あるいは活動や課題が集まって意味が生じる場合に，その人が行うこと	宴会に参加する
活動・課題の遂行	行為の連続により構成され，始まりと終わりがあり，上手か下手か，満足か不満足かを伴うような人が行うこと	参加の連絡をする，宴会場へ行く，挨拶をする，飲んだり食べたりする，参加者と話す，会費を払う，二次会に誘われても断る，家に帰る
行為	具体的な物を扱ったり，目的をもって行われる運動	（メールで参加の連絡をする場合）スマートフォンを扱う，文を入力する （参加者と話す場合）話題をみつける，明瞭な言葉を発する，タイミングよくうなずく
運動，精神プロセス	単一あるいは複数の関節運動，知覚や判断	（スマートフォンを扱う場合）姿勢維持，上肢の運動，手指の協調運動 （話題をみつける）参加者の会話を理解する，話題を決める

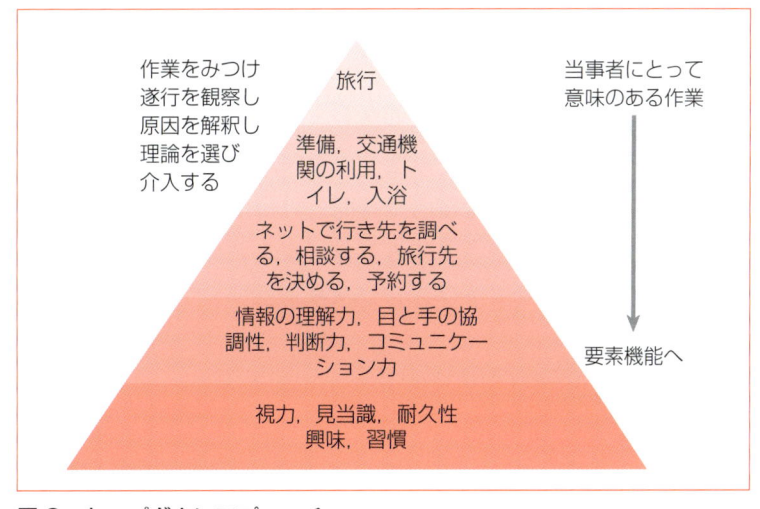

図2 トップダウンアプローチ
当事者にとって意味のある作業に着目し，その作業ができるようにアプローチすることをトップダウンアプローチとよぶ．これは，人間の各種機能から評価をはじめ，標準値との違いに着目してプログラムを立てるという考え方とは異なる．

2)．手先が器用でも上手にピアノを弾くことはできないし，身体が柔軟で筋力が強くても体操選手になれるとは限らない．起居，座位，立位，歩行といった基本動作ができなければ，ADLも作業もできないという考えをもつ人は，徐々に減ってきている．

作業療法におけるトップダウンアプローチのトップは作業である[3, 9]．当事者がする必要があり，したいと思い，することを期待されていることがトップとなる．たとえばある失語症の男性が一人で旅行に行った．自分では話すことができないので，携帯電話で家に電話をかけ，居酒屋の店主に渡す．男性の妻が居酒屋の店主と話すことで，妻は夫が無事

に旅行していることを確認する．男性は気ままな旅行を続ける．

　障害者の旅行に詳しい人は，荷物をもって鉄道や飛行機を使って旅行する場合，杖より車いすを使う方が楽で安全なことを知っている．車いす利用者のための物理的環境が整いつつあるし，支援も受けやすい．運動能力と作業能力に高い相関関係はない．運動や動作の訓練をするよりも，作業の問題には作業をできるようにアプローチした方が効果的な場合がある．

　トップダウンアプローチが登場してから，これまでのアプローチをボトムアップアプローチとよぶようになった．これまで，基礎的能力，心身機能，意欲，価値観などを調べ上げ，変化させようとする努力がなされてきた．要介護高齢者の関節可動域を維持・拡大させたり，筋力を向上させたり，意欲を高めたりすることで，作業ができるようになるという考えがあった．計算ドリルをさせたり，漢字を思い出させたりすることで，したいことやする必要があることができるようになるだろうという考えである．実際には，要介護高齢者の心身機能レベルは変わらないことが多い．ボトムアップせずに，ボトムステイが延々と続く場合が多い．関節可動域維持や筋力維持は，疾病や障害の予防には無益ではないかもしれない．

　人によって人生に影響を与える作業が違うので，まず作業をみつけるところからアプローチを始めることが増えている．作業をできるようにするには，人と環境と作業にかかわらなければならない．どんな作業がぴったりかを知るためには，当事者と一緒に作業をやってみる必要がある．そして，人や場所や時間とのつながりが生まれる．意味のある作業は成功すると喜びは大きい．作業をできるようにするアプローチでは，クライエントが主導権を握り，セラピストはパートナーとしてクライエントに認めてもらえるような働きをしなければならない．

3. 作業遂行と作業との結び付き

　結び付き（engagement）という言葉がある[*9]．深いところで離れないようにしっかりと結び付き合っているという意味である．自分にぴったりの作業，はまっている作業，人生を左右する作業がある人は，作業との結び付きを経験している．作業との結び付きを，単に作業を行っていること（作業遂行）と区別して考えると，人を作業的存在としてより豊かに理解できるようになる．

　世界作業療法士連盟の作業療法の定義（**表6**）[7)]にも，結び付きという言葉が登場する．世界作業療法士連盟は，作業療法に関する声明書を2004年に大幅に改定，2010年にも少し改定し，2012年から作業療法に関する声明書の冒頭部分を，作業療法の定義として公開している[7)]．

　作業遂行していても，作業と結び付いていないこともあるし，作業遂行していなくて

[*9] Occupational engagement, あるいはengage in occupationを作業従事と訳す人がいるが，従事という語が受け身的なので作業との結び付きがよい．また，作業従事では作業遂行との区別も曖昧になってしまう．

表6 作業療法の定義（世界作業療法士連盟）

> 　作業療法はクライエント中心の保健専門職で，作業を通して健康と安寧を促進する．作業療法の基本目標は，人々が日常生活の活動に参加できるようになることである．作業療法士は人々や地域と一緒に取り組むことにより，人々がしたい，する必要がある，することを期待されている作業に結び付く能力を高める，あるいは作業との結び付きをよりよくサポートするよう作業や環境を調整することで，この成果に達する．
>
> 　Occupational therapy is a client-centred health profession concerned with promoting health and well being through occupation. The primary goal of occupational therapy is to enable people to participate in the activities of everyday life. Occupational therapists achieve this outcome by working with people and communities to enhance their ability to engage in the occupations they want to, need to, or are expected to do, or by modifying the occupation or the environment to better support their occupational engagement.

(World Federation of Occupational Therapists)[7]

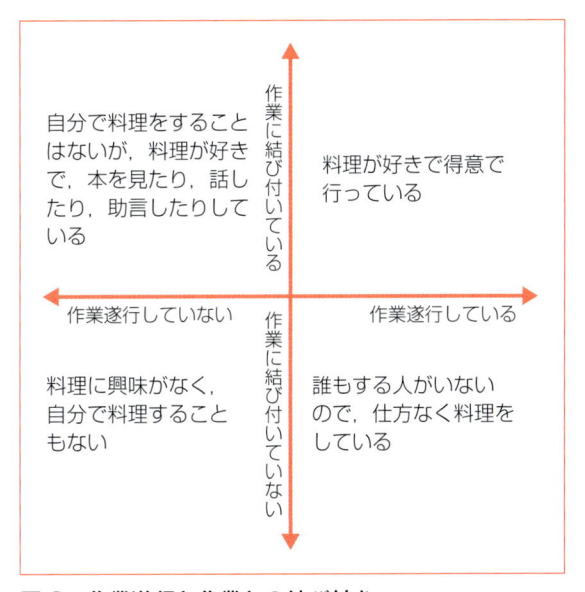

図3　作業遂行と作業との結び付き

（吉川・他，2014）[10]を改変

も，作業と結び付いていることがある（**図3**）[10]．同じ作業であっても，時間や場所によって結び付いたり，結び付かなかったりする[*10]．

　作業遂行は，外から観察することができ，行為に分けて考えることができる（**図4**）[10]．飲み物を用意するためには，コップが入っている戸棚に近づき，戸棚を開け，コップに手を伸ばし，コップをつかみ，コップを机に運び，飲み物が入っている冷蔵庫に近づき，好きな飲み物のビンを選び，ビンに手を伸ばし，ビンをつかみ，ビンを机に運び，コップに飲み物を注ぐ，などの行為を行う必要がある．一つひとつの行為がうまくできると，飲み

[*10]　カナダ作業遂行測定（Canadian Occupational Performance Measure；COPM）が開発されてから2000年代の初めまでは，作業遂行と作業との結び付きとを区別していなかった．当時は作業遂行は外から観察できる場合もあれば，観察できない場合もあるとされ，作業遂行に作業との結び付きも含まれていた．

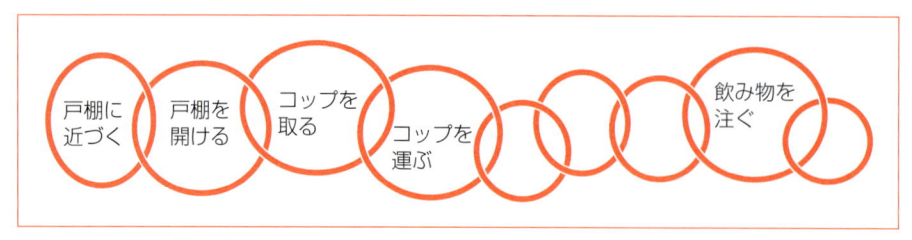

図4　行為の連続で構成される作業遂行　　　　　　　　　　（吉川・他，2014)[10] を改変

物を用意するという作業遂行全体もうまくできたことになる．それぞれの行為をどのように行うかによって，作業遂行の満足度も変わる．歩けなかったり，物が乱雑に散らかっていたり，とても疲れやすかったり，気分がひどく落ち込んでいると，棚に近づくことがうまくできない．棚に近づくまでに，途中で転んだり，ぶつかったり，注意がそれたりしてしまう．車いすを使ったり，乱雑な部屋を片付けたり，大好きな飲み物を飲むとしたら，すんなりと戸棚に近づくことができるかもしれない．行為がうまくできるようにアプローチすることで，作業遂行全体の遂行度と満足度が向上することがある．

　作業との結び付きは，外から観察できないこともあるし，当事者が自覚していないこともある．長年の主婦としての生活で料理をしてきている人は，自分と料理が結び付いているかどうか考えたことがないかもしれない．料理をしたいと思っているわけではないが，他に料理をする人がいないので続けてきただけだという場合もある．そして病気になって料理ができなくなったとき，料理との結び付きがなければ，再び料理をしようとは思わないだろう．しかし，家族が料理をしてほしいと望んだり，実際に料理をしてみることで自分らしさや自信を取り戻したとしたら，その人と料理とが結び付いていたのだとわかる．作業を遂行することにより，作業との結び付きが生まれることもある．

　重度の心身機能障害をもつ人は，自分で着替えることができなくても，どこに何を着ていくか，どのように装うかを決めることができる場合がある．介護者が，要介護者の希望に沿った介護を行う際にも，どの作業にどのように結び付いているかを知ることで，介護の仕方を変えるだろう．作業との結び付きには，その人の過去の人生での経験や価値観が関連している．

4．生活行為が作業になるとき

　生活行為が作業になるかどうかを考えることができる．トイレに行くという生活行為が，常に作業になるわけではない．便秘や下痢に悩む人にとっては，トイレにいつ行くか，排泄状態はどうか，食事や運動をどのように行うかといったことが，大きな関心事となる．しかし，これは作業の問題ではない．旅行に行きたい，仕事などで旅行する必要がある，旅行に行くことを期待されている場合，トイレに行くことが旅行という作業に含まれる．便秘や下痢の人がうまく旅行をできるようにするには，薬を忘れないとか，スケジュールに余裕をもたせるとか，トイレの場所を最初にチェックするなどを考えるだろう．

本書で取り上げられている生活行為は，意味のある作業を構成する一部分となる場合もあるし，単にクライエントが行っている行為（doing）を指している場合もある．単なる行為が，その時，その場に限定されるなら，その行為は作業とは言えない．その行為（doing）によって，その人がどんな人かが決まり（being），将来どのような人になっていくかが決まり（becoming），どの集団に所属するかが決まる（belonging）ようであれば，その行為は作業に含まれると考えられる[11]．

4 ── 未来のビジョン

私たちは，時間の流れから逃れることができない．どんなに楽しくても終わりが来るし，どんなに辛くても未知の未来がある．現在は過去の蓄積の上にあるし，未来は現在していることとしていないことの先にある．どんな人になりたいか，どんな社会に住みたいか，理想を描いて日々を過ごすことができる．理想どおりになるわけではないが，理想があれば大きくかけ離れたことばかりを繰り返すことにはならないと思う．保健医療専門職を志す人には，目の前のクライエントにとってよいことをしたいという気持ちがあると思う．作業がうまくできるかどうかは環境に大きく依存する[*11]．生活機能を促進する環境もあれば，生活機能を抑圧し，障害を引き起こす環境もある[*12]．人々は日々の暮らしのなかで健康になっていける[*13]，という考えが普及した現在，社会全体を考える視点が不可欠となった．そして未来社会についてのビジョンをもちつつ，日々の実践を行うことで，新たな気づきが生まれる．

1. 作業的公正

社会のなかの皆が自分にぴったりの作業を行うことができたり，作業との結び付きを通して健康になり，成長し，社会に貢献できたなら，作業的公正[*14]が実現した世の中といえる[11]（**表7**）．

表8に示した事例をとおして作業的公正を考えてみよう．作業を決めているのは誰か．Aさんは自立生活をしたいと言っている．どこで，どのように生活するか，選択肢は多様にある．それを調べもしないで「現実的ではない」という判断を他者が行うこと[*15]は，Aさんの自律性を尊重しないだけでなく，セラピストとしての義務を放棄していること

[*11] 1980年代から次々と発表された作業療法理論が環境の重要性を主張している．
[*12] 国際生活機能分類では，健康状態，心身機能・身体構造，活動・参加，環境因子，個人因子の相互関係性を認めている[12]．
[*13] オタワ憲章では，「健康は，人々が学び，働き，遊び，愛し合う毎日の生活の場のなかで，人々によって創造され，実現される」と述べられている[13]．
[*14] 作業的公正（occupational justice）は，社会的公正（social justice，社会正義という訳されることもある）から発生した概念である[11]．
[*15] 保護者，介護者，治療者などがケアを受ける人の意思に反して，あるいは意思を知ろうとせず，よかれと思って行う行為はパターナリズムとなる．

表7 作業的公正と不公正

作業的公正	作業的不公正
・年齢や性別，障害の有無や種別にかかわらず，作業ができる ・したい，する必要がある，周囲から期待されていることを行うための支援がある ・作業と結び付くための教育を受けたり，機会を得る ・作業を通して自分自身がよりよい状態になっていく ・作業を通してよりよい社会を創造する	・年齢や性別，障害の有無や種別によって，何をするかを決められる．あるいは作業に結び付くことを禁止される ・作業をするための支援がない ・作業と結び付くための教育を受けられず，機会を与えられない ・作業をすることで，自分の状態が悪化する ・作業をすることで社会の状態が悪化する

(Wilcock et al, 2014)[11] を参考に作成

表8 作業的不公正を見つけるための事例

> Aさん，30歳は，出生時から知的障害があり両親とともに暮らし，作業所に通っている．最近自立生活をしたいと言い出した．セラピストは，Aさんの成長は認めるが，現実的ではないので，周囲の人々と協力して一人暮らしは無理だとAさんを説得することにした．
>
> Bさん，50歳は，脳卒中を発症し，左上下肢が自由に動かなくなった．Bさんの希望は車の運転をすることだ．セラピストは，身体機能評価と高次脳機能評価を行い，その結果をリハビリチームで検討し，家族の意向を踏まえて，運転の可能性についてBさんに告げる予定である．
>
> Cさん，70歳，女性は，50年近く主婦だった．セラピストはCさんに料理をすることを勧めた．Cさんはやりたくないと言ったが，失敗しないように簡単な料理から始めることをセラピストが提案した．
>
> Dさん，90歳は，話しかけても応えず，ほとんど意識がない．セラピストは何かできることはないかと考え，話しかけながら関節を動かしたり，手触りのよいぬいぐるみに触らせたりしている．

になる．料理ができるかどうかを知るためには，どんな料理を，どのように行うかによって難易度は異なる．物理的環境調整をすればできるのか，声掛けや見守りがあればできるのか，何をどのくらい練習すればできるのか，Aさんの一人暮らしをしたいという発言を聞いてから，セラピストは，適切な評価をして，関係者と協力しながら，Aさんとともに取り組んでいかなければならない．これが，表6に示した作業療法の定義に書かれている「作業療法士は人々や地域と一緒に取り組むことにより，人々がしたい，する必要がある，することを期待されている作業に結び付く能力を高める，あるいは作業との結び付きをよりよくサポートするよう作業や環境を調整する」ということである．

2. 作業をできるようにする方法

技能が向上して，作業ができるようになることもあるし，技能が向上しなくても代償方法を使ってできるようになることもある．作業をしているうちに心身機能が向上することもある．

5. 作業と生活行為

①遂行技能の向上

作業をできるようにする[*16]ための方法の一つに，作業遂行を構成している行為の質を高めるやり方[*17]がある．たとえば箸で食べるという行為に必要な技能の高さは，心身機能の高さと同じではない．箸で食べる習慣のない人は，筋力，関節可動域，視力，触覚に問題がなくても，うまく箸を使うことができない．箸で食べる練習を繰り返すことでうまく箸を使えるようになっていく．ゆで卵の殻をむくのも，自転車に乗るのも，ダンスを踊るのも，練習して上手になっていく．つまり遂行技能は学習によって上達する．日本の箸は，中国の箸より細く，韓国の箸より太く，材質も違う．それぞれの箸を上手に使い，違和感なく，食事ができるようになるには，それぞれ練習が必要である[*18]．ボイストレーニングをしているだけでは，歌がうまくならないし，オペラ歌手は演歌をうまく歌うことはできない．病院のADL室で基本動作ができても，自宅で不自由なく移動できるとは限らないし，病棟生活が自立できても，退院後の生活の自立の程度はわからない．人と環境と作業をセットで評価し，練習していかなければ，遂行技能は向上しないのである．

知っていることとできることは違う．作業についてどれほど多くの知識をもっていても，作業を効果的に使うことはできない．数学の成績がよくても経済的に成功するとは限らないし，言葉をたくさん知っていてもコミュニケーションがうまいわけではない．反対に知らなくても上手にできることもある．教育学の知識のない親の多くが素晴らしい子育てをしているし，学生のときに成績の低かった作業療法士が，優れた作業療法を実践している例も少なくない．理論と実践は，関連し合って発展することもあるが，理論だけ，実践だけが，それぞれ発展することもある．理論や知識を学ぶこと，実践のなかで技能を高めていくこと，理論と実践を照らし合わせながら行う[*19]ことは，それぞれ別の努力が必要だとも言える．

遂行技能は，繰り返し練習することにより，楽に効率よく安全に自立してできるようになっていく[10]．さらに，その人独自の手順，こだわり，満足を感じるやり方ができあがっていく．これは，匠の技，アートに類するものとなる．運動学習において，課題指向的アプローチが有効だといわれるのは，自分なりに情報を取り込み，運動として表出するプロセスをクライエント自身が行うことが有効だからである．以前は，セラピストが徒手的にクライエントの身体を動かしていたが，研究が進み，エビデンスに基づいて治療法が変わってきたのである．

[*16] 作業をできるようにすること，作業ができるようになることを，作業の可能化（enabling occupation）という[9]．このように可能性を基盤とする考えを可能化モデル（enabling model）という．

[*17] 遂行技能を向上させて作業をできるようにするという考えを習得モデルという[10]．

[*18] 運動技能は課題特異的である．身体能力に優れたスポーツ選手がどのスポーツでも高い能力を発揮するわけではないことが，これを証明している．課題特異性に着目して作業遂行を向上させる方法としてCO-OP（コアップ）がある[14]．

[*19] 理論と実践を照らし合わせることも，省察（reflection）となる．実践を省察して理由を明らかにすることをリーズニング（reasoning）といい，専門職として成長するための方法の一つである．

表9 在宅高齢者を対象とした作業や活動プログラムの有効性を示した研究

Clark et al. (1997)[17]	「健やか高齢者研究（Well Elderly Study）」である．低所得高齢者用アパートに暮らす361名を，作業療法群，社会的活動群，無介入群にランダムに分けた．作業療法群は，関心の高いテーマを勉強したり，実際に行ってみたりした（ライフスタイル再構築プログラム）．社会的活動群は，高齢者のためのグループ活動に参加した．9カ月間の介入後，社会的活動群と無介入群に有意差はなく，作業療法群は，他の2群より生活満足度や主観的健康観が維持されたり，向上した．
Clark et al. (2001)[18]	上記の介入の6カ月後に，285名を対象に行われたフォローアップ研究である．ライフスタイル再構築プログラムを9カ月間行った作業療法群は，介入効果の90％が維持されていた．
Gitlin et al. (2006)[20]	IADLやADLに少し不自由がある高齢者331名を，介入群と無介入群にランダムに分けた．介入群（160名）には，6カ月間に作業療法4回，理学療法1回（90分/回）を訪問して行った．生活で優先する問題に対して，①教育と問題解決，②住宅調整，③エネルギー節約法を作業療法士が，④バランス，筋力増強，転倒対応を理学療法士が担当した．その他に20分の電話を1回と，様子伺いの短い電話を3回した．6カ月後の再評価では，介入群は無介入群（159名）よりIADLやADLの障害が少なく，自己効力感も高まり，転倒恐怖が減り，住宅の危険性も減っていた．また，12カ月後も効果が継続していた．

②代償による解決

　クライエントの心身機能障害に変化がなくても，作業形態を変えたり，環境を調整したり，自助具を使ったりすると，すぐに作業ができるようになることがある[*20]．車いすを使えば歩けなくても移動できるし，書字ができなくても，パソコンを使えば手紙を書くことができる．ガスコンロを安全に使えなければ，IHヒーターや電子レンジを使って食事の用意をすることができるし，通学できなければ，インターネットで勉強することができる．現代社会は科学技術の発展に伴い，作業と動作がますます別物になってきているのである．

　心身機能の改善についてセラピストがクライエントに説明し，クライエントが同意しているなら，心身機能訓練が行われるだろう．それならば，一定期間訓練をした後で，その効果を吟味する必要がある．改善はしないが維持されていたという場合は，その訓練をしなくても維持されるかどうかを確かめる必要がある．セラピストが決めた動作練習やあらかじめ決められたプログラムをするよりも，クライエント中心の作業に焦点を当てた介入が効果的であることを報告する研究[*21]が増えつつある[15, 16]．在宅高齢者を対象に個別に計画された作業や活動プログラムのシステマティックレビュー[16]で，最も強いエビデンスとされている研究を，**表9**に示した．

　代償方法は3種類ある（**表10**）[10]．住宅改修やバリアフリー建築は，物理的環境調整に含まれる．障害や疾病によるステレオタイプの認識を改善するための啓発活動や，当事者

[*20] 心身機能障害があっても作業をできるようにする考え方を，代償モデルという[10]．
[*21] 作業科学の知識を応用した作業療法の効果を示した研究として有名な「健やか高齢者研究（Well Elderly Study）」[17, 18]の概要は，文献19（pp70-73）にも記載されている．

表10 代償方法の種類

環境調整	やり方の工夫	支援方法の検討
段差をなくす,物の配置を変えるといった物理的環境調整と,偏見や差別をなくすといった社会的環境調整がある.	工程を省略したり,自助具などの道具を使ったり,冷凍やインスタント食品など材料を使うなど作業形態を変える.	身体援助,音声指示,視覚的提示など有効な支援方法を探る.

団体などと一緒に権利を主張することは,社会的環境調整に含まれる.もう一つの方法は作業の工程や作業を構成する活動を変えるなど,やり方の工夫である.カット野菜を使えば,野菜を切る工程を省略することができる.これまでに開発された多様な自助具が,十分に周知され普及すれば,できる作業が増えるだろう.また,自立して行うことが困難な場合には,支援者に効果的な支援方法を修得してもらうことができる.誰が,いつ,何を,どのように支援するかを検討していくことができる.環境調整,やり方の工夫,支援方法の検討という3種類の代償方法をどのように使っていくかについて,クライエントや関係者と話し合ったり,実際に試してみて決めていくことになる.

③心身機能向上の手段としての作業の利用

心身機能の発達や回復が目標である場合,心身機能向上の手段として作業を利用することができる[*22].筋力向上のために,粘土をこねたり木にやすりがけをしたり,集中力向上のために,パズルやぬり絵をしたりといった伝統的な作業療法が,手段としての作業の利用に相当する.多くの部屋の掃除を毎日続けると,筋力やバランス能力や集中力が向上するかもしれない.作業を毎日繰り返すことにより,心身機能が向上することがある.いずれにしても,クライエントにとって意味があるほど,クライエントが行う作業の効果は増す.

心身機能の評価をして,作業ではない方法で治療し,心身機能向上を成果とするのは,作業療法ではない.心身機能向上のための治療法は,作業療法以外にたくさんある.上肢の筋力向上が目標である場合,重りを付けた機織り機で織物をするより,重りを持ち上げた方が効果的である.しかし,クライエントが織物作家で,織物をすることが自信や希望をもたらすなら,織物をする方が効果的かもしれない.そして,織物を続けることで筋力や意欲が向上したなら,心身機能向上の手段として作業を使ったことになる.

3. 作業の可能化の実際

作業ができるようになること(作業の可能化)を促進するいくつかの条件がある.

①選択,リスク,責任

クライエントが行う作業をクライエント自身が選び,リスクをとり,責任をもつ覚悟が

[*22] 心身機能の回復を目指して作業を行うという考え方を,回復モデルという[10].

あると，作業の可能化が進む*23．クライエント自身に行いたい作業があり，リスクを承知で取り組みたいという意思があれば，周囲の人たちも支援しやすくなる．これは，他の多くの治療やサービス提供場面とは異なる．

　専門家や権威者の意向に沿って，言われたとおりに，期待どおりに行う場合と，周囲の反対を押し切って，自分で決めて，困難に負けずにやり遂げた場合では，達成感，自信，その後の人生への影響度が違う．治療者側にリスク管理が任される医療において，クライエントに選択，リスク，責任を委ねることは，困難な場合があるかもしれない．しかし，クライエントや家族と目標を共有して，作業の可能化の知識に基づいて，一緒に取り組むプロセスにおいては，リスクに怯えず，クライエント自身が選び，取り組むことは不可欠なのである．作業の可能化の知識の普及が必要である．

②自分流のやり方

　人は意味のある作業に対して，自分流のやり方やかかわり方をもっている．セラピストは，さまざまな代償方法を知っているので，クライエントに教えたくなってしまうが，セラピストが教えるということは，クライエントが自分で発見する機会を奪うことになる*24．教える前に，やってみてもらうことで，その作業にどのように取り組むか，現在のベースラインがわかる．クライエントが主体的に参加することをとおして，作業の成果が自分のものだという実感を得ることができる．セラピストがやり方を教えたり，環境を調整してしまうと，その場では作業ができても，セラピストがいないところではできない．クライエントが自分で，何ができるようになりたいか目標を決め，目標達成のための計画を立て，計画を実行してみて，結果をチェックするという一連の流れを学習すれば，どこでも，いつでも，問題を自分で解決できるようになる*25．

　人には，元々の性分というものもあるし，どの作業をするときにも共通するこだわりもある．ある人は以前から「努力」という言葉が好きだったので，脳卒中になった後もできるように努力していると言う[22]．また，「きっちりと行う」ことにこだわる人もいる[23]．ある人は，「要領よくやる」ことが好きである．洗濯機を回しながら掃除をする，掃除が終わって洗濯物を干す．「時間があるんだから，一つずつやってもいいんだけど」と言うが，同時にいくつかの仕事をすると「気持ちがいい」と言う．作業は，人と環境と作業の相互作用の中で生まれ，発展していく[22-24]．

③協働（コラボレーション）

　協働*26は，状況を左右する力を共有することである．力は，病院や施設では職員側に，在宅支援サービスではクライエント側にあることが多い．クライエント中心の実践は，セ

---

*23　可能化の基盤として，①選択，リスク，責任，②クライエントの参加，③可能性の見通し，④変化，⑤公正，⑥力の共有，があげられている[9,21]．

*24　教えずに聞く（ask don't tell）という原則は，CO-OPアプローチで強調されている[14]．クライエントが自分で発見するように方向づける（guided discovery）技術が必要とされる．

*25　CO-OPアプローチでは，これをゴール・プラン・ドゥ・チェックといい，グローバルストラテジーとよんでいる[14]．これにより，学習の転移（transfer）と一般化（generalization）が可能となる．

ラピストとクライエントがパートナーとなって一緒に取り組むことなので，力を共有することでもある[9]．

表8の事例はすべて，セラピスト側に力がある．セラピストが判断し，セラピストが決めている．クライエントは受け身の状態に置かれたままである．協働するなら，Aさんは，自立生活をしたい理由を話したり，そのために必要なことは何かを聞かれたり，自立生活につながるような作業を実際にやってみたりすることになるだろう．セラピストはAさんが考えたり，話したり，やってみたりすることがうまくできるように，アイデアが出やすいよう工夫したり，人や情報を紹介したり，一緒に出掛けたり，できないところは手伝ったりするであろう[*27]．

④作業中心のかかわりとプロセス

作業を中心に考えたり行動したりするためには，作業に焦点を当てた，作業を基盤とした実践が求められる[25]．作業に焦点を当てた実践[*28]のためには，クライエントに自分の作業を考えてもらったり，周囲の人からどんな作業がクライエントにとって意味があるかを教えてもらわなければならない．一貫して作業中心のかかわりができることもあるが，一時的には，環境調整だけを行ったり，心身機能だけにかかわったりすることもある．その場合にも，できるだけ作業から焦点を離さないよう努力することはできる．作業に焦点を当て続ければ，目標と手段とがより効果的につながるであろう．作業を基盤とした実践[*29]のためには，クライエントにとって意味のある作業ができる環境が必要となる．馴染みのある道具や材料を使って，クライエントのやり方で作業を行うことにより，現実的な目標設定が可能となり，効果的なプログラムを作成することができる．作業を基盤としたプログラムを行えば，プログラム修正や目標変更も同時に可能となる．

過去25年間に，作業療法の知識や技能は大きく発展した．クライエントに作業をさせなければならないのではなく，クライエントが作業をすることが他の方法よりも効果的な場合に，作業中心のかかわりをするのである．また，作業を行うにあたってはエビデンスを確認しながら進めていく必要がある．

[*26] 協業と表現する人もいるが，協業は異なる業種が協力して取り組むことなので，個人個人が一緒に取り組むことを表現するために，ここでは協働を使う．

[*27] 作業療法士がもつべき技能として，①適応，②代弁，③コーチ，④協働，⑤相談，⑥調整，⑦デザイン／実行，⑧教育，⑨結び付け，⑩特殊化があるとされている[9]．

[*28] 作業に焦点を当てた実践（occupation-focused practice）とは，一番の関心事を作業において行うことである[25]．

[*29] 作業を基盤とした実践（occupation-based practice）とは，クライエントが実際に作業を行うことである[25]．

文献

1) Reilly M : Occupational therapy can be one of the great idea of 20th century medicine. Am J Occupa Ther 16 : 1-9, 1962.
2) 吉川ひろみ：作業療法士としての成長の仕方．OTジャーナル 39：280-284, 2005.
3) ヘレン・J・ポラタイコ，吉川ひろみ：作業の理解 作業療法に不可欠なこと．作業科学研究 7：36-42, 2013.

4) 吉川ひろみ：作業の意味を考えるための枠組みの開発．作業科学研究 **3**：20-28, 2009.
5) 吉川ひろみ，港 美雪：作業の意味を考える枠組みを用いて検討したプラス作業とマイナス作業の比較．作業療法 **30**：71-79, 2011.
6) 安本勝博・他：作業療法マニュアル35 ヘルスプロモーション，日本作業療法士協会，2009.
7) World Federation of Occupational Therapists：The definition of occupational therapy. http://www.wfot.org/AboutUs/AboutOccupationalTherapy/DefinitionofOccupationalTherapy.aspx（2015年1月20日参照）
8) 世界作業療法士連盟（吉川ひろみ・訳）：世界作業療法士連盟の声明書．作業療法教育研究 **12**：27-53, 2012.
9) エリザベス・タウンゼント，ヘレン・ポラタイコ編著（吉川ひろみ，吉野英子監訳）：続・作業療法の視点―作業を通しての健康と公正，大学教育出版，2011.
10) 吉川ひろみ，齋藤さわ子編：作業療法がわかる COPM・AMPS 実践ガイド，医学書院，2014.
11) Wilcock WA, Townsend EA：Occupational justice. In Willard & Spackman's occupational therapy, 12th ed, Schell BAB, Gillen G, Scaffa ME（eds）. Lippincott Williams & Wilkins, Philadelphia, 2014, pp 541-552.
12) 世界保健機関（WHO）：ICF 国際生活機能分類，中央法規，2002.
13) World Health Organization（島内憲夫訳）：21世紀の健康戦略2 ヘルスプロモーション―WHO：オタワ憲章，垣内出版，1990.
14) Polatajko HJ, Mandich A: Enabling occupation in children: The Cognitive Orientation to daily Occupational Performance（CO-OP）approach. Ottawa, ON, CAOT, 2004.
15) 大塚美幸，吉川ひろみ：訪問作業療法における作業に焦点を当てたプログラムと機能訓練プログラムの比較．作業療法 **29**(4)：435-456, 2010.
16) Arbesman M, Mosley LJ：Systematic review of occupation- and activity-based health management and maintenance interventions for community-dwelling older adults. *Amer J Occup Ther* **66**：277-283, 2012.
17) Clark F et al：Occupational therapy for independent-living older adults: A randomized controlled trial. *JAMA* **278**：1321-1326. 1997.
18) Clark F et al：Embedding health-promoting changes into the daily lives of independent-living older adults : Long-term follow-up of occupational therapy intervention. *J Gerontol B Psychol Sci Soc Sci* **56**：60-63, 2001.
19) 吉川ひろみ：「作業」って何だろう，医歯薬出版，2008.
20) Gitlin LN et al: A randomized trial of a multicomponent home intervention to reduce functional difficulties in older adults. *J Am Geriatr Soc* **54**：809-816, 2006.
21) Townsend E, 吉川ひろみ：作業的公正の可能化―病院での実践．作業療法 **30**：671-681, 2011.
22) 福田久徳，吉川ひろみ：病後の作業再開を可能にした背景．作業療法 **30**：445-454, 2011.
23) 岡 千晴，港 美雪：自分らしい人生を作業で描くプロセス．作業科学研究 **3**：29-35, 2009.
24) 福田久徳，吉川ひろみ：脳卒中者の作業と作業遂行の発展プロセス．作業療法 **32**：221-232, 2013.
25) Fisher AG（吉川ひろみ訳）：作業中心，作業基盤，作業焦点：同じか，同じだったり違ったりするのか．作業療法教育研究 **13**：47-69, 2013.

6

資料

資料 1

生活行為聞き取りシート

相談者		年齢	歳	性別	男 ・ 女

記入者名：＿＿＿＿＿＿＿＿＿＿＿＿（職種　　　　　　）

認知症や寝たきりを予防するためには，家事や社会活動などの生活行為を維持し，参加していることが重要です．

1. そこで，あなたが困っているまたは問題を感じている（もっとうまくできるようになりたい，あるいは，うまくできるようになる必要があると思う）事柄で，良くなりたい，改善したいと思う事柄がありましたら，2つほど教えてください．
2. もし，生活行為の目標がうまく思い浮かばない場合は，興味・関心チェックリストを参考に確認してみてください．
3. 生活行為の目標が決まりましたら，次のそれぞれについて1～10点の範囲で思う点数をお答えください．
   ①実行度‥左の目標に対して，どの程度実行できている（頻度）と思うか．
   　　　　　十分実行できている場合は実行度10点，まったくできない場合は実行度1点です．
   ②満足度‥左の目標に対して，どのくらい満足にできている（内容・充実感）と思うか．
   　　　　　とても満足している場合は満足度10点，まったく不満である場合は満足度1点です．

生活行為の目標	自己評価	初回	最終
□A（具体的に生活行為の目標が言える） 目標1： 合意目標：	実行度	/10	/10
	満足度	/10	/10
	達成の可能性	□有 □無	
□A（具体的に生活行為の目標が言える） 目標2： 合意目標：	実行度	/10	/10
	満足度	/10	/10
	達成の可能性	□有 □無	

ご家族の方へ

利用者のことについて，もっとうまくできるようになってほしい，あるいは，うまくできるようになる必要があると思う生活行為がありましたら，教えてください．

本シートの著作権（著作人格権，著作財産権）は一般社団法人日本作業療法士協会に帰属しており，本シートの全部又は一部の無断使用，複写・複製，転載，記録媒体への入力，内容の変更等は著作権法上の例外を除いて禁じます．

興味・関心チェックシート

資料2

6. 資料

氏名：＿＿＿＿＿＿＿＿＿＿　年齢：＿＿＿＿歳　性別（男・女）　記入日：H＿＿＿年＿＿＿月＿＿＿日

　表の生活行為について，現在しているものには「している」の列に，現在していないがしてみたいものには「してみたい」の列に，する・しない，できる・できないにかかわらず，興味があるものには「興味がある」の列に○を付けてください．どれにも該当しないものは「している」の列に×をつけてください．リスト以外の生活行為に思いあたるものがあれば，空欄を利用して記載してください．

生活行為	している	してみたい	興味がある	生活行為	している	してみたい	興味がある
自分でトイレへ行く				生涯学習・歴史			
一人でお風呂に入る				読書			
自分で服を着る				俳句			
自分で食べる				書道・習字			
歯磨きをする				絵を描く・絵手紙			
身だしなみを整える				パソコン・ワープロ			
好きなときに眠る				写真			
掃除・整理整頓				映画・観劇・演奏会			
料理を作る				お茶・お花			
買い物				歌を歌う・カラオケ			
家や庭の手入れ・世話				音楽を聴く・楽器演奏			
洗濯・洗濯物たたみ				将棋・囲碁・ゲーム			
自転車・車の運転				体操・運動			
電車・バスでの外出				散歩			
孫・子供の世話				ゴルフ・グランドゴルフ・水泳・テニスなどのスポーツ			
動物の世話				ダンス・踊り			
友達とおしゃべり・遊ぶ				野球・相撲観戦			
家族・親戚との団らん				競馬・競輪・競艇・パチンコ			
デート・異性との交流				編み物			
居酒屋に行く				針仕事			
ボランティア				畑仕事			
地域活動（町内会・老人クラブ）				賃金を伴う仕事			
お参り・宗教活動				旅行・温泉			

本シートの著作権（著作人格権，著作財産権）は一般社団法人日本作業療法士協会に帰属しており，本シートの全部又は一部の無断使用，複写・複製，転載，記録媒体への入力，内容の変更等は著作権法上の例外を除いて禁じます．

資料3

生活行為アセスメント演習シート

氏名：＿＿＿＿＿＿　年齢：＿＿歳　性別（男・女）　記入日：H＿＿年＿＿月＿＿日

生活行為目標
（聞き取り表から転記）

合意した目標
（聞き取り表へ）

アセスメント項目	心身機能・構造の分析 （精神機能、痛み・感覚、神経筋骨格・運動）	活動と参加の分析 （運動・移動能力、セルフケア能力）	環境因子の分析 （用具、環境変化、支援と関係）
生活の行為を妨げている要因			
現状能力（強み） （ICF併記）			
生活行為目標達成可能な理由と根拠			
予後予測			

本シートの著作権（著作人格権）、著作財産権（著作権）は一般社団法人日本作業療法士協会に帰属しており、本シートの全部又は一部の無断使用、複写・複製、転載、記録媒体への入力、内容の変更等は著作権法上の例外を除いて禁じます。

資料4

生活行為向上プラン演習シート

氏名：＿＿＿＿＿　年齢：＿＿＿歳　性別（男・女）　記入日：H＿＿年＿＿月＿＿日

生活行為工程分析	達成のためのプログラム	基本的プログラム	応用的プログラム	社会適応プログラム
企画・準備力 PLAN	本人			
実行力 DO	家族			
検証力 SEE	支援者			
	いつ・どこで・誰が支援して行うか			
達成	【結果サマリー】 □達成　□変更達成　□未達成（理由：　　　　　　　　）　□中止			

合意した目標：＿＿＿＿＿＿＿＿＿＿＿＿＿＿＿＿＿＿＿＿＿＿＿

本シートの著作権（著作人格権、著作財産権）は一般社団法人日本作業療法士協会に帰属しており、本シートの全部又は一部の無断使用、複写・複製、転載、記録媒体への入力、内容の変更等は著作権法上の例外を除いて禁じます。

資料5

生活行為向上マネジメントシート

利用者：＿＿＿＿＿＿＿＿＿＿　　担当者：＿＿＿＿＿＿＿＿＿＿　　記入日：＿＿＿年＿＿＿月＿＿＿日

生活行為アセスメント	生活行為の目標	本人			
		キーパーソン			
	アセスメント項目	心身機能・構造の分析 (精神機能, 感覚, 神経筋骨格, 運動)	活動と参加の分析 (移動能力, セルフケア能力)	環境因子の分析 (用具, 環境変化, 支援と関係)	
	生活行為を妨げている要因				
	現状能力 (強み)				
	予後予測 (いつまでに, どこまで達成できるか)				
	合意した目標 (具体的な生活行為)				
	自己評価*	初期	実行度　　／10	満足度　　／10	最終　実行度　　／10　満足度　　／10

*自己評価では, 本人の実行度（頻度などの量的評価）と満足度（質的な評価）を1から10の数字で答えてもらう

生活行為向上プラン	実施・支援内容		基本的プログラム	応用的プログラム	社会適応プログラム
	達成のためのプログラム				
	いつ・どこで・誰が実施	本人			
		家族や支援者			
	実施・支援機関		＿＿年＿＿月＿＿日 ～ ＿＿年＿＿月＿＿日		
	達成		□達成　□変更達成　□未達成（理由：　　　　　　　　　　　）　□中止		

本シートの著作権（著作人格権, 著作財産権）は一般社団法人日本作業療法士協会に帰属しており, 本シートの全部又は一部の無断使用, 複写・複製, 転載, 記録媒体への入力, 内容の変更等は著作権法上の例外を除いて禁じます.

資料6

生活行為申し送り表

氏名：＿＿＿＿＿＿＿＿＿＿＿＿　年齢：＿＿＿歳　性別（男・女）　作成日：H＿＿年＿＿月＿＿日

退院後も健康や生活行為を維持するため，下記のとおり指導いたしました．
引き続き継続できるよう日常生活のなかでの支援をお願いいたします．

担当者：

【元気な時の生活状態】	【今回入院きっかけ】 □ 徐々に生活機能が低下 □ 発症（脳梗塞など） □ その他（　　　　　）	【ご本人の困っている・ 　　　できるようになりたいこと】

【現在の生活状況】（本人の能力を記載する）　※該当箇所にレをつける

ADL項目	している	していないができる	改善見込み有	支援が必要	特記事項
食べる・飲む	□	□	□	□	
移乗	□	□	□	□	
整容	□	□	□	□	
トイレ行為	□	□	□	□	
入浴	□	□	□	□	
平地歩行	□	□	□	□	
階段昇降	□	□	□	□	
更衣	□	□	□	□	
屋内移動	□	□	□	□	
屋外移動	□	□	□	□	
交通機関利用	□	□	□	□	
買い物	□	□	□	□	
食事の準備	□	□	□	□	
掃除	□	□	□	□	
洗濯	□	□	□	□	
整理・ゴミだし	□	□	□	□	
お金の管理	□	□	□	□	
電話をかける	□	□	□	□	
服薬管理	□	□	□	□	

【リハビリテーション治療における作業療法の目的と内容】

【日常生活の主な過ごし方】

【アセスメントまとめと解決すべき課題】

【継続するとよい支援内容またはプログラム】

本シートの著作権（著作人格権，著作財産権）は一般社団法人日本作業療法士協会に帰属しており，本シートの全部又は一部の無断使用，複写・複製，転載，記録媒体への入力，内容の変更等は著作権法上の例外を除いて禁じます．

生活行為課題分析シート

アセスメント項目		現状能力	予後予測		課題重要性 (数字で記載)	課題個々の要因分析 (なぜそれが課題となったか、なぜこの順になったか)	最終評価	考察 (課題の介入結果と変化・その要因)
			このまま推移	介入後				
基本動作	起き上がり							
	立位保持							
	床からの立ち上がり							
	床のものを拾う							
	食事							
ADL	イスとベッド間の移乗							
	整容							
	トイレ動作							
	入浴							
	平地歩行（車椅子駆動）							
	階段昇降							
	更衣							
	排便コントロール							
	排尿コントロール							
IADL	食事の用意							
	食事の片付け							
	洗濯							
	掃除や整頓							
	力仕事							
	買物							
	外出							
	屋外歩行							
	趣味							
	交通手段の利用							
	旅行							
	庭仕事							
	家や車の手入れ							
社会参加	仕事						課題解決目標 (いつまでに、どこまで？)	
	年金などの書類を							
	健康についての記事や番組を							
	友達の家を訪ねること							
	家族や友達の相談にのること							
	病人を見舞うこと							
	若い人に自分から話しかけること						(チームの) 総合的援助方針 (チーム全体の方針・各職種の役割分担)	今後の課題
他								

本シートの著作権（著作人格権、著作財産権）は一般社団法人日本作業療法士協会に帰属しており、本シートの全部又は一部の無断使用、複写・複製、転載、記録媒体への入力、内容の変更等は著作権法上の例外を除いて禁じます。

資料8

6. 資 料

Ver. 1.0　Page-1

生活行為確認表

氏名：_____　年齢：_____歳　性別（男・女）記入日：H___年___月___日

■生活行為についてあてはまるものに〇をし，対処/工夫していることがあれば教えてください

	（3:とても感じる　2:少し感じる　1:あまり感じない　0:感じない）	対処/工夫していること
1	床から立ち上がるのに不自由を感じますか？ （　3　　2　　1　　0　）	
2	床からペンを拾うのに不自由を感じますか？ （　3　　2　　1　　0　）	
3	15分ほど歩くのに不自由を感じますか？ （　3　　2　　1　　0　）	
4	階段の昇降に不自由を感じますか？ （　3　　2　　1　　0　）	
5	2kgの荷物(牛乳2㍑)を持ち帰るのに不自由を感じますか？ （　3　　2　　1　　0　）	
6	浴槽の出入りに不自由を感じますか？ （　3　　2　　1　　0　）	
7	洗濯物を干すのに不自由を感じますか？ （　3　　2　　1　　0　）	
8	洋服のボタンを留めるのに不自由を感じますか？ （　3　　2　　1　　0　）	
9	洋服のファスナーを上下するのに不自由を感じますか？ （　3　　2　　1　　0　）	
10	足の爪を切るのに不自由を感じますか？ （　3　　2　　1　　0　）	
11	掃除(掃除機・雑巾がけ)をするのに不自由を感じますか？ （　3　　2　　1　　0　）	
12	箸の操作に不自由を感じますか？ （　3　　2　　1　　0　）	
13	包丁の操作に不自由を感じますか？ （　3　　2　　1　　0　）（包丁は使わない）	
14	ペットボトルの蓋を開けるのに不自由を感じますか？ （　3　　2　　1　　0　）	
15	ジャムなどの広口びんの蓋を開けるのに不自由を感じますか？ （　3　　2　　1　　0　）	

*裏に続きます

	(3:とても感じる　2:少し感じる　1:あまり感じない　0:感じない)	対処/工夫していること
16	ヨーグルトやヤクルトの蓋を開けるのに不自由を感じますか？ （　　3　　　2　　　1　　　0　　）	
17	新聞や回覧板を読むのに不自由を感じますか？ （　　3　　　2　　　1　　　0　　）	
18	電話や会話の聞き取りに不自由を感じますか？ （　　3　　　2　　　1　　　0　　）	
19	テレビなどのリモコン操作に不自由を感じますか？ （　　3　　　2　　　1　　　0　　）	
20	料理の献立を考えるのに不自由を感じますか？ （　　3　　　2　　　1　　　0　　）（料理はしない）	
21	薬の管理に不自由を感じますか？(飲み忘れ/他) （　　3　　　2　　　1　　　0　　）（薬は飲んでない）	
22	買い物で小銭の支払いに不自由を感じますか？ （　　3　　　2　　　1　　　0　　）	
23	自動車やバイクの運転に不自由を感じますか？ （　　3　　　2　　　1　　　0　　）（運転はしない）	
24	外出がおっくうになったと感じますか？ （　　3　　　2　　　1　　　0　　）	
25	趣味の活動をしなくなったと感じますか？ （　　3　　　2　　　1　　　0　　）	
26	雪かき(除雪)をするのに不自由を感じますか？ （　　3　　　2　　　1　　　0　　）	
27	ストーブに灯油を入れるのに不自由を感じますか？ （　　3　　　2　　　1　　　0　　）（灯油は使わない）	
28	草むしり(除草)をするのに不自由を感じますか？ （　　3　　　2　　　1　　　0　　）（除草はしない）	
29	うつっぽくなることが増えたと感じますか？ （　　3　　　2　　　1　　　0　　）	
30	もの忘れが増えたと感じますか？ （　　3　　　2　　　1　　　0　　）	

■主観的な健康感について当てはまるものに〇をしてください

　　　3　とても健康　　　2　すこし健康　　　1　あまり健康でない　　　0　健康ではない

*ありがとうございました

Copyright © 2012 Japanese Association of Occupational Therapists All Rights Reserved.
本用紙の著作権は一般社団法人日本作業療法士協会に帰属します．本用紙の無断使用・複製・内容の変更等を禁じます．使用・複製等を希望する場合は文書で許諾を得てください．（許諾依頼文書送付先：〒111-0042 東京都台東区寿1-5-9 盛光伸光ビル 7F 一般社団法人日本作業療法士協会事務局　著作権担当者）http://www.jaot.or.jp/

関係者一覧

2008〜2013年に（一社）日本作業療法士協会が実施した厚生労働省老健局　老人保健健康増進等事業について，以下に関係者を紹介する．

浅野　有子	有村　正弘	五百川　和明	生駒　英長	石井　利幸
石川　隆志	猪股　英輔	岩瀬　義昭	岩本　昌子	池田　正人
上野　真季	榎森　智絵	遠藤　真史	太田　睦美	大場　秀樹
大庭　潤平	大丸　幸	尾崎　勝彦	岡本　佳江	老川　大輔
甲斐　雅子	筧　智裕	片岡　愛子	上條　一晃	金田　麻利子
香山　明美	川又　寛徳	北島　栄二	木村　修介	桐竹　清文
倉富　眞	小出　将志	河野　めぐみ	小林　幸治	小林　毅
小林　法一	小林　正義	小林　隆司	佐藤　和彦	志井田　太一
塩田　繁人	柴田　八衣子	陣内　大輔	椎野　良隆	島田　康司
杉本　浩康	鈴木　裕也	清野　敏秀	高森　聖人	竹内　さをり
田尻　進也	田辺　美樹子	谷川　真澄	谷川　良博	高木　克実
竹田　徳則	土井　勝幸	徳本　雅子	長井　陽海	中村　春基
鳴海　奈央	中勝　彩香	西上　忠臣	能登　真一	長谷　麻由
長谷川　敬一	東　登志夫	東　祐二	東川　哲朗	深井　伸吾
藤原　茂	二木　理恵	藤崎　実知子	松永　裕也	松尾　みき
三浦　晃	三上　直剛	三井　忍	宮内　順子	宮永　敬市
宮永　茂行	宮永　敬市	宮本　香織	村井　千賀	村重　素子
村山　幸照	茂木　有希子	森脇　健介	山本　伸一	安本　勝博
吉川　ひろみ	吉田　隆幸	渡邊　忠義	渡邊　基子	

（五十音順）

索 引

●あ行

アルツハイマー型認知症　79, 157
医師　52
応用的プログラム　26
応用的練習　8

●か行

介護支援専門員　10, 53
介護予防　58
改訂版 Frenchay Activities Index（改訂版 FAI）　9
回復期　48
下腿切断　71
片麻痺　116
カナダ作業遂行測定　211
可能化モデル　215
環境　207
看護師　53
関節リウマチ　63
企画・準備力　24
基本的プログラム　26
基本的練習　8
急性期　48
行政　54
協働　218
興味・関心チェックシート　20, 223
ケア職　53
頸髄症　133
検証・完了力　25
行為　211
合意した目標　23
高次脳機能障害　124

●さ行

作業　204
　――の意味　205
　――の階層　208
　――の可能化　215, 217
　――の定義　206, 207
作業遂行　208, 209
作業的公正　213
作業療法　2
　――の定義　210, 211
自己効力感　123
仕事復帰　116
実行度　23
実行力　24
社会適応プログラム　26
社会適応練習　8
障害モデル　207
障害レベル　14, 15
情報交換　51
心身機能向上　217
心房細動　88
遂行技能　215
生活期（維持期）　48
生活行為　2, 6, 212
　――の障害　7
　――の目標　19
生活行為アセスメント演習シート　22, 224
生活行為確認表　229
生活行為課題分析シート　228
生活行為聞き取りシート　19, 222
生活行為向上プラン演習シート　24, 225
生活行為向上マネジメント　2
　――の定義　2
　――のプロセス　18
生活行為向上マネジメントシート　226
生活行為行程分析　25
生活行為支援モデル事業　14
生活行為申し送り表　28, 227

●た行

代償　216
代償方法　216

達成の可能性　23
地域ケア会議　57
地域住民　54
地域生活支援　54
地域包括ケア　57
チームアプローチ　48
通所介護　11
通所リハビリテーション　12
動作　207
トップダウンアプローチ　208, 209

● な行

脳梗塞　109, 124, 187, 195
脳挫傷　141
脳出血　116, 165, 171
脳卒中　95
脳卒中地域連携パス　115

● は行

病院　10
変形性股関節症　179
変形性膝関節症　101
訪問介護　10

ボトムアップアプローチ　210

● ま行

マクロな連携　48
満足度　23
ミクロな連携　48
結び付き　210
目標の共有　51

● ら行

リハビリ職　54
レビー小体型認知症　149
連携　46
　　——のポイント　55
連携強化　46
連携ノート　145
老研式活動能力指標　9

● 欧文

Barthel Index　9
CO-OP アプローチ　218
MTDLP サイクル　4
PDCA　4

事例で学ぶ生活行為向上マネジメント　ISBN978-4-263-21538-8

2015年 6 月20日　第 1 版第 1 刷発行
2016年 6 月10日　第 1 版第 3 刷発行

　　　　　編著者　一 般 社 団 法 人
　　　　　　　　　日本作業療法士協会
　　　　　発行者　大　畑　秀　穂
　　　　　発行所　医歯薬出版株式会社
〒113-8612　東京都文京区本駒込 1-7-10
TEL.（03）5395-7628（編集）・7616（販売）
FAX.（03）5395-7609（編集）・8563（販売）
　　　　　　　　　　http://www.ishiyaku.co.jp/
　　　　　　郵便振替番号 00190-5-13816

乱丁，落丁の際はお取り替えいたします　　　　印刷・あづま堂印刷／製本・榎本製本
© Japanese Association of Occupational Therapists, 2015. Printed in Japan
本書の無断複製を禁じます．

|JCOPY| ＜（社）出版者著作権管理機構 委託出版物＞
本書をコピーやスキャン等により複製される場合は，そのつど事前に（社）出版者著作権管理機構（電話 03-3513-6969，FAX 03-3513-6979，e-mail：info@jcopy.or.jp）の許諾を得てください．